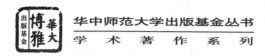

华中师范大学出版基金丛书

学 术 著 作 系 列

U0232281

彩霞映满天

——老年心理教育与积极生活

郑晓边 著

华中师范大学出版社

新出图证（鄂）字 10 号

图书在版编目（CIP）数据

彩霞映满天：老年心理教育与积极生活/郑晓边著. —武汉：
华中师范大学出版社，2022.2
ISBN 978-7-5622-9479-5

Ⅰ.①彩…　Ⅱ.①郑…　Ⅲ.①老年人—心理健康—健康教育
Ⅳ.①R161.7

中国版本图书馆 CIP 数据核字（2021）第 270820 号

彩霞映满天——老年心理教育与积极生活

ⓒ 郑晓边　著

责任编辑：张晶晶	**责任校对**：肖　阳	**封面设计**：罗明波
编辑室：综合编辑室	**电话**：027-67867370	
出版发行：华中师范大学出版社有限责任公司		
社址：湖北省武汉市洪山区珞喻路 152 号	**邮编**：430079	
电话：027-67863426（发行部）	**传真**：027-67863291	
网址：http://press.ccnu.edu.cn	**电子信箱**：press@mail.ccnu.edu.cn	
印刷：武汉邮科印务有限公司	**督印**：刘　敏	
开本：710mm×1000mm　1/16	**印张**：19.25	
版次：2022 年 2 月第 1 版	**印次**：2022 年 2 月第 1 次印刷	
字数：251 千字	**定价**：68.00 元	

欢迎上网查询、购书

序 一

赵凌云

118年峥嵘岁月，118载春华秋实，中华民族精神的博大厚重滋养着华中师范大学。忠诚博雅、朴实刚毅的华师人，牢记"求实创新，立德树人"的校训，代代师生，薪火相传。在一个多世纪的办学历程中，学校在时代的风雨中兼程，在历史的嬗变中新生，在新中国的探索中前进，在新时期的改革中发展，而今又在新阶段的转型中跨越。

华中师范大学的历史与辉煌，离不开一代又一代老年学者和老年工作者的贡献。

《彩霞映满天——老年心理教育与积极生活》是学校老年工作近期的成果之一，作品充分彰显了华中师范大学老年学者的家国情怀和育人精神。作者郑晓边是我校心理学专业老教授，他和学校老龄问题研究中心的学者以及湖北省老年学学会老年心理学专委会团队的专家一起，开展了系列调研、教学和社会服务工作，为湖北省多所老年大学开设了"家庭心理生活"课程，送教到社区；与湖北广播电视台合作，创办《彩霞映满天 提升幸福力》《爱相随、心归巢》等心理访谈节目，广受社会大众好评，多期语音节目被中宣部"学习强国"平台推送，获得湖北省高校老年协会和老教授协会多次表扬；专家团队还撰写了一批高质量论文，连续4年获中国老年学和老年医学学会学术大会优秀组织奖，数十篇论文获优秀论文奖。

2021年是中国共产党成立一百周年，也是向着第二个百年奋斗目标奋进的起步之年。习近平总书记在党史学习教育动员大会上强调，全党同志要做到学史明理、学史增信、学史崇德、学史力行，学党史、悟思想、办实事、开新局。专家团队在学校离退休工作处、学校老年人协会的支持下，认真开展对大学生的"立德树人、改善学风、促进生涯发展"师生互动报告会活动。学校支持这样的根植于校园的"老有所为"活动，期待这样的活动促进教育事业的繁荣昌盛和积极心理保健理念的传承！

老年心理健康教育是学校教育和老年教育工作的重要内容，是根据老年人身心特点，运用心理学的教育方法，改善老年人的健康态度、促进老年人的知情意行和人格完善以及个人与家庭幸福力的生活教育过程。积极心理学认为，驱散身心阴霾不能仅依靠生物药品，更需要心理的免疫力和幸福力。幸福力是人内在的心理素养，是认知力、情感力、意志力、健康力、抗挫力、微笑力和德行力的综合体现。危机来临时刻，只有心立，才有民安与国兴！本书作者采用心理学叙事方法，系统阐述了老有所为的老年心理学教研与家庭社会服务成果。本书的主要特点，一是科学性，以积极心理学的理念诠释老年心理教育与积极生活的主要内容；二是可读性，采用心理学叙事风格，讲老有所为与家庭教育以及常态化抗疫的故事；三是普及性，作者提供有心理访谈语音和网课视频，适合老年人与忙碌的职场人聆听分享。

在中国高等教育发展的新时期，全体华师人正面向国家重大战略需求，面向 2023 年"双甲子"校庆，立足桂子山，登高望远，砥砺前行，推进学校新的跨越式发展。我们坚信，包括华师老年人在内的全体华师人将不忘初心、牢记使命，携手共筑华师"双甲子"梦想，奋力书写学校事业发展新篇章，以优异的成绩献礼中国共产党成立 100 周年。

2021 年 6 月 6 日于桂子山

序二　守初心　担使命

热烈祝贺郑晓边教授的新著《彩霞映满天——老年心理教育与积极生活》出版，该书是学校近年来老年工作的代表性成果之一。

作者郑晓边是我校心理学专业老教授，目前他仍承担学校教学督导员的工作，是学校老龄问题研究中心副主任和湖北省老年教育理论研究基地副主任。他领导的湖北省老年学学会老年心理学专委会挂靠华中师范大学，15年来该专业委员会与心理学院合作，是推动学校老年工作和全省老年心理保健工作开展的重要社会专业组织。

郑晓边教授主持的湖北省老年心理学专委会有35位专家，包括武汉地区数所高校〔华中师范大学、武汉大学、华中科技大学、中国地质大学（武汉）、中南财经政法大学、华中农业大学、武汉理工大学、湖北大学、中南民族大学、武汉纺织大学、江汉大学等〕的心理教育学者和管理者，近几年开展了系列调研、教学和社会服务工作，受到湖北省高校老年协会和老教授协会多次表扬，还获得中国老年学和老年医学学会学术大会优秀组织奖和优秀论文奖，疫情防控期间开展线上心理辅导等专题讲座，相关事迹还被教育部"老干部之家"微信公众号予以报道，为华中师范大学及全省的老年工作赢得了荣誉。

华中师范大学现有离退休老同志2480余人，其中党员1109人。自党史学习教育开展以来，离退休工作处积极发挥老同志的特色优势，充分运用丰富的红色校史资源，创新传播载体，引导老同志不断增强"四个意识"、坚定"四个自信"、做到"两个维护"、继续守初心担使命。我们建立并实施了"三结合一发挥"工作路径，做到学党史、悟思想、办实事、开新局。

第一，将党史学习教育与"老有所为"相结合，落实"三个一百"活动。一是搜集整理《红心向党　夕阳灿烂》百名老同志老有所为文集，收录我校老教授、老干部在离退休之后继续为教学、科研、管理、育人作出的贡献；二是完成《讲好入党故事传承红色基因》青年学生采访百名老党员访谈录，请他们"忆入党初心，叙难忘经历，表达爱党之情"，同时让青年学生从身边鲜活的党史教材中获得启迪与力量；三是组建百名老党员合唱团，在唱红色歌曲、演红色节目过程中，进一步强化爱党之情，激发党员的自豪感。百名老党员的合唱曲目《我宣誓》《没有共产党就没有新中国》参与了教育部直属系统老同志庆祝中国共产党成立100周年文艺"云汇演"，并登上我校毕业晚会的舞台。

第二，将党史学习教育与"立德树人"相结合，开展"三个系列"活动。一是与学院合作录制"与党同心同行"离退休老党员系列宣传视频；二是组织"博雅五老报告团"开展系列巡讲，在校内外得到赞誉；三是建立系列育人工作品牌，推进"一院一品"工作。如文学院"三航工程"、马克思主义学院"学马列读原著育新人"、物理学院"老教授讲堂"、化学学院"大手牵小手"，等等。

第三，将党史学习教育与"精准服务"相结合，为老同志办实事解难题。一是加强信息化建设，提高为老服务效率。将老同志互动小程序和老年大学管理系统整合到"华大老年"公众号，形成"三足鼎立"立体结构的信息化系统：小程序汇聚智慧党建、工作动态、通知公告、老有所为等九大板块，方便老同志了解多方面信息；老年大学管理系统集合网课库、专家教师库、荣誉室等十个板块，学员可随时随地在线学习。二是为适应疫情防控常态化需要，搭建困难帮扶平台，为老同志提供精准服务。

第四，依据老同志专长、经验与优势，充分发挥"传帮带"作用，开展"六个一"活动。即共上一堂党课，开展一次主题党日活动，进行一次专题调研，开展一次助力乡村振兴捐书活动，组织一台"学党史　庆华诞　红心永向党"大型文艺演出，主办一次"与党同呼吸共命运"征文。

华中师范大学离退休工作在校党委校行政的正确领导下，不断开拓创新，提质量，求实效，丰富多彩，得到老同志们的认可，这些工作成效与老年心理保健工作也密切相关。郑晓边教授带领的湖北省老年心理学专委会的教学研究和社会服务成果多次被"学习强国"平台和主流媒体报道。我们希望有更多的老教授参与老年工作，如同郑晓边教授新作《彩霞映满天——老年心理教育与积极生活》中描绘的那样，用心关注人口老龄化问题，关注老年人情感倾诉和自我发展，提高老年人生活掌控能力、变化适应能力和社会参与能力，使家家户户的老年人变成社会发展的宝贵资源，让学校更多的老同志讲好中国故事、讲好华师故事、讲好家园故事，弘扬中华文化，传承华师学脉，为我校120周年校庆献礼！

我们认真响应学校号召：全体华师人将不忘初心、牢记使命，携手共筑华师"双甲子"梦想，奋力书写学校事业发展新篇章，以优异的成绩献礼中国共产党成立100周年。

华中师范大学离退休工作处
2021 年 10 月 25 日

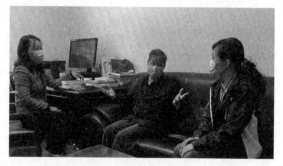

作者与华中师范大学离退休工作处
何小红与潘珞琳商议工作（2021 年）

前　言

2020年，突如其来的新冠肺炎疫情给老年人生活带来心理危机，每天微信传来的信息常常喜忧参半，世界的老年人似乎感到生命走到了尽头，全球抗疫胜利的曙光尚未显现……老年人该怎么办？

2020年春节初一我撰写《新冠肺炎给家园带来阴霾，但生活需要阳光》一文，并接受湖北广播电视台《湖北之声》的采访，表达了老年心理学工作者之声：疫情考验着居民的健康素养，考验着家国的管理水平，考验着世界与人间的真、善、美！老年人也需要心理健康教育与积极的自我援助！

老年心理健康教育是老年教育工作的重要内容，是根据老年人的身心特点，运用心理学的教育方法，改善老年人的健康态度、促进老年人的知情意行和人格完善以及个人与家庭幸福力的生活教育过程，老年心理健康教育是当前抵抗新冠肺炎疫情的良方。

积极心理学者认为，驱散身心阴霾不仅仅依靠生物药品，更需要心理的免疫力和幸福力。幸福力是人内在的心理素养，是认知力、情感力、意志力、健康力、抗挫力、微笑力和德行力的综合体现。危机来临时刻，只有心立，才有民安与国兴！

新冠肺炎疫情敲响社会心理防疫的警钟，迅速牵动中国和全球，影响人类的健康发展，是对我国治理体系和能力的一次大考。从预防医学和老年心理学专业上看，疫情需要综合防治，不仅需要政府管理者和专业医护人员的全力合作投入，更需要人民大众的积极参与。特别是病死率最高的老年群体，需要重新思考和学习，提高自己的健康认知水平，改善不良的生活方式和态度，建立科学卫生的行为习惯。老年人的心理健康自助可以减轻家庭与社会的压力。

习近平总书记说："平凡铸就伟大，英雄来自人民。每个人都了不起。""天道酬勤，日新月异……蓝图变为现实，必须不驰于空想、不骛于虚声……一步一个脚印，踏踏实实……逢山开路，遇水搭桥……幸福都是奋斗出来的。"个人的幸福源自家庭与国家的幸福，而幸福的获得需要人民脚踏实地的奋斗。

回首66年生活岁月，笔者最大的感触是：幸福立心，任重道远。幸福立心者追求终身学习，提升幸福力。2016年开始，笔者积极投身老年心理学研究与服务，关注人口老龄化问题，关注老人的情感倾诉和自我发展，用生活叙事促进生涯发展，说好家国故事。笔者连续撰写了两部专著——《生活叙事、幸福传承》（华中师范大学出版社，2017年）和《生活叙事、生涯如歌》（湖北科技出版社，2018年）为老年社会服务。2018年开始，笔者主持的湖北省老年心理学专业委员会与湖北广播电视台合作推出了《彩霞映满天 提升幸福力》与《爱相随、心归巢——老年心理保健》心理访谈系列节目，88期温馨的语音对话送给社区千家万户的老年朋友，社会反响广泛。这些成果传承了中华文化，促进了老有所为及全社会对老年人和家庭幸福发展的关注。湖北省老年心理学专业委员会荣获全国和湖北省老年学学会先进集体奖，笔者荣获华中师范大学统战工作先进个人奖，中国心理卫生协会青少年心理卫生专业委员会突出贡献奖，湖北省老年学学会2011—2017年"先进个人"荣誉称号，华中师范大学2016—2018年度"关心下一代工作先进老人"称号，湖北省高校老年协会先进个人和老教授协会"2020抗疫先进个人"等。这些奖励是对老年服务工作的激励，是对夕阳的彩绘！

经历了2020年的抗疫生活磨砺后，笔者深深感到老年积极心理学的普及价值和社会意义，由此撰写了这部《彩霞映满天——老年心理教育与积极生活》，作为华中师范大学老年工作和湖北省老年心理学专业委员会的成果推向社会公众。本书采用心理学叙事方法，论述和展示了老有所学、老有所言、老有所教、老有所乐、老有所悟、老有所为的老年心理学教研与家庭社会服务成果，并提供系列心理访谈语音和网课视频，供老年大学机构、社区居家和全社会的老年人以及老年服务工作者分享，具体请参阅华中师范大学北京研究院亲子教育智慧平台、华大新父母教育研究院院长郑晓边教授专栏的简介、网课、社会服务、调研报告、学术专著、发表论文等系列栏目。

莫道桑榆晚，为霞尚满天，立心安民兴国的幸福事业任重道远！

郑晓边

2021 年 10 月 22 日于武昌

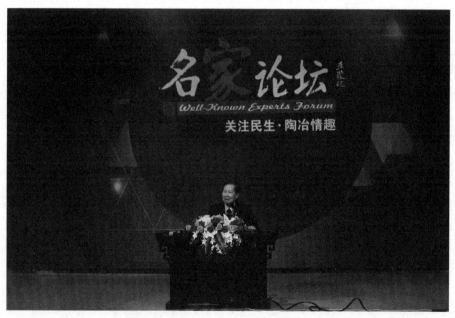

为社会公众服务（武汉市图书馆，2018 年）

目　录

第三篇　心理辅导　老有所教

第四篇　心理成长　老有所乐

第五篇　心理教育　老有所悟

第六篇　心理调研　老有所为

第一篇　心理援助　老有所学

2020 年初，突如其来的新冠肺炎疫情给老年人的生存和发展带来挑战，当代新媒体的传播也给传统的家国治理、社会经济文化和人民生活发展带来挑战。太多的喜怒哀乐需要宣泄，太多的直言与谣言交织，太多的刷屏调侃消耗了人们宝贵的光阴和智慧！人类要面对的不仅仅是尚未确定的生物传染源和传播途径，更需要面对"与世隔绝"、没有身心保障、看不到未来希望的心理恐惧和长期的社会应激。老年人需要重新审视管理传染源、切断传播途径、保护易感人群的三大措施中自我心理健康教育的要义，建立健康的生活态度，积极抗疫，主动参与社会大健康教育实践，建设好自己的精神家园。国家的发展，本质上是人的发展；人的发展，离不开心理的健康发展。只有加强社会心理服务体系建设，充分利用心理学研究成果，预测、引导和改善个体、群体、社会的情感和行为，才能提高国民心理素质和心理健康，提升国家凝聚力。驱散身心阴霾不能仅依靠生物药品，更需要人民大众的心理免疫力和社会幸福力。危机来临时刻，只有心立，才有民安与国兴！本篇汇集 2020 年抗疫以来作者在武汉撰写的一组抗疫檄文，记载了老年人的抗疫历程：如何经受疫情恐惧的侵袭与生死考验，建立科学的信念，积极投身抗疫行动，并通过"搜狐教育"等新媒体平台，传播大武汉英雄人民的抗疫成果。

一、心理健康教育是抗疫良方

新冠肺炎疫情给老年人的生活带来心理危机，又以于 2020 年初曾关闭离汉通道的武汉的老年人首当其冲。目睹老年人拥挤求医的慌乱，耳闻熟悉的老年朋友生命垂危或离世，小区完全封闭，居家生活和求医困难重重，老年人似乎感到自己的生命走到了尽头！一个月来人们盼望疫情出现"拐点"，全国同胞在党和政府的主导下驰援武汉，"围城"内外的居民感受各异，海内外华夏儿女议论纷纷，每天微信传来的信息喜忧参半，决战胜利的曙光尚未显现……老年人该怎么办？

我在2020年春节初一撰文《新冠肺炎给家园带来阴霾，但生活需要阳光》，并接受湖北广播电视台《湖北之声》的采访，表达了老年心理学工作者的观点：疫情考验着居民的健康素养，考验着家国的管理水平，考验着世界与人间的真、善、美！

老年心理健康教育是老年教育工作的重要内容，是根据老年人的身心特点，运用心理学的教育方法，改善老年人的健康态度、促进老年人的知情意行和人格完善以及个人与家庭幸福力的生活教育过程，老年心理健康教育也是当前抗击新冠肺炎疫情的良方。积极心理学者认为，驱散身心阴霾不能仅依靠生物药品，更需要增强心理的免疫力和幸福力。幸福力是人内在的心理素养，是认知力、情感力、意志力、健康力、抗挫力、微笑力和德行力的综合体现。危机来临时刻，只有心立，才有民安与国兴！

新冠肺炎疫情敲响社会心理防疫的警钟，迅速牵动中国以至全球，影响着人类的健康发展，是对我国治理体系和能力的一次大考。从预防医学和老年心理学专业上看，疫情的综合防治，不仅需要政府管理者和专业医护人员的全力合作，更需要人民大众积极参与。特别是病死率高的老年群体，需要重新思考和学习，提高自己的健康认知水平，改善不良的生活方式和态度，建立科学卫生的行为习惯。老年人的心理保健可以减轻家庭与社会的压力。

在抵御传染病的过程中，管理传染源、切断传播途径、保护易感人群是三大关键措施，老年人可以通过心理健康自我教育，学习建立积极心态和抗疫的方法。

1. 用积极心态管理传染源

由于新冠病毒变异性大，寄生的宿主尚未完全明确，患者在潜伏期就有传染性，难以识别，增加了传染源管理的困难。面对"看不见"的传染源，老年人普遍感到力不从心，加上疫情突发，就医条件和医疗资源一时匮乏，焦虑感和恐惧感增加，谈虎色变，给自己、家庭和社会带来心理压力。因此，老年人要学习科学防控方法，做好自己健康的第一责任人，要善于运用转移、升华等心理防御机制，多阅读、聆听，适时开展锻炼活动，加强营养，改变不良认知，即使出现轻微症状也不必慌乱，积极参与早发现、早报告、早隔离、早治疗的活动，把保健的主动权掌握在自己手中。还要积极依从、配合社区居委会的防疫要求，做好居家环境和个人的消毒工作。即使不幸被确诊为患者，也不必慌乱，接受社区居委会的安排，安心入院积极配合医护治疗，增强早日康复的信心。许多高龄老年患者顺利出院的案例表明，个人的心理免疫力在治疗过程中起了重要的作用。

2. 用积极方法切断传播途径

新冠病毒通过呼吸道、飞沫和接触等多种途径传播，传播速度快。老年人要通过自我教育，改变不良的生活和饮食卫生习惯，搞好居家环境卫生，防止交叉感染。居室要通风消毒，常洗手，多喝水，适时锻炼。不聚会，出门戴口罩，加强营养，避免过度劳累，注意保暖。做好慢性病管理，避免接触发热、咳嗽或其他有呼吸道症状的患者，定期测量体温。科学使用手机，不信谣、不传谣，学习网上购物，防止上当受骗，保持身心愉快。疑似患病老人需要依从家人和社区的帮助，及时做好隔离和积极治疗。切断传播途径是目前控制疫情最重要的社会措施，离汉通道关闭和小区临时封闭虽然给老年人的生活带来暂时的不便，但这些防御措施能够有效遏制疫情的蔓延，也给个体和家庭带来康复的希望，用积极的方法应对困难比消极埋怨或抵触有效得多。

3. 积极行动促进身心健康

在保护易感人群方面，做好个人的卫生防护最为重要。人群对新冠肺炎普遍易感，老年人基础疾病多、患病后症状较重，更需要保护。提高老年人心理免疫力的根本措施在于积极行动，促进心理健康，调适好老年人的内外心理压力感受（中度压力适合），增进自我强度（抵御压力的能力）。老年人生活要有规律，要睡眠好、休息好，禁烟少酒，尽量避免到人多拥挤的公共场所，保持均衡饮食，注意劳逸结合，提高抗病能力。老年人要做好积极的心理保健，如静心安排好生活，自觉限制看微

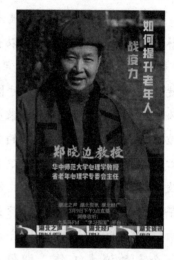

图 1-1　作者受访于湖北广播电视台（2020 年）

信的时间，接纳自己的情绪，做静观练习和适合的运动，冥想音乐，正向思维，信念合理，积极面对，保持理性态度，做好与家人之间的沟通，必要时寻求专业的心理咨询帮助等。

二、爱相随、心归巢

近期聆听章开沅先生"以常态对待非常态……变公害为公利……"的名言而感慨万千，老校长为华中师范大学"疫后教育变革"专栏的创办开启了新航程！

疫后教育变革的讨论必将涉及人们抗疫心理的变化。随着疫情逐渐向好、心理应激状态缓解，疫情引发的悲观情绪、适应障碍等心理问题会在疫情中后期慢慢浮现。为了给校园师生和社会提供及时的心理援助，挂靠在华中师范大学的湖北省老年心理学专业委员会与湖北广播电视台《湖北之声·老年天地》全媒体空中课堂合作，共同推出了 16 期《爱相随、心归巢——老年人心理

保健》系列心理访谈节目，深受老年朋友与社会公众喜爱。

爱相随，是教育育人的特征，充满爱心的健康人格教育将成为疫后教育变革的重心；心归巢，是教育的终极目标，回归社会生活、建设幸福家园将成为疫后教育变革的追寻目标。

老年人心理保健不仅涉及校园离退休教师的老有所为，也影响着校园管理和教育变革。后疫情时代是指新冠肺炎疫情蔓延与逐步控制后，全球社会、经济、文化、卫生、教育事业深刻变化的新历史发展时期。在这次抗击新冠肺炎疫情的过程中，老年人的无助感与病死率相关，而心理需求是否满足影响着老年人的生理心理免疫力和康复率。居家老人在离汉通道关闭、社区限制性出行的应激条件下，生活料理、疾病求医、网购食品、亲人交往等身心需要增加，满足这些需求，是筑建老人免疫力和康复力的心理基础。

我们的调研结果提示，通过青年大学生与老年人的互动交流，倾听老年人的健康和养老需求，可以促进老年人安心养老生活，增加社会归属感，即通过代际沟通对话，可以促进老年人的表达意愿，让他们积极投入生活，发展兴趣和爱好，提高主观幸福感。这为疫情后的大学教育变革、开展为社会服务的实践活动提供了思路。

我们在为老服务中，提倡老年人心理自助。心理自助是指人们有意识地调节自身情绪、改善心理问题的行为和活动。学会情绪管理是心理自助的主要方法，用心理科学方法有意识地调适、缓解、激发情绪，包括认知调适、合理宣泄、积极防御、理智控制、及时求助等方式。情绪管理的主要秘诀是增加快乐、减少烦恼，保持合理认知。促进健康水平的关键在于增加心理资本，缓解内外压力，提高自我强度。这也是疫情后大学教育变革中的学生心理健康教育与自我成长的重要目标。

我们建议老年人心理自助的具体方法是建立积极心态，学习心理抗疫三大方法：用积极心态管理传染源，用积极方法切断传播途径，用积极行动促进身心健康。疫情需要中长期的综合防治，不仅需要政府管理者和医护专业人员的全力合作投入，更需要人民大众的积极参与。中老年与青少年儿童群体都需要重新思考和学习，应对疫情后教育变革的挑战，提高自己的健康认知水平，改善不良的生活方式和态度，建立科学卫生的行为习惯。

华中师范大学正在创建"双一流"大学和建设"双一流"学科，对此，离退休老年教师责无旁贷。我们希望在学校的快速发展中为教育事业略尽绵力，实现老有所为、老有所教。回顾学校、全国和世界抗疫历程，我们欣慰的是，桂子山人没有掉队。我们的决心是：心理抗疫、老有所为、同舟共济、众志成城。希望桂子山人的工作成果能为疫情后中国和世界教育的变革增砖添瓦！正如老校长章开沅先生所言："让人类在创深剧痛之后醒悟过来，共同谋求人与自然和谐相处，乃至人与人、国与国和谐相处！"

（感谢湖北省老年心理学专委会与湖北广播电视台《老年天地》团队合作贡献！）

参考资料

① 章开沅：《野叟献曝，三言两语——疫后教育变革》，参见华中师范大学官方微信公众号 2020 年 6 月 12 日文。

三、老年心理网课

2020 年，突如其来的新冠病毒疫情加速了老年人心理保健的需求。随着疫情逐渐向好、人们的心理应激状态缓解，疫情引发的悲观情绪、适应障碍等心理问题在疫情中后期慢慢浮现，为了给老年人提供及时的心理援助，湖北省老年学学会老年心理学专业委员会与湖北广播电视台《湖北之声·老年天地》全媒体空中课堂合作，在 2020 年 5—6 月，共同推出了 16 期《爱相随、心归巢——老年人心理保健》系列心理访谈节目，深受老年朋友与社会公众喜爱，并由中宣部"学习强国"学习平台推送了 8 期。

课题组和湖北省电台主持人邀请多领域老、中、青专家学者，采用半小时声频语音直播和录播方式，与全社会老年人分享心理援助之道。创编全媒体空中课堂是基于主流媒体——湖北广播电视台的技术基础和社会宣传效应，也兼顾了老年人在疫情期离汉通道关闭、社区限制性出行条件下以听觉为主的接受教育的现状，通过《湖北之声·老年天地》及资讯广播等栏目，每周两次节目直播和录播叠加播放，还采用多种公共微信平台方式重复播发访谈信息，让听众充分感受、聆听主持人与专家对话的过程和问题解答，这样的延伸性、专业化、心理辅导性质的全媒体空中

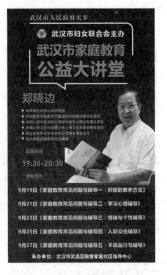

图 1-2　武汉市家庭教育公益大讲堂（2020 年）

课堂已成为全社会广大老年朋友喜闻乐见、积极参与分享的老年教育创新网课！

课题组对老年心理保健网课内容设计聚焦于心理教育方面，网课教学互动内容概括了老年心理健康教育的"知—情—意"三大目标，即知识技能习得、生活态度改变、健康习惯形成（参见表 1-1）。

表 1-1　老年心理保健网课内容设计

知识技能习得目标	生活态度改变目标	健康习惯形成目标
老年人的心理援助与自助	老年人树立正确的生命观	老年人的门诊心理求助
老年人身心健康的十大要诀	老年人特困时期的心理求助	如何提升代际沟通能力
老年人慢性疾病的心理康复	疫情后的心理重建	隔代教养孩子的创新活动

知识技能习得目标	生活态度改变目标	健康习惯形成目标
老年人如何建立微信朋友圈	中老年网络心理心理与生活	老年人的时间管理
老年人对孙辈的生命教育	如何成为有正能量的老人	抱团养老，安享晚年（两期）

　　每次网课都采取湖北省电台主持人与专家对话的方式进行，针对具体问题提供心理援助的理念、方法和操作技能，遵循老年人的学习认知特点（记忆力差、理解思考力好等），16 次网课主题呈交叉螺旋递进安排。实践表明，这样的系列网课很好地满足了疫情期间老年人的身心需求，陪伴他们扛过疫情压力，提升了家庭生活品质。

　　课题组认为，老年人心理保健网课的重要目标是帮助老年人学会心理自助。心理自助是指人们有意识地调节自身情绪、改善心理问题的行为和活动。老年人学会情绪管理是心理自助的主要方法，用心理科学方法有意识地调适、缓解、激发情绪，包括认知调适、合理宣泄、积极防御、理智控制、及时求助等。情绪管理的主要秘诀是增加快乐，减少烦恼，保持合理认知。促进健康水平的关键在于增加心理资本（希望、自我效能感、韧性、乐观），缓解内外压力，提高自我强度。这也是疫情后老年心理健康教育的重要目标。

　　我们建议老年人心理自助的具体方法是建立积极心态，学习心理抗疫三大方法：用积极心态管理传染源，用积极方法切断传播途径，用积极行动促进身心健康。疫情需要中长期的综合防治，不仅需要政府管理者和医护专业人员的全力合作投入，更需要人民大众的积极参与。老年群体需要重新思考和学习，应对疫情后老年教育变革的挑战，提高自己的健康认知水平，改变不良的生活方式和态度，建立科学卫生的行为习惯。

华中师范大学正在进行创建"双一流"大学和学科建设，学校离退休老年教师责无旁贷。我们希望在学校的快速稳妥发展中为教育事业略尽绵力，老有所为、老有所教。回顾学校、全国和世界抗疫历程，我们欣慰的是，华中师大人没有掉队，我们的决心是：心理抗疫、老有所为、同舟共济、众志成城，为疫

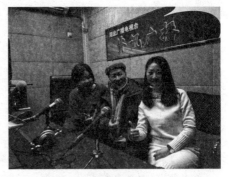

图 1-3 心理访谈服务社会
（作者与主持人小梦、林月，2019 年）

情后中国和世界老年教育变革增砖添瓦！

（感谢华中师范大学离退休工作处、湖北省老年心理学专委会与湖北广播电视台《老年天地》团队的合作、贡献！）

四、安定民心、鼓舞意志

教育部"老干部之家"微信公共平台专期推送了华中师范大学离退休工作处提供的抗疫工作报道：

新冠疫情期间，华中师范大学老龄问题研究中心副主任、心理学院郑晓边教授带领湖北省老年心理学专委会团队积极抗疫，通过电台和网络发声，为社会提供心理援助，用心理学的力量帮大家驱散疫情的阴霾，老有所为，影响广泛。

武汉关闭离汉通道后，在湖北广播电视台平台创编了《彩霞映满天 提升幸福力》心理访谈栏目的郑晓边教授把广播电视台当作自己抗疫的主阵地，通过电波传递着温暖的心理支持。为了帮助长时间处于封闭的空间里、接收着各种负面消息的老年朋友们，潜心钻研老年心理学的郑教授在《彩霞映满天 提升幸福力》心理访谈系列节目中，针对居家老人在新冠疫情的应激条件下求医问诊、社交支持等身心需求增加的现象，设计了与老年家庭的抗疫能力建设相关的主题，

给老年同志们提供必要的心理帮助，帮他们建起提高免疫力和康复力的心理防线。2021 年 5 月起，郑晓边教授又带领湖北省老年心理学专委会团队与省广播电视台《老年天地》全媒体空中课堂合作，开启后疫情时期老年人心理保健专栏的新节目，通过更专业化的主题，帮助老年人加速心理康复，走出疫情阴影。

除了电台，网络也是郑晓边教授战"疫"的平台。"家庭心理生活"课是他在武汉市洪山区科协科普大学平台上开发并主讲的课程，2019 年被推广到湖北省老年大学和武汉市洪山区 20 多个社区的家庭教育讲坛，为公众普及家庭心理生活保健方法。疫情期间，他坚持通过网络继续主讲"家庭心理生活"课，为社会心理重建提供支持，为老年和家庭心理自助提供帮助。在课上，他强调了建立积极心态的重要性，介绍了心理抗疫方法，呼吁完善社会心理服务体系、加强全民心理健康教育体系，坚定民众防疫抗疫的信心和决心，用积极行动促进身心健康。网课广受好评，北京师范大学著名心理学家张厚粲教授评价："（你们的工作）可安定民心，鼓舞人的防疫抗病意志，很有意义。健康是当前共同的最重要元素。"

郑晓边教授还关注着疫情对青少年心理健康的影响。作为中国科学院武汉分院"院士专家进校园"项目的报告专家，他为青少年、儿童撰写了科普文章《新冠肺炎的综合防治》，还接受团中央采访，为全国青少年提供抗疫指导建议。在采访中，郑教授提出，积极的心理教育在特殊时期非常重要。疫情期间，需要孩子和家长共同努力，正确认识疫情下的身心反应和求助需求，提高自主自助和自我防护能力，安排好作息时间，增强调控情绪、承受挫折、适应环境的能力。团中央未来网新闻特别关注并进行了相关报道，获得热烈反响和广泛认同。

武汉已经取消出行限制，郑教授抗疫的脚步却不会停歇，他不仅想把后疫情时期的老年心理保健课推广到更多的社区，提升老年朋友的生活质量与身心免疫力，还将参与华中师范大学心理学院的教育部心理援助热线平台服务，与中青年心理咨询师一起坚守，抚慰疫情留下的焦虑和哀伤，促进全民心理健康。

参考资料

① 华中师范大学离退休工作处：《教育部直属系统老同志在抗疫斗争中发挥独特优势和作用（十五） 安定民心 鼓舞意志——华中师范大学退休教授郑晓边的战"疫"故事》，参见教育部"老干部之家"微信公众号 2020 年 5 月 12 日文。

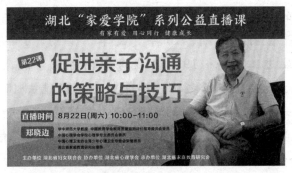

图 1-4 家庭教育网课（2020 年）

五、武汉取消出行限制之日"光明行"

《光明行》是音乐家刘天华 1931 年创作的二胡独奏曲，笔者童年时最为喜爱这首曲子。乐曲气势恢宏，旋律明快坚定，讴歌了追求光明的勇士，反映出人民盼望中国能走向光明的共同心声。在武汉取消出行限制之日，再奏《光明行》，百感交集，思绪万千！76 天闭门时光好似长于笔者在武汉生活的 65 年！原来光明这么珍贵，光明行如此漫长！

光明行的探寻源自童年。花甲年后的笔者可谓老马识"图"，然而精确回忆六十多年漫长的人生岁月确有些困难，风风雨雨，喜怒哀乐，快乐多于苦涩，幸福超越失落。童年有一段时光我住在新中国成立前的汉口租界，那里有1840—1949年间西方列强以坚船利炮纷纷涌入的"国耻"见证，在一个小的区域划分了英、俄、法、德、日等国租界。法租界有一条霞飞将军街，新中国成立后更名为岳飞街，与其垂直的黄兴路以中国近代民主革命家黄兴命名，马路南端是个闹中取静的社区，我在那里度过了人生起步的5年。6岁时，我从出生地武昌都府堤搬家到黄兴路，一家人住在玉华纱厂老板张氏家族的对街楼顶层，透过窗口，可以目睹对街凉台上尽情嬉闹飞舞的信鸽。父母送我进岳飞街小学读书，希望我传承贤良孝道，自此"精忠报国"的信念一直萦绕我60年的生涯！

光明行的智慧靠科学知识学习。我的童年随新中国一路风雨兼程：3年严重困难时期、10年"文革"浩劫，4年上山下乡知青生活和回城进工厂……1978年我考取同济医学院，幸运踏上快车道，开启了专业化职场之旅。尽管时光已经过去40年，但同济校园的一草一木、灯火通明的大教室、拥挤的饭堂小道、图书馆旁的圆桌石凳、协和医院实习的匆忙、舞台上的"青年突击队"合唱指挥……仍历历在目。我的全册医学课堂笔记清晰地记录了青春的岁月与师生互动的过程，记录了一名医学生5年的学习辛劳和智慧的启程，记录了老师们的谆谆教诲与师德师风，记录了生命教育的生物—心理—社会模式的漫长整合之路。经过"十年浩劫"的青年回归课堂后，带着家国情怀的刻苦学习精神，遨游在知识的海洋，探寻和思索光明之源，我深深为一代读书人的勤奋而自豪！

光明行的视野受国际专业交流影响。1983年我毕业留校，被选拔到同济医学院医学教育研究室工作，2年后我主动调到华中师范大学教育学院任教。我常常戏谑自己是学习鲁迅放弃医学"铁饭碗"，走向"救国救民"之路。1988年我赴加拿大留学，30年前中国心理学界国际交流很少，我考取世界儿童基金会高级访问学者项目，选择了北美加拿大最具有欧洲文化风情的英法双语大都市蒙特利尔市的康考迪亚大学（Concordia University）心理学系与人类发展研究中心留学。在那里，毕业于斯坦福大学心理学系的导师安娜教授的微笑，人类发展研究中心的团队合作体验，国际会议中心第49届加拿大心理学年会的交流……给我留下难忘印象，赋予我世界眼光。

光明行的延续需要师生传承。2016年夏，"厄尔尼诺圣婴"敲响汛期警钟，我冒着汛期暴雨的风险，奔赴岳阳的湖南民族职业学院，为"国培计划"的乡村幼儿园园丁们分享"教师阳光心理辅导"。谁承想，我到湖南岳阳的两天，居然晴空万里，艳阳高照，天助阳光心理辅导。上午空闲，在华中师大优秀硕士毕业生春艳老师的陪同下，我去了岳阳一中，分享了园丁的喜悦。该校创办于1903年，倚岳阳千古名楼，临洞庭万顷碧波，秉百年办学传统，育万千社会精英。春艳老师谦虚地向我展现了学校的工作舞台：占据艺术教学楼二层约300平方米的心理辅导中心装修一新，会谈室、音乐治疗、阅读治疗、沙盘游戏、团体辅导、宣泄室、心理测量室应有尽有。这里与心理学有缘，是光明行的高地，是华中师大研究生绽放青春的职业舞台！

光明行的目标是济世天下。那天我登上岳阳楼，前瞰洞庭，背枕金鹗，遥对君山，南望湖南四水，北眈万里长江。我在父母遗作《楚魂》（世界图书出版公司，2012年）中记载了儿辈的感言：长江是中华母亲河，三峡的汹涌波涛陶冶了长江人坚毅的品格。今天，我又一次沿着父母的足迹，重登岳阳楼，看八百里洞庭，读百家诗词，寓情于景，吟诵一篇《重登岳阳楼》，并不希望挂在岳阳楼里流传百世，而是与长江人共勉：风月惜边，天水多彩；浊流自清，家国仁爱；乐从心生，忧民为怀；楚风传承，继往开来！

光明行的过程需要关心下一代。笔者投身青少年儿童研究已近40年，在医学、心理学、教育学和社会学等多学科领域耕耘，服务高考中考学子，作为中国科学院武汉分院科学家报告团专家，参与关心下一代工作和"院士专家进校园"活动，赴中小学作科学普及讲座，为科学普及做了一些工作，为各类学校青少年儿童和教师作心理辅导报告，紧密结合当前学校师生校园生活实际，融合专业理念、人文关怀和心理辅导于一体，与听众互动体验，在顿悟中共同成长，获得师生与家长的高度赞誉。40 年职业生涯中，我撰写了《学校心理辅导实务》《青少年儿童异常发展与健康促进》等学术专著约 30 部，发表学术论文和科普作品 500 余万字。遗憾的是，这些工作努力在青少年成长的需求面前仍感杯水车薪！

光明行者追求终身幸福力。习近平总书记提出："幸福都是奋斗出来的。"个人的幸福源自家庭与国家的幸福，而幸福的获得需要人民脚踏实地地奋斗。近 5 年，笔者积极投身老年心理学研究与服务，关注人口老龄化问题，关注老年人的情感倾诉和自我发展，用生活叙事促进生涯发展，说自己、家庭和国家的故事。笔者主持的湖北省老年心理学专委会获全国和湖北省老年学学会先进集体奖和多项个人荣誉奖、优秀论文奖，近两年创编《彩霞映满天 提升幸福力》心理访谈系列栏目（湖北广播电视台），为湖北省老年大学创设老年心理学系列公共课程，到洪山社区推广"家庭心理生活"讲座……这些活动是希望弘扬中华民族精神，提高老年家庭生活掌控能力和变化适应能力以及社会参与能力，让幸福理念走进千家万户，让老年朋友通过科普教育和自我教育，变成社会发展的宝贵资源。

光明行之路任重道远。今日武汉取消出行限制来之不易！中国人的幸福来之不易！世界人类命运共同体的光明行依然需要同身共济、勠力同心！

参考资料

①郑晓边：《生活叙事、幸福传承》，华中师范大学出版社，2017 年。
②郑晓边：《生活叙事、生涯如歌》，湖北科技出版社，2018 年。

六、喜看余晖映朝霞

"落日余晖"照片成为大武汉抗疫的经典标记，已牢牢贮存在人们心田！前日，从央视报道中知悉小提琴家、87岁的王欣老师患新冠肺炎住院后逐渐康复的消息，我感慨不已！

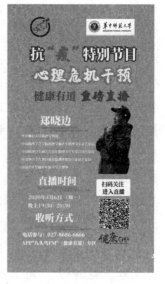

图1-5　心理危机干预
（2020年）

"落日余晖"照驱使我从电脑中调出王欣老师与我的合影。2015年，我随海军工程大学交响乐团与王欣老师在武汉杂技厅同台演奏。国歌在3000人的武汉杂技厅唱响，纪念中国人民抗日战争暨世界反法西斯战争胜利70周年"全国合唱比赛开幕式"拉开帷幕！我坐在130人的老少乐团小提琴第一组王老师后面，演奏《保卫大武汉》《黄河大合唱》，耳边聆听着来自全国15个合唱团1200名歌手的心声，脑际中浮现出大武汉和全中国的14年抗战、黄河与长江人的历史与悲欢离合……王老师是专业小提琴家，他平易近人、甘为绿叶的艺术气质常常感召着我这位业余的小提琴爱好者。5年流逝弹指一挥间，谁承想，今日重逢竟是在"落日余晖"的屏幕内外！首席小提琴手杨毅和朋友传来王欣老师的近照，看到王欣老师与指挥家郑小瑛等兄弟姐妹的福寿合影，又听到他在屏幕里病床边演奏的《方舟之光》旋律……泪水一时模糊了我的视野，落日余晖、琴声悠悠，艺人情愫传神依旧！《方舟之光》是指挥家刘健专门作曲献给白衣天使、王欣老师和武汉人民的歌，描绘了医护工作者一点一滴的付出，音乐尾声豁然开朗，如同照片中王欣老人和刘凯医生看到的阳光！艺术与生活同缘啊！我的音乐素养源自武汉歌舞剧院那个童年印象中的音乐殿堂，抗疫信心来自大武汉人的生活希望！

　　"落日余晖"照使我回想起父母的遗作《楚魂》：1911年的辛亥革命与公元前322年楚亡于秦相隔2200余年，斗转星移，沧桑多变，自古都是后浪推前浪，不舍昼夜！2011年纪念辛亥革命100周年祭奠仪式在武昌首义广场隆重举行，楚人的后裔铭记那响彻云霄、回荡神州的祭文："勇立潮头，敢为天下先；规复神州，首功美名扬。挥长剑，挽强弓，射落皇冠，帝制始废除，思想解放；争民权，谋民生，平等民族，共和成正统，图建新邦。英雄襟怀，长风浩荡，百年辛亥，锐于千载，斯言不罔！"这100年来是中国和世界天翻地覆的时代，自始至终走完全程的幸运者不多，但希望走完全程的老百姓不少。而今，父辈的抗战歌声依然在大武汉上空回荡，白发的指挥和紧锁眉头的少年童声合唱重现江城！回忆、联想、激情把歌手带进家园和国家的百年发展历程，带回五千年的长江流域和楚文化的发祥源头！我们的心灵被强烈震撼，感觉生命在延伸——向上回溯了一百年、五千年！向后前瞻无限远！

　　"落日余晖"照让我再次品味到人的生活与幸福体验。习近平总书记提出："幸福都是奋斗出来的。"个人的幸福源自家庭与国家的幸福，而幸福的获得需要人民脚踏实地地奋斗。2016年，我开始积极投身老年心理学研究与服务，关注人口老龄化问题，关注老年人的情感倾诉和自我发展，用生活叙事促进生涯发展，说自己、家庭和国家的故事。总的感觉是，幸福立心之路任重道远。我们这一代比上一代幸福，下一代又比我们幸福，今天中国人的幸福来之不易！中国社会历史发展的车轮不会停滞。

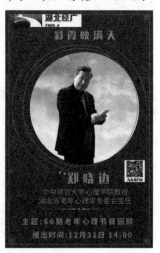

图1-6　老年心理访谈
（2019年）

　　"落日余晖"照让人联想到绚丽的朝霞！莫道桑榆晚，为霞尚满天！王欣老师的康复表明，医护人员和全国人民乃至世界人民的众志成城、同舟共济，是驱散疫情阴霾的东风！艺术家对美好生活的坚毅追寻和家园幸福力是抗疫制胜的法宝！

喜看余晖映朝霞，为小提琴家王欣老师抗疫康复而歌！

七、雨后映山红

磨山杜鹃花伴丛，花中西施映山红，蜀国君子催播种，布谷血染春意浓。

那天春雨潇潇，为纪念90天出行受限后回归大自然，我与妻子漫步磨山，来到久违的东湖之滨，看满山杜鹃花红，不禁想起我们同济同窗42年来的生活岁月……感慨中吟词配发一组图片至微信朋友圈，一时间得到海内外众多朋友的点赞分享。看来出行受限久了，人们都希望外出看看，领受阳光的抚慰，洗涤伤痛的灵魂。

美加和欧洲的同济校友似乎还在重走昨日武汉的抗疫之路……我们感同身受世界学医者在这场抗疫过程中的喜怒哀乐，感同身受家园变迁和多样移民文化对老年人生存发展的影响……回忆把我们带回东湖之滨，牵手磨山脚下，简易的手机依旧拍摄出医生的光彩，花甲的年轮遮不住青春的芳华！

出行受限闭户90天，老年夫妇又一次感受了家庭中相濡以沫、同舟共济的珍贵！我庆幸自己娶了一位医生妻子料理全部家务，使我不必担心衣食住行及网购生活必需品和药品，有精力参与抗疫和为社会服务，军功章真有她的一大半！每次发微信朋友圈，她的点赞人缘比我好很多，海内外校友更喜欢"校花"！

武汉取消出行限制后的日子似乎越来越明媚，雨后的映山红争奇斗艳。回首90天的夫唱妇随抗疫成果，还真有些彩霞漫天的感觉。

这里摘录部分抗疫工作成果，感恩妻子的生活陪伴和对家庭的辛劳付出，也感恩社会公众的分享：

湖北省老年心理学专委会专家团队积极抗疫，联合湖北广播电视台创编《彩霞映满天　提升幸福力》心理访谈系列节目，创设"家庭心理生活"课进老年大学并推广到武汉市洪山区 20 多个社区家庭教育讲坛，积极撰写抗疫论文和开设网上公益讲座，向公众普及家庭心理生活保健方法，为老年家庭、青少年儿童和社会提供心理援助，影响广泛，发挥了老专家、老教授心理抗疫、老有所为的作用。

疫情蔓延前的 2020 年元旦前夕，我接受湖北广播电视台心理访谈，对两年来的《彩霞映满天　提升幸福力》节目进行总结回顾（郑晓边：《彩霞映满天 66 期回顾》，湖北广播电视台《老年天地》，2020 年 1 月 9 日）。武汉关闭离城通道后两天，及时撰写科普论文为公众提供心理援助（郑晓边：《新冠肺炎给家园带来阴霾，但生活需要阳光》，华中师范大学"先导之声"，2020 年 1 月 25 日），北京师范大学著名心理学家张厚粲教授评价说："郑老师，真佩服你的精神。武汉城内都平安吧？你仍在发信息出来给大家……可安定民心，鼓舞人的防疫抗病意志，很有意义。健康是当前共同的最重要元素。"

为学校青少年儿童撰写科普文章（郑晓边：《新冠肺炎的综合防治》，参见中科院武汉分院"武汉科学普及研究会"微信公众号 2020 年 2 月 2 日文）；接受团中央未来网的采访，为全国青少年儿童提供抗疫指导建议（郑晓边：《提高心理免疫力势在必行》，团中央未来网新闻特别关注：《抗疫——青少年心理疏导》，2020 年 2 月 11 日）；在全国抗疫的紧要关头，陆续在"搜狐教育"平台上发表系列文章（郑晓边：《危机时刻，只有心立，才有民安与国兴》，搜狐《新父母在线》，2020 年 3 月 4 日）；为老年人提供心理援助（郑晓边：《老年心理援助与自助如何开展？》，搜狐《新父母在线》，2020 年 4 月 12 日）。以上文章为社会提供了及时的心理援助，获得公众广泛认同。九三学社湖北省委及时报道（《驱散"新冠肺炎"的心理阴霾——湖北广播电视台采访华中师范大学心理学教授郑晓边》，参见九三学社湖北省委员会官方微信公众号 2020

年1月26日文）。

主持心理访谈和公益讲座（郑晓边：《老年人如何提升战"疫"力》，湖北广播电视台《老年天地》，2020年3月10日）；联合四川绵阳西南科技大学心理老师团队开展两地合作抗疫行动（《疫情分级管理下的自助与互助——心理学教授郑晓边访谈》，《为乐公益》，2020年3月11日视频）；联合大连广播电视台在武汉取消出行限制日主持心理访谈（大连广播电视台《博士时间——全球战"疫"大众心理防护，特别系列专题·特邀专家郑晓边教授：心理学专家为您解读老年人心理防疫要点》，2020年4月8日）；武汉取消出行限制

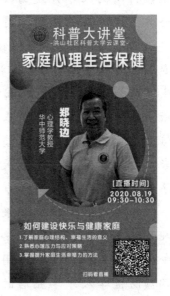

图1-7　洪山科普大讲堂
（2020年）

第2天主持湖北广播电视台访谈（《华中师范大学心理学教授郑晓边谈心理危机干预》，湖北广播电视台《927健康有道》，2020年4月9日）。

八、预防医学与公共卫生

实施健康中国战略离不开世界。尽管中国的抗疫形势持续向好，但全球疫情蔓延形势窘迫，覆巢之下，焉有完卵？疫情危机下的人类命运共同体更需要同舟共济，积极行动，共克时艰！

当下全球新冠病毒感染确诊人数激增，中国教育在线发布信息：我国一北一南两所名校成立公共卫生学院，清华大学成立万科公共卫生与健康学院，南方科技大学成立公共卫生及应急管理学院。显然，这样的举措并非亡羊补牢，而是未雨绸缪的抗疫明智之举。

临床抗疫决胜期待特异性疫苗，疫苗的问世需要基础医学研

究，科研的人才开发需要医学教育，医学生的教育质量和社会对公共卫生专业的认同必将决定着人类健康发展的优劣！

回首42年前，我就读于同济医学院时，预防医学或公共卫生专业并不被看好，"金眼科、银外科、鸡蛋挂面妇产科（意思是医生有鸡蛋挂面吃）"的医学师生共识广为流传，至今让人记忆犹新。临床医学工作好于基础研究，预防医学专业与口腔、放射科、传染病、寄生虫病专业垫底……没有想到，近半个世纪后，医学专业的宠幸荣辱已是翻天覆地，同济医学院公共卫生学院连续数年在全国医学院校同行专业排名中雄踞榜首。

母校同济医学院成果斐然，得益于它明确的医学教育目标和人才培养模式，以生物—心理—社会医学模式的大视野，注重生命科学、基础医学和应用趋向的整合化预防医学教育和教学，强调预防医学人才毕业后的心理社会发展和为大众健康促进服务的宗旨，宽基础、重实践，培育出各类优秀人才服务于各行各业，成为优质医学教育的最好诠释。

以笔者就读的卫生系78级150多位大学生为例，在他们毕业后纪念职场生涯30年之际，发现一些有趣的现象：全班毕业生中工作在海外、国内预防医学界、非医学界的校友各占三分之一。预防医学教育培养的医学人才只有一小部分"专业对口"，多数人才都被分流到社会各界。海外校友中，有在《科学》杂志上发表研究成果的生物学家，在世界顶级大学任职的教授，在世界医药大公司任职的白领；在非医学界的校友中，有知名的研究者、心理社会学家和管理工作者；而在专业对口的预防医学界工作的校友多半在从事健康管理、教学以及行政工作。从昔日的抗击非典到今日的抗击新冠肺炎，不少校友入选为省区市抗疫指导小组成员，有的仍旧活跃在社区街办指导流行病学调查研究。

传统的对公共卫生专业的认识是"上管天，下管地，中间管厕所"。这是人们认识的误区，空气、水源的污染治理和广大农村地区的厕所改造的确与社会公众的生活品质息息相关。公共卫生一直是医学学科群中的"弱势群体"，直到信息时代到来，社会高度竞争和快速发展，食品污染、病毒变异肆虐和空气阴霾的扩展，心理社会压力上升，亚健康人群扩大，人们开始发现传统医学教育的局限，深刻领悟公共卫生与医学教育的心理和社会模式之要义。因此，卫生管理和心理社会预防的话题被提上议事日程，医学院的毕业生不必再为昔日的专业不对口沮丧，反之开始为今朝医学人才培养模式的扩展和医学人的社会化发展而欢欣。

同济社会医学家前辈们给我们留下了勤于思索的习惯和医治大社会的眼光。在职场生涯中，我们这一代人一直在苦苦探索医学、心理学、社会学、管理学之间的契合点，试图整合几个学科的理念，探索医学人文发展的建构模式，既重视科学研究方法，又看重人性的适应和发展过程。作为社会化的医学人，我们喜忧参半：喜的是多学科的契合点已经出现，新的平台发展前程似锦；忧的是广大人民群众还缺乏科学的自我保健意识和健康的生活方式，人类生存环境还存在大量生物、心理和社会方面的危机。

笔者当年的同济校友、从美国哈佛医学院学成后归国工作的公共卫生专家刘远立谈及公共卫生的国际标准时定义：公共卫生是通过有组织的社会干预行动，从而有效地预防和控制疾病、维护和促进健康的科学和艺术。公共卫生以群体大众为对象，以预防为主，针对影响人群健康的风险因子及健康的社会决定因素进行干预。2019年7月成立了健康中国行动推进委员会，之后我国出台了《健康中国行动 2019—2030 年》，然而，如何真正落实"从以治病为中心向以健康为中心的转变"，有效实现健康中国建设的一系列战略目标，尚缺乏治理体系现代化的顶层设计以及与目标相匹配的支撑保障机制。这次疫情凸显了加强中国疾控体系建设、强化其专业和行政职能作用以及进一步落实防治结合的重要性和紧迫性。

笔者高兴地看到，当年的同济校友正将公共卫生与社会医学的理念及教学科研成果推向世界，哈佛医学院人群医学系中国健康创新转化中心主任马晶与北京协和医学院公共卫生学院院长刘远立领衔的中美健康峰会团队发布的"新冠参考消息"已持续一年,为世界的抗疫贡献了公共卫生专业工作者的卓越智慧和成果,同舟共济的母校精神正在全球传扬!

公共卫生学人的贡献不仅仅局限于同济医学院一家。今日清华大学万科公共卫生与健康学院的成立,是清华大学面向国家重大需求积极承担使命的历史性举措,也是应对全球重大公共健康问题而及时作出的学科响应,它将按照综合、国际、高端的原则,充分发挥清华大学的学科优势,创建教师跨学科合作和学生跨院系培养新模式与交叉协作新文化,预计设立预防医学、大健康、健康大数据、公共健康政策与管理四个国家亟需、面向未来的学科方向,并招收研究生。在未来5至10年内,学院将努力建设成为独具特色的高层次公共卫生人才培养基地,成为疫情监控和疫苗研制的重要支撑,成为国家重大公共卫生政策制定的最有影响力的智库,同时与世界卫生组织紧密合作,成为世界卫生组织认可的有国际影响力的公共健康中国名片,在传染病流行传播机制、全链路健康监测与预警、全球系统性公共卫生政策与管理方面力争居于世界领先地位。同时,南方科技大学与深圳市卫生健康委员会和疾病预防控制中心合作,高定位、高标准、高质量建设国际一流的公共卫生与应急管理学院,培养更多社会发展所需要的拔尖医疗卫生人才。公共卫生事业南北异军突起、共襄医学教育与人类健康大计,实在令人欣慰!

北京大学也有一流的公共卫生学院。近期北京大学副校长詹启敏发表《新冠肺炎疫情带给医学的十点思考》(《光明日报》,2020年4月1日),为我国未来的医学发展建言献策。他认为,新冠肺炎疫情对社会治理体系、公共应急体系、公共卫生防控体系和医疗救治体系等都是严峻的考验。我们的思考要将医学和医学教育放在社会宏观层面和医学微观的专业层面进行,才能有助于对医学和医学教育进行全面、客观的评价和认识,才能正视不足,扬长避短，不断进步。医学教育要融入大健康理念，包含身体、精神、心理、生理、社会、环境、道德等全方位整合发展理念。大健康不仅关注生病的人群，还关注健康、亚健康、有高危因素和出现早期症状的人群；不仅关注疾病诊断治疗，也关注疾病预防、疾病康复，以及老龄化社会的健康问题。要强化医学人文和立德树人，培养德智体美劳全面发展的医学人才，医学生需要学习社会学、艺术学、经济学、卫生学和法学，学习医学发展史和医学伦理学，知悉基因治疗、基因编辑、大数据、人工智能等前沿技术的伦理边界和法律法规。

遗憾的是，当前在领导层面懂得公共卫生专业的管理者仍旧是凤毛麟角，而医学院校的人才培养模式又过于"生物医学化"！再回首笔者就读的同济医学院78级卫生系150多人的职场发展历程，五味杂陈。公共卫生和医学教育的确需要改革了！

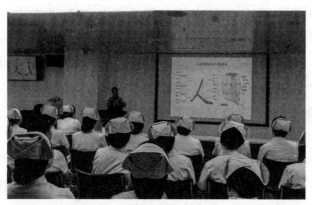

图 1-8　作者为同济医院医护团队授课（2019 年）

九、加强疫情后的社会心理服务

习近平总书记在湖北省考察新冠肺炎疫情防控工作时强调，要加强心理疏导和心理干预，尤其要加强对患者及其家属、病亡者家属等的心理疏导工作。病人的心理康复需要一个过程，很多隔离在家的群众时间长了会产生这样那样的心理问题，病亡者家属也需要心理疏导，"要高度重视他们的心理健康，动员各方面力量全面加强心理疏导工作"。随着湖北和全国防疫形势好转，社会公众集体性应激反应期接近尾声，人们对新冠病毒的担忧逐渐减弱，不同人群的疫后心理问题逐渐显现，需要根据以习近平总书记为核心的党中央的决策部署，在抗疫战后继续实施社会心理康复计划，尽快采取行动，减少社会心理损耗，促进经济复苏与社会安宁。从公共应急事件角度看，应高度重视对不同群体和全社会的心理干预，帮助公众回归常态。

心理防疫和社会心理康复是重塑社会心理服务体系的契机。此次抗疫，社区、企事业单位、学校发挥了基础疏导作用，但老年人、儿童、残疾人等特殊群体及农村人口缺少求助渠道，心理风险高，社会心理服务体系建设迫在眉睫，需要加大人员、机制建设、财政投入。疫情是一场生命教育和心理教育，每个人都面临不同的困难，学会分割情绪、聚焦具体问题是人人需要尝试的心理自救。应抛弃对心理问题的"病耻感"，如果人的情绪已影响正常生活，寻求专业心理干预和辅导是聪明的做法。对于企事业单位员工，要跨过心理关。员工因长期宅家、警戒心上升而产生冲突，需要在组织层面注重团队及员工的心理康复，提振士气，凝聚人心。对于医护人员、患者和家属，都要加强心理修复指导，让他们从疫后的应激状态逐步缓解调整，回归正常生活。总之，关注民生，倾听民声，筑牢科学与民主的心理防疫和社会心理康复的堤坝尤为重要。由此提出以下建议：

1. 加强社会心理服务体系建设

民众心理健康和社会稳定和谐的需求将拉动社会心理服务体系建设事业。呼吁政府通过加强社会心理服务体系建设和推广大众心理健康教育，让民众更懂得尊重自然、尊重动物、尊重他人，养成一种更文明的行为习惯，讲究健康卫生。要创造出一种心理氛围和政策环境，鼓励人们将抗疫过程中形成的健康态度和行为保持下去，从而塑造出中国人健康的行为模式。要组建基层社会心理服务队伍，把心理健康教育和服务送到千家万户。

2. 大力开展网络心理咨询

抗疫工作中心理学专家在湖北广播电视台和各类主流媒体开展的心理访谈社会服务表明，心理咨询影响面广，社会反响与咨询效果好。此次抗疫中绝大多数的心理咨询都是以网上远程方式进行的，这在我国的心理咨询行业中开辟了一片新天地，将网络咨询推到了心理援助的最前沿。在人际交往隔离的应急情境下，网上心理支持是满足社会现实强烈需要的可行方案。要鼓励企事业单位、学校和医疗卫生机构积极搭建或利用现成的互联网平台，组织、招聘、培训志愿心理咨询师和医师进行网上远程支持与干预。

网上实施心理咨询的主要工作原则包括：①聚焦当下——以心理支持为主；②行动取向——以自我调整为主；③不深度扰动——以恢复对生活的控制感为主；④不过度催化——以强化固有的积极资源为主。

3. 加大特殊群体的心理援助与培训

此次疫情后的心理创伤群体人数激增，包括患者与家属、病亡者亲属、老年人和妇女儿童都需要大量的心理援助。我国各种精神和心理障碍患者有1600多万名，在册的严重精神障碍患者有581万名，青少年中受情绪和压力困扰的有3000万名，还有众多难以统计的疫情后存在心理困扰和痛苦的大众，人民群众追求幸福的需求难以满足，社会治理对社会心理服务提出更多需要。仅凭3万多名精神病医生和上万名从业心理咨询师开展心理咨询与治疗，显然无法满足上述巨大的需求。因此，加大心理咨询专业人才培养，通过心理健康教育促进民众学习心理自救应对方法至关重要，包括：①个人能正视自己的应激反应，以积极情绪替代消极情绪；②适度的体育锻炼；③要保持"四平"（平和心态、平稳心情、平常生活、平安期望）和"八要"（要作息规律，要足够睡眠，要坚持运动，要注意力转移或分散，要情绪放松、不紧张，要饮食均衡，要保持距离，要守望相助）。

4. 科学配置公共卫生资源

加大对公立医疗卫生机构的投入，对绝大多数公立医疗卫生机构"按一类公益事业单位保障，按二类公益事业单位管理"，提高其积极性；按照疫情风险的等级评估，在若干地区设立包括新发传染病收治功能在内的国家级区域公共卫生中心；充分发挥基层医疗卫生机构和家庭医生的"守门人"作用，发挥社区工作者、小区保安、家庭等在控制疫情的社区扩散中的重要作用，压实其对签约服务对象健康状况及其危险因素动态掌握、及时上报和转诊发热病人等责任，加大政府向多元办医模式、有资质的家庭医生团队购买服务的力度，将传染病的监测预警工作、分级诊疗制度的建立健全、纵向医联体/医共体的发展有机结合起来；在今后的疫情防控中更加充分地发挥社会团体、特别是各种专业学会/协会的作用。

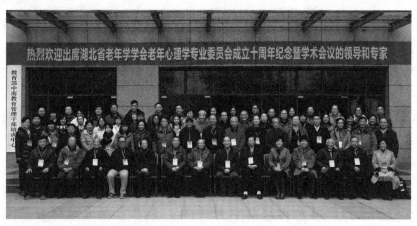

图1-9　湖北省老年心理学专业委员会十周年学术会议（2016年）

十、幸福在哪里

经湖北省老年教育研究中心推荐，我接受了阳新县老年大学的邀请，为生活在老区的老年大学朋友们分享该校公开课的第一场讲座"老年心理健康"。30年来，我年年赴阳新县一中为高考的学生作心理辅导报告，我记得孩子们临考前的豪迈誓言和父老乡亲们在背后所付出的努力和汗水。今日的阳新县已甩掉国家级贫困县的沉重负担，老人和孩子们正奔忙在小康和幸福之路上。作为一名从事高考心理辅导30年的专业工作者、国家精品课程"学校心理辅导"的主讲教授，我从2016年又开始研究人的毕生发展和老年人的终身幸福。在为阳新县老年大学讲座备课的时候，我反复思考讲座的内容，认为分享的课题至少应该包括幸福是什么、幸福在哪里、幸福如何有。我希望本文能够初步解答这些人生命题，期待讲座报告紧密结合当前老年人家庭与社区生活的实际，融专业理念、人文关怀和心理辅导于一体，与老年朋友互动体验，让他们能在顿悟中共同成长。

1. 幸福是什么

积极心理学家塞利格曼提出了幸福科学理念，将幸福分为三元素：积极情绪、投入和意义。积极情绪是指人的感受，如愉悦、温暖、舒适等，称为愉悦的人生；投入与心流有关，指的是完全沉浸在一项吸引人的活动中，即忘我的状态，称为投入的人生；生活意义是指超越自身，为之奋斗，如政党和家庭。后来，塞利格曼又增加了两个元素——积极的人际关系和成就，认为一个人想要达到蓬勃人生，就必须有这五个元素。

科学家诠释的幸福元素可能还不能够被普世大众所理解。孩子们和老年人心中的幸福含义有时很具体。一次在学校的报告互动环节中，一位初中男生在回答"你幸福吗"这个问题时，毫不犹豫、理直气壮地回答："老师布置的作业少一点我就很幸福了！"而另一位女生却不苟同他的观点："我觉得老师布置的作业并不多，还可以增加一些的……"那老年人心中的幸福是什么？儿孙满堂？老有所医？老有所养？还是老有所乐？老有所为？一位老奶奶找我做心理咨询，诉说了儿媳妇如何虐待她的生活故事3小时后，突然自语："11点半啦，我还要赶回家为媳妇做饭……"老奶奶的幸福难道就是把对媳妇的愤怒宣泄给别人？

幸福是被广泛"滥用"的最难定义的词之一。年龄、性别、教育、职业、社会、经济、文化、民族、政治等因素都会对它的诠释产生影响。一般认为幸福不仅是生理的也是心理的，不仅是客观的还有主观的，不仅是个人的更有社会的。积极心理学家认为，幸福不仅是感觉，更是一种能力，幸福是可以学习的。幸福力是人的内在心理素养，是情感力、认知力、健康力、意志力、抗挫力、微笑力和德行力的综合体现。幸福力可以用幸福指数来评价：幸福指数 ＝ 生命效能 × 生态 ÷ 欲望。生命效能就是人的优势、潜力、社会意义、生命价值。根据公式可知，人的生命效能越高，生态环境越好，幸福指数越高；而欲望越高，幸福指数越低。

积极心理学家塞利格曼归纳了人的优势有6种美德、24种品格力量：

（1）智慧与知识：好奇心、好学、判断力、创造性、智慧、洞察力；

（2）勇气：勇敢、毅力与勤勉、正直与真诚；

（3）仁爱：仁慈与慷慨、爱与被爱；

（4）正义：公民精神与团队精神、公平与公正、领导力；

（5）节制：自我控制、谨慎与小心、谦虚；

（6）精神卓越：对美的欣赏、感恩、希望与乐观、灵性与信仰、宽恕与慈悲、幽默、热忱与热情。

你会惊奇地发现，西方的积极心理学者提出的品格与中国人思想道德建设中提出的24字社会主义核心价值观高度相似：富强、民主、文明、和谐、自由、平等、公正、法治、爱国、敬业、诚信、友善。看来世界人类对于幸福的诠释是高度一致的。

2. 幸福在哪儿

对照上面谈到的幸福含义的主观性、心理性和社会性，笔者认为，老年人的幸福不能仅仅局限在客观生活条件的改善、生理的温饱和个人的自娱自乐。

记得 2020 年武汉开放城门以后，从央视报道中知悉小提琴家、87 岁的王欣老师新冠肺炎住院后逐渐康复的消息，我感慨不已！他的那张"落日余晖"照片成为大武汉抗疫的经典标记，其幸福影响远远超越他个人，老人家主观的感恩生活态度和病房小提琴声传出的心理效应已广泛传播于世界！王欣老师是专业小提琴家，他平易近人、甘为绿叶的艺术气质常常感召着我这位业余的小提琴爱好者。听到他在病床边的演奏，落日余晖琴声悠悠，艺人情愫传神依旧！王欣老师的幸福来自艺术和阳光，抗疫信心来自大武汉人的生活希望！

"落日余晖"照让我再次品味到老年人的生活与幸福体验，联想到绚丽的朝霞！莫道桑榆晚，为霞尚满天！王欣老师的康复表明，医护人员和全国人民乃至世界人民的众志成城、同舟共济，是驱散疫情阴霾的东风！艺术家对美好生活的坚毅追寻和家园幸福力是抗疫制胜的法宝！

3. 幸福如何有

筑建个人与家园的免疫力和幸福力需要立心，只有心立，才有民安与国昌。习近平总书记提出："幸福都是奋斗出来的。"个人的幸福源自家庭与国家的幸福，而幸福的获得需要人民脚踏实地地奋斗。

积极心理学认为，获得幸福的途径主要是提高生活满意度，从满意的生活到蓬勃的生活，目标是使人生更加丰盈。未来要获得持久的幸福，就要进行有效的积极心理学练习，如学习感恩，多做利他利民利国的好事，学习增长自己的突出优势，用积极心理疗法改变不合理的认知，学习反驳技术和科学归因解释成败，促进愉悦、投入、意义、人际关系和成就相结合的完整人生。

幸福是教育的本质，老年大学不仅需要心理健康知识的传授，更需要幸福态度的培养与幸福行动的实践。幸福离不开成就，幸福成就公式是：成就＝技能×努力。

一个主要的学习秘诀是增加快乐，减少烦恼，保持合理认知。

幸福如何有？这不是一次心理健康讲座能够讲完的。我期待与阳新县老年大学乃至全国老年朋友们分享自己的格言：学有法则灵，情有诉则乐，行有志则远，心有望则福！

参考资料

①马丁·塞利格曼：《持续的幸福》，赵昱鲲译，浙江人民出版社，2020年。

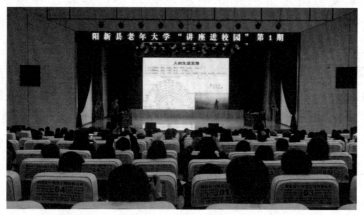

1-10　作者在湖北省阳新县老年大学作老年心理健康报告（2021年）

十一、生命的境界

提高生命的质与量一直是人类的积极追求。2021年5月里，我熟知的三位老校友相继离世，但精神永恒！

校友们希望我写点什么，来纪念母校恩师，而忙碌中的我一直在思忖：这些故去的百年老人给我们留下了什么？他们希望后人做什么？我们能做些什么？

几天来我夜不能寐，深深感受到生命的界碑越来越近！探索生命的境界、领悟生命的价值、提高生命的质与量已迫在眉睫！

1. 实现"禾下乘凉梦"

"禾下乘凉梦"是杂交水稻之父袁隆平的中国梦，他梦想到禾下乘凉，水稻长得有高粱那么高，籽粒有花生米那么大。

2021 年 5 月 21 日，我接受武汉四中"博学家长讲堂"的邀请，为高一年级的 500 名家长作了题为《健康发展、积极学习》的报告，分享家庭教育与幸福力理念。武汉四中与同济医学院和华中师范大学都有悠久的历史渊源，1866 年英国伦敦会传教士杨格非博士创办汉口仁济医院（后为协和医院，距今 155 年），1899 年他又创建汉口博学书院（大学部后来并入华中大学，后为华中师大，中学部则发展成为武汉四中，有 122 年的历史）。如今武汉四中老校训"勤朴博学"依稀可见，教堂已成为学校音乐厅。这里培养出了袁隆平院士（华中师范大学特聘教授），还有更多敬业的教师、勤奋学习的学生和好家长。

幸福是什么？如何获得幸福？我从积极心理学的视角，通过幸福五元素、幸福公式和对学生开展实际调查，阐释持久幸福与品格优势的关系，分享幸福不是个人的，而是社会的；幸福不全是客观和生理的，而是主观和心理的；幸福不是固定不变的，而是可以提升的。幸福不仅是感觉，更是一种能力，幸福是可以学习的。希望家长指导孩子通过学习逐步掌握获得积极情绪的方法，学会感受幸福。要提升幸福感，就需要提升生命效能，降低欲望，优化生态环境。

报告前我特别瞻仰了学校音乐厅前绿色草坪上伫立的袁隆平雕像，我特意在报告中结合武汉四中的校史与校园文化，高度赞誉了学校立德树人的工作成效，并为学校培养出袁隆平院士而自豪！（武汉四中：《博学家长讲堂：助力高中生健康发展、积极学习》，搜狐《新父母在线》，2021 年 5 月 25 日）

谁承想，一天后就传来袁隆平去世的消息。华中师范大学师生发起创作歌曲悼念袁隆平院士的行动，音乐学院作曲系青年教师许曾博士指导武汉市艺术学校"花季合唱团"和"热干面乐队"共同努力，制作完成原创歌曲《禾下乘凉梦》：云山苍苍，江水泱泱，先生之风，山高水长，后辈之人，永怀感念……今天，我们一起送别袁老！（参见华中师范大学官方微信公众号2021年5月24日文）

人们感叹：一稻济世，万家粮足，国士无双，先生千古！显然，"千古"的含义指的是家国情怀精神传承的希望，是生命境界的延伸！

2. 德源中华、济世天下

2021年5月22日，国士有双！同济医学院校友吴孟超院士竟然与袁隆平院士同日离世。吴院士是中国肝胆外科之父，也是母校——同济医学院老校长裘法祖院士的学生与挚友。"德源中华、济世天下"是吴孟超院士给同济医学院110周年校庆庆典的题词。这其中蕴藏着同济的精神，源远流长，大爱无疆。斯人已去，惟精神永存。吴老先生生前常说："同济为我打下了坚实的医学基础与同心济世的医德，裘法祖院士传授给我高超的外科技术。只要与同济医学有关的人及事，我都会感到亲切。"吴老先生长期怀有一颗"同济心"，与裘法祖院士始终保持着亦师亦友的亲密关系，并且长期关心和支持母校的建设和发展，其崇高的学术风范、严谨的治学态度、杰出的学术成就惠及学林，更是激励着一代代同济学子矢志医学、造福人类。

2020年新冠肺炎疫情给世人带来一场旷世劫难，扛过磨难的老人更加珍惜生命之光。重温《世界史》与《中国通史》，万千年来世界人类和家国发展潮起潮落，似曾相识。我作为毕业于同济医学院、从事了40年健康心理学专业教研的学子，"济世同缘"的大医学情结犹在，"同舟共济"的母校精神没齿难忘，"为天地立心，为生民立命，为往圣继绝学，为万世开太平"的警世恒言仍在耳边回旋！

2013年同济医学院78级卫生系校友回母校纪念毕业30周年，全班同学赠送给母校一块纪念石，我为其设计了一枚印章"济世同缘"，意寓同济母校百十年历史源远流长，同济人不会忘记悬壶济世的医学宗旨，为华夏和五洲大众服务。同济人谙知：传统医学一定要顺应当代生物—心理—社会医学模式的发展需求，做好心理的抚慰和社会康复，才能成就一代名医！同济的前辈社会医学家们给我们留下了勤于思索的习惯和医治大社会的眼光。

2014年，同济部分校友开始编写《德源中华、济世天下——同济医学院故事集》（主编：卢刚、王钢，副主编：陈英汉、郑晓边、过孝汉、朱嘉象，华中科技大学出版社，2017年）。这是一部珍贵的50万字精品著作，以此向同济医学院几代老师和亲人以及校友表达真诚的110周年校庆祝福和感恩之心！该书已被哈佛大学燕京图书馆收藏。海内外校友感同身受地看到，同济人正放开自己的胸怀与眼界，传播科学之理，传扬艺术气质之风，从个体诊治转型社会大处方，从海外象牙塔治学回归服务家园故里，继承老一辈医者的仁心品格，同舟共济、传承幸福。作者们身居全球各地，同舟共济，用同济人的治学风格叙述师生情，感悟同窗心灵。著名校友吴孟超院士和冯克燕教授为本书题词，陆道培、杨宝峰、陈孝平和胡丙长等中外院士分别作序。有校友问，为什么书名是"德源中华、济世天下"，我的诠释是："济世天下"道出了医学的服务宗旨，"德源中华"隐喻同济医学院百十年来德医传入之渊源，也讴歌中华医德之传统。

《德源中华、济世天下——同济医学院故事集》开启了当代同济人生活叙事的新航程。当今新冠肺炎疫情的全球蔓延给人类社会带来挑战。冷战思维、网络限制、文化经济政治冲突使海内外校友的生活、工作压力激增，山雨欲来风满楼。但我们相信，济世同缘、同舟共济之母校精神一定会协助校友化解危机，贮存希望。海内外同济人在表达自己生活故事的时刻，老少参与、真情流淌，希望更多的校友带上自己最美好的感恩情怀和祝愿，继续同舟共济、回归生活，共同谱写鸿篇巨制般的同济交响诗。

编委会再次感谢吴孟超院士生前为我们的作品题词，并将此作为给母校同济医学院110周年的庆典题词，成为永恒纪念！

3. 桂子山彩霞映满天

2021年5月28日，享誉海内外的著名历史学家、教育家，华中师范大学前校长章开沅仙逝。桂子山沉浸在一片悲痛之中！老校长常引用的名句"治学不为媚时语，独寻真知启后人"一直激励着"桂子"与"桂花"。人文社会、历史与教育学家的离世同科学院士一样，唤醒了民众的感奋，让大家重新思考生涯、生命的社会价值与意义。

记得2018年七夕节我阅读《大学生乐读》刊载的《华师92岁老校长的爱情告白》，著名历史学家、教育家、华中师大老校长章开沅的《金婚吟——致怀玉》令我浮想联翩！"湘有兰分沅有芷，犹忆昙华初识时。仲夏夜梦牯岭月，漳水漫溢最相思。历尽劫波情愈笃，风雨同舟共扶持。金婚米寿平顺过，晚霞满天未觉迟。"我想起在桂子山与老校长相识的生活岁月：老校长的历史眼光与家国情怀是桂子山的品牌；老校长曾诠释"爱在华师"的含义，是爱教育事业和家园；老校长夫妇的爱心桂子山人有目共睹；老校长送我的著作字字入心；老校长婉拒挽扶、独自上下楼梯的硬朗令人鼓舞；老校长与我共同接待波音公司著名美籍华裔田长焯教授时侃侃而谈的睿智、幽默牢记在心……今天重读《金婚吟——致怀玉》，深感追随老校长还须奋力。

2019年章老校长为接待美国国会图书馆亚洲学术研究部主任居蜜，专门委托前校长马敏教授电话我，将我们家人的生活作品《成长的幸福力》（华中科技大学出版社，2014年）送给居蜜女士。这是一部积极向上的青年自我认同与生涯发展的叙事作品，是女儿留学攻博期间与父母沟通的心灵读物，老校长感同身受地阅读并积极推荐给国际友人令我感动。积极心理学者希望讨论普通家庭与人的力量和美德，用一种更加开放的、欣赏的眼光去看待人类的潜能、动机和能力。没想到这样一本生活叙事书，竟然成为两任校长为居蜜博士推荐的中国家庭作品。

这个社会并不乏读书之人。那天我为语言学家王立教授的新作《黉府弦歌烽火中——抗战烽火中的湖北联中》（章开沅序）写了一篇书评《湖北联中八十弦歌》（郑晓边：《这所中学被称为中学界的西南联大》，《搜狐教育》，2018 年 8 月 5 日），一天竟有12.4 万读者分享！一位出版业编审曾感叹：出书是"有心栽花花不开，无心插柳柳成行"。就笔者看来，这种现象并不滑稽，满足内心需求，真诚、温馨、互动……这不仅是读书人和写书人的特质，也应该成为出版业乃至和谐社会所有行业的服务宗旨。

我怀念与老校长共同生活在桂子山的 36 年岁月，我庆幸自己在老校长生前送了几本原创作品向其汇报，我也常常认真学习、阅读老校长送我的书。我感同身受老校长为"先导之声"微信公众号的题词"学风是世风的先导，大学是社会的灯塔"，这也成为大学师生学习成长和教育督导工作的警世恒言。

老校长话语长存，桂子学者生命境界无限，彩霞映满天！

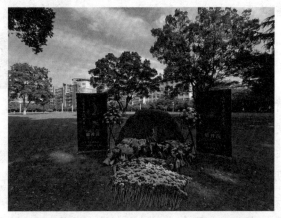

图 1-11　怀念老校长章开沅（2021 年）

三位国士虽然离去，但是他们的百年梦想正在实现！

第二篇　心理访谈　老有所言

　　2020年5月1日开始，湖北省老年学学会老年心理学专委会与《湖北之声·老年天地》全媒体空中课堂创办了《爱相随、心归巢——老年人心理保健》系列节目，由电台主持人采访专家，互动寄语老年家庭心理生活，关注疫情给人们带来的心理创伤，并通过持续干预和引导使之慢慢修复。节目播出后，广受老年朋友和家庭欢迎，15期节目被"学习强国"推送了8期。本篇将呈现系列访谈内容，方便老年人学习分享。特别感谢湖北广播电视台《老年天地》栏目组的夏叶、林月、田天等团队的合作和湖北省老年心理学专委会委员们的积极参与（参见文中署名）。

一、勤劳动、享健康

　　嘉宾：郑晓边，华中师范大学心理学教授，湖北省老年心理学专委会主任。

　　主持人：林月（《湖北之声·老年天地》主持人）。

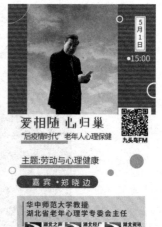

　　随着疫情逐渐向好、心理应激状态过去，疫情引发的悲观情绪、适应障碍等心理问题，可能会在疫情中后期甚至疫情结束后一段时期内慢慢浮现。在此，我提醒老年朋友：后疫情时期，心理防疫成为重点，切不可掉以轻心，现在与大家谈谈劳动与心理健康的关系问题。

图 2-1　勤劳动、享健康
（2020 年）

《湖北之声·老年天地》全媒体空中课堂与湖北省老年心理学专委会共同推出"后疫情时代老年人心理保健"系列专栏《爱相随、心归巢——老年人心理保健》。

爱相随，心归巢，我们为老年朋友们带来最贴心的心理关怀。值此五一国际劳动节之际，我们与大家聊聊劳动与心理健康的关系。

1. 劳动对人身心健康的好处

劳动决定人的健康、智慧、快乐、幸福。我国研究人员曾对1000多名90岁以上的长寿老人进行调查，发现在这些老人中，体力劳动者占95%，脑力劳动者占5%，他们中的大部分人在90岁、100岁时还在参加劳动。长期参加体力劳动的人，手脚不停，锻炼了身体，增强了体质；干活容易饥饿，食欲增强，吃饭香，睡觉甜；劳动促进了消化功能和心血管功能，心跳有力，血流畅通，降低血压和血脂，新陈代谢旺盛；免疫功能增强，对身心都有好处，起到保健、养生、防病的作用。长期参加体力劳动，可使人的心脑血管衰退过程推迟10～20年。

2. "后疫情时代"老年人的心理需求

"后疫情时代"是指新冠肺炎疫情蔓延与逐步控制后的全球社会、经济、文化、卫生、教育事业深刻变化的新历史发展时期。

在这次抗击新冠肺炎疫情的过程中，老年人的无助感与病死率相关，而心理需求是否满足影响着老年人的生理、心理免疫力和康复率。居家老人在离汉通道关闭、社区限制性出行的应激条件下，生活料理、疾病求医、网购食品、亲人交往等身心需要增加，满足这些需求，是筑建老人免疫力和康复力的心理基础。

调研结果提示，通过青年人与老年人互动交流，倾听老年人的健康和养老需求，可让他们安心养老生活，增加对养老院和社会的归属感。沟通对话可以促进老年人表达意愿，积极投入生活，发展兴趣和爱好，提高主观幸福感。

3. 老年人心理自助很重要

心理自助是指人们有意识地调节自身情绪、改善心理问题的行为和活动。学会情绪管理是心理自助的主要方法，用科学方法有意识地调适、缓解、激发情绪，包括认知调适、合理宣泄、积极防御、理智控制、及时求助等方式。情绪管理的主要秘诀是增加快乐，减少烦恼，保持合理认知。

促进健康水平的关键：增加心理资本，缓解内外压力，提高自我强度。

老年心理自助建议：建立积极心态，学习心理抗疫三大方法——用积极心态管理传染源，用积极方法切断传播途径，以积极行动促进身心健康。

疫情需要中长期的综合防治，不仅需要政府管理者和医护专业人员的全力合作投入，更需要人民大众的积极参与。老年群体需要重新思考和学习，提高自己的健康认知水平，改善不良的生活方式和态度，建立科学卫生的行为习惯。

4. 劳动可缓解疫情带来的负面情绪

追求幸福劳动的过程，需要树立正确的劳动幸福观，这不仅仅体现为物质财富增加，更是追求精神灵魂的富有。没有一个长寿者是懒汉。劳则不衰，动则延年。坚持劳动、适当忙碌是延长寿命不可缺少的因素，也可转移疫情带来的负面情绪。

老年人安度晚年也可发挥余热，因人而异从事轻松的劳动工作。科技人才可寻找适合的项目研发、技术指导岗位；医务人员可在注册后重新行医，参与家庭社区医疗活动；教师可进行家教；有能力者还可参加地方文史资料搜集整理和地方志编纂工作；还可参加社区公益活动，关心下一代、扶危济困、民事调解、群众文化娱乐等。

"清早开门七件事，柴米油盐酱醋茶"，家务劳动虽琐碎繁杂，但适度的家务劳动是十分有益的健身活动，有延年益寿之功。女性平均寿命要比男性长，和较多从事家务劳动有很大关系。有人对近百名年近九旬的妇女调查后统计，发现她们在中年以后能坚持体育锻炼者仅为 70％，而终身从事家务劳动者则几乎达百分之百。经常从事家务劳动有助于延年益寿。

总之，老年人工作、劳动不是向"钱"看，不要自寻烦恼、自加压力，要劳逸结合、心情愉悦。健康才是硬道理！

二、疫情后的心理重建

嘉宾：王忠军，博士，华中师范大学心理学院副教授，湖北省老年心理学专委会委员。

主持人：林月（《湖北之声·老年天地》主持人）。

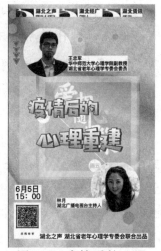

新冠肺炎因其病毒传播力强、致死率高，加之人们在短期内对其认识有限，对医护人员、病患以及普通民众的心理健康都产生了一定的影响。

为了解在此次突发公共卫生事件中各类人群的心理状况，探索该时期心理状况

图 2-2　疫情后的心理重建（2020 年）

的相关影响因素，提出有针对性的预防保健措施，王忠军及其研究生团队在疫情发生的高峰期，即 2 月 16 日到 2 月 24 日，对各类人群开展了心理状况的调查，共获得有效样本 2119 份，其中 30.2％的被调查者在调查期间位于武汉市内。

1. 疫情期间较典型的负性情绪表现

（1）焦虑情绪：平均得分为 3.1 分。典型表现为：时刻注意自己的行为是否会有被感染的风险；不停地跟身边的人讨论疫情的情况；当身边的人对疫情表现出大意或不在乎时，会忍不住去

批评或指责他们。

（2）愤怒情绪：平均得分为 3.1 分。典型表现为：每次看到疫情加重的消息，就会想到那些导致当下情境的人，并为此感到愤怒；想到最近疫情发生后的种种事情，感觉怒气难忍。

（3）恐惧情绪：平均得分为 2.7 分。典型表现为：出现与新冠肺炎相似的症状时，会忍不住怀疑自己是否被感染；看见或听见有人咳嗽、打喷嚏就会紧张不已；害怕被病毒感染，见到不戴口罩的人，就有深深的恐惧之感。

（4）抑郁情绪：平均得分为 2.0 分。典型表现为：闷闷不乐、情绪低沉，对什么都没有兴趣。

2. 负性情绪是如何产生的

经过分析发现，民众的负性情绪跟人群特征有关系，具体如下：

（1）相比男性，女性的负性情绪较严重，负性情绪总体水平更高，并且疫情期间女性的睡眠状况比男性更差。经调查分析，主要原因是女性对负面信息更为敏感，女性在保护自己方面弱于男性，所以女性一般比男性心理承受能力脆弱，更容易出现心理问题。

（2）健康状况较差的人，负性情绪得分更高，特别是在恐惧和抑郁两个维度上表现更突出。这是因为身体健康是心理健康的基本条件之一，有了健全的身体，才能谈得上有健全的精神。

3. 疫情后如何摆脱负性情绪

（1）保持家庭功能的健全：家庭的功能主要包括经济、教育、情感交流等几个方面。家庭功能健全人群的负性情绪相对较低。主要原因是家庭功能提供给我们较多的心理和社会支持，以及更多的安全感和能量感。

（2）保持乐观的心态：乐观程度越高者，负性情绪得分越低。乐观主义是一种积极的性格特征，面对疫情的发生，一些具有良好性格特征的人受疫情影响的程度可能较小。

（3）拥有足够的心理韧性：心理弹性程度越高者，负性情绪得分越低。心理弹性是一个心理学概念，也叫心理韧性，指的是人们受到挫折和压力、痛苦打击后快速回弹的能力和心理复原力。新冠疫情对我们许多人都造成了极端压力、痛苦和不同程度的伤害，心理弹性和韧性高的人群是能快速适应和恢复的。

4. 建议

（1）各级政府和决策者要加强疫情相关知识的宣传教育，减少负面信息的传播，积极鼓励科学研究，推动新冠病毒的相关研究和科学研究成果的传播与应用。

（2）关注弱势人群，尤其是经济状况差的家庭和贫困人群、有基础性疾病的老年人、空巢老人等，给予他们更多实质性的帮助，制定更有针对性的、精准的策略和措施。

（3）普通民众也应重视新冠肺炎疫情在心理健康方面的消极影响，了解消极情绪产生的原因，学习保持身心健康的相关知识，接纳自己的各种情绪并学会管理情绪，积极接触官方、权威渠道发布的信息，不轻信谣言，理性思考，保持积极乐观心态。提升身心免疫力，学会在疫情中探索生命的意义，确立自我价值感，持续不断地学习、成长和自我发展。

三、康复后的心理调适

嘉宾：戴正清，武汉大学发展与教育心理研究所所长，湖北省老年心理学专委会副主任。

主持人：林月（《湖北之声·老年天地》主持人）。

对于新冠肺炎患者来说，康复后身体和心理调适都很重要。特别提醒老年朋友，新冠肺炎康复以后尤其要注意自己的心理防护。

（一）怎样进行自我调适

新冠肺炎患者康复后的心理调适比我们吃药或吃改善性的食品还重要。在心理学史上曾做过实验，人的心理状态直接影响着个体的免疫力。

1. 一定要有乐观、积极的心态

有些新冠肺炎重症患者经历过治疗期，在康复后仍会有一些焦虑或烦躁的情绪，也会表现为一种身体上的"疑心"。就是说通过医学检查如功能学、影像学这些检查显示已经康复了，但仍怀疑自己身体上还有不适，总想去找医生。对此，我

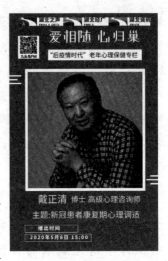

图 2-3　康复期心理调适（2020 年）

们建议不要总想着这个疾病还会不会复发，会不会有传染性，别人会不会歧视自己，等等，要相信医生、相信科学，消极情绪不利于我们免疫力的提升，要让自己保持积极、乐观的心态。

2. 学会换位思考与身心放松

部分市民心理能量可能不那么强大，对待新冠肺炎康复者有一些过度的敏感，那么康复者不要往心里去，多一些谅解，学会换位思考。还要学会放松，通过听音乐、冥想、呼吸和调整，以及适当的运动让自己放松，并提高免疫能力。

3. 管理好自己的情绪

新冠肺炎患者康复后对自我认知，或者说对自己疾病的康复不自信，常会发脾气、感到烦躁，因此要管理好自己的情绪，比如通过冥想、听舒缓的轻音乐让自己的心静下来，让情绪慢慢稳定下来。

4. 如何对待睡眠障碍

睡眠障碍表现为难以入睡，或者说浅睡眠、早醒。睡眠障碍

可能是因为在治疗期间医院的环境跟家庭环境不一样，康复后回到家中需要一段时间适应。如果出现睡眠障碍可通过规律的作息，以及适当的运动，如打太极、瑜伽等来进行改善。

（二）如何寻求外援

如果说我们通过自己的调适还不能消除这些心理恐慌、焦虑、抑郁症状，不能减轻睡眠障碍等躯体化表现，那么我们就需要寻求外援。外援包括心理咨询和心理辅导。

1. 心理热线 24 小时免费服务

自 2020 年 1 月 23 日武汉市实施离汉离鄂通道管制，湖北省、武汉市新冠肺炎疫情防控指挥部公布了心理咨询热线，有湖北省、武汉市精神卫生中心，以及心理咨询师协会等心理热线，这些心理热线都是免费的，且 24 小时开通。

2. 社区、街道心理服务点一对一帮助

湖北省人民政府、武汉市人民政府贯彻党中央的指示精神，以社区、街道为单位采购社会心理服务，在各个社区和街道开设心理服务点，一对一帮助有需求的市民。

3. 专业医院提供的心理援助

如果出现了一些应激反应，如妄想、对人不信任、易伤感、沮丧、不愿与人交往等症状，湖北省精神卫生中心和武汉市精神卫生中心，以及心理医院等有临床经验丰富的心理医生可以给大家提供专业的治疗。

（三）家人的支持对疾病的康复非常重要

家庭是一个温馨而又给人安全感的港湾，通过营造良好的家庭氛围，给予病患以家庭的支持，对于疾病的康复是非常重要的。几点建议：

（1）家人要收集一些心理热线电话、求医电话，以及线上的和线下的一些医疗资源和公益服务机构的信息，当有需要的时候，我们可以第一时间向这些社会力量求助。

（2）湖北省人民政府、武汉市人民政府为积极应对新冠肺炎疫情给居民带来的心理问题，购买了社会心理服务，如果说出现一些心理问题，应主动接受政府采购的社会心理服务，不要浪费这些资源。

（3）新冠肺炎患者康复后，家人依然要注意亲人的营养搭配及生活规律。

（4）营造温馨、融洽的家庭氛围，对老人要多一些呵护与关怀，接纳他们因心理问题产生的坏情绪，善于倾听，耐心开导。

（5）子女对老人多一些陪伴，及时发现他们身体上的不适，多给他们一些鼓励、一些积极的暗示，陪伴他们一起做做运动。还应该多学习疾病的科学防范及康复保养方面的知识，帮助康复后的家人做好心理防护。

每一个家庭都要善于学习。老年朋友尤其要围绕自己的心理健康、身体健康需要加强学习，保证自己生活的质量、生命的容量，做到身心都健康。

作为家人，要为老人营造良好的家庭学习的氛围，可以通过媒体、网络与老人一起学习。如果忽略了学习，老年人很容易被谣言和不科学的事物所迷惑，对健康不利。

四、老年人如何进行心理求助

嘉宾：郑威，湖北警官学院教学名师，湖北省社会心理学会副会长，湖北省老年心理学专委会委员，湖北省公安厅特聘心理教官，武汉市硚口区心思路社会工作服务中心首席专家。

主持人：田天、林月（《湖北之声·老年天地》主持人）。

2020年2月1日，湖北省社会心理学会启动心理援助项目，向全国发出倡议，征集心理咨询师及团队。郑威作为一名经验丰富的心理咨询师第一时间加入这支心理援助突击队，并出任队长。

20家心理咨询机构和31位心理专家通过公益心理援助热线为广大居民、新冠肺炎患者及家属、一线医务和警务等人员提供免费专业心理咨询服务。结合求助热线中老年人的突出问题，郑威给您说说如何进行心理求助。

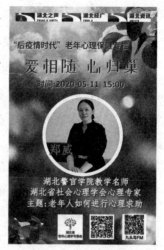

图2-4　老年人如何进行心理求助（2020年）

1. 求助热线中的突出问题

从1月份至今，湖北省社会心理学会公益心理援助热线电话为2000多名求助者提供了心理咨询服务。这些电话当中，老年人及其家人咨询和倾诉最多的有三个方面的问题：

（1）有些老年人担心自己可能会染上新冠肺炎，觉得自己年纪大了，身体机能比较差，可能难以抵御病毒的侵袭。当身体上出现一点不适时心理上就会更加焦虑和担忧，而这种情绪又会加重身体的不适，如此恶性循环。

建议老年朋友平时做好消杀、防护，加强营养并控制好基础疾病，保持良好的心态，克服心理上的问题，身体的不适感自然会消除。如有异常情况及时上报社区。

（2）有些老年人抱怨老伴在家待不住，常出门闲逛，增加了感染病毒的风险，让家人难以安心却又没办法劝阻。这些情绪积累到一定量后也会爆发，引发家庭矛盾，增加心理负担。疫情防控还不能松懈，建议老年人尽量不要去人多的地方，早晚可以在小区人少的地方活动活动，并佩戴口罩，回家后做好清洁消毒。

（3）有的老年人无法承受失去亲人的打击，又不愿意和其他亲人诉说，会通过心理援助热线跟心理咨询师聊一聊，舒缓一下自己的情绪，寻求心理上的支持与帮助。这点是非常值得肯定和提倡的，要勇于求助，让专业人士帮助您走出心理上的困境，慢慢接受事实，好好生活。

2. 空巢老人如何求助

子女不在身边的高龄老人往往担心自己被感染又无子女照顾，心理负担过重会出现失眠、食欲减退，或焦虑、恐惧等症状，严重时一定要求助社区的心理服务点或专业的心理咨询师。子女要经常打电话与老人聊天，听听他们的诉求，关注他们心理的健康与身体的不适，提醒他们做好防护，加强营养，保持乐观的心态，子女温暖的叮嘱会给他们心理上的安慰。

老年人要勇于求助。大多数老年人更关心自己的身体健康而忽略心理健康，这一点可以理解。但如果失眠、食欲减退或者情绪出现了明显的焦虑、恐惧等症状，而且持续时间超过两周，就必须进行心理干预，否则就会严重影响老年人的生活质量和身体健康。

老年人最直接的心理求助方法，就是到社区心理咨询服务点或者专业心理咨询机构及医院的心理咨询室去寻求帮助。从2017年开始，我国已出台相关文件，要求各级各部门加大关注老年人心理健康的力度。越来越多的心理咨询机构接受街道、社区的邀请，对辖区居民进行心理讲座和辅导，有需求的老年朋友可以在家门口与心理咨询师进行沟通，接受治疗。

3. 子女的关心是一剂心理良药

我国已进入老龄化社会，尤其在独生子女家庭里老年人的孤独感越来越显著。

子女若不能经常陪伴父母，可每天或隔天给父母打一个电话，或者通过微信、视频电话问候一下父母。哪怕就是几句"吃了没有？吃的什么？天气变化了，一定要注意身体！今天有没有出去散步？和谁聊天了？"等简单的问候，也会让父母感到很满足。如果我们长时间不主动与父母联系，他们就会有被遗弃感。如果父母身体还不错，也有能力的话，子女可以通过网络帮助他们安排一些学习课程，让他们不要脱离社会，这样他们会感觉充实又被关爱。

如果发现父母出现严重心理问题，但又不愿主动求助时，子女可用巧妙的方法引导他们，帮助他们。比如跟父母说："最近我总觉得心理健康状态不太好，经常跟您发火或者跟家里人闹矛盾，工作中也容易和同事起冲突，我想去找心理咨询师聊一聊，看看平时我们应该怎么相处，应该注意哪些问题，您愿意跟我一起去吗?"这种情况下，很多老人就不会太抗拒。心理咨询师会巧妙地把老年人出现的一些心理问题自然引入，让他们在不排斥的情况下敞开心扉，从而帮助他们疏导情绪，解决问题。

五、慢性病患者的心理调节

嘉宾：孙学东，华中科技大学同济医学院主任医师，湖北省老年心理学专委会副主任。

主持人：田天、林月（《湖北之声·老年天地》主持人）。

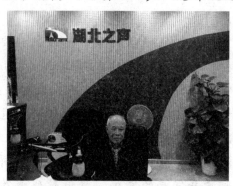

图 2-5 慢性病患者的心理调节（2020 年）

2020 年 2 月 6 日，孙学东经武汉市疫情防控指挥部宣传组批准同意，设立了心理健康咨询服务热线，由于特殊时期无法申办"400"号码，孙学东利用家庭电话号码义务为广大居民进行心理辅导。从 2 月 8 日开通至 5 月 14 日，历时 90 多天，接听电话 200

余人次。

在接听心理咨询的电话中，老年人来电占25％左右，老年人咨询最多的问题是该如何对待慢性病。孙学东认为，慢性病的心理调节比药物治疗更重要。本期节目，就和老年朋友说说慢性病的心理调节方法。

1. 从心理上接受它

慢性病是指不构成传染、具有长期积累形成疾病形态损害的疾病的总称。世界卫生组织调查显示，慢性病的发病原因60％取决于个人的生活方式，同时还与遗传、医疗条件、社会条件和气候等因素有关。

人进入老年阶段，由于人体一些器官的衰老退化，会出现这样或那样的疾病，所以老年人尤其要注重身体保健，科学饮食，合理运动。没有患病时要积极预防，患病以后首先在心理上要接受它。

以高血压为例，这种疾病的多发人群为中老年人、肥胖者、长期饮酒者，当患有高血压时，老年朋友要在心中接受它，并通过了解疾病的相关知识，正确认识它，治疗上也要有耐心。

高血压是一种可防可控的疾病，对血压（130～139）/（85～89）毫米汞柱正常高值阶段、超重/肥胖、长期高盐饮食、过量饮酒者应进行重点干预，定期健康体检，积极控制危险因素。

针对高血压患者，应定期随访和测量血压，尤其注意清晨血压的管理，积极治疗（药物治疗与生活方式干预并举），减缓靶器官损害，预防心脑肾并发症的发生，降低致残率及死亡率。

2. 科学保健、积极治疗

高血压和糖尿病是老年人中较常见的两种慢性病，老年朋友在心理上要有接受它的准备，并学会科学保健、积极治疗。

3. 科学饮食

吃得"三高"惹来"三高"，即高蛋白、高脂肪、高糖类饮食会引发高血压、高血脂、高血糖。老年人的饮食要注意每日食物品种的搭配和花样的更新，在品种搭配时，既要保持各种营养素平衡和各营养素之间比例适宜，又要注意适合老年人的消化功能，使其易于消化吸收，形成适合老年人的科学合理的饮食结构。菜品多样化，少食多餐，软食为主；多素菜、少油腻，多淡食、少过咸。

4. 适当运动

生命在于运动，有慢性疾病的老年人运动要科学、适当，不要像年轻人一样做剧烈运动，提倡有氧运动。如散步、游泳、骑自行车、跳广场舞、练习太极拳。疫情防控阶段，可以在家里或小区人少的地方活动。

5. 药物治疗

患有慢性病的老年人在用药时一定要遵照医嘱，坚持服用；不要随意更换正在服用的药物，想换药时一定要咨询自己的主治医生。

小贴士：

如果您是心脑血管疾病、慢性呼吸系统疾病、肿瘤、糖尿病等代谢疾病以及其他慢性病患者，或者家人、朋友患有以上慢性病，更应重视健康管理。

(1) 按医生要求治疗和管理已有的慢性病。备齐药物，按时服药，密切观察所患慢性病的症状变化和病情进展，加强与医生的联系。

(2) 高血压病患者：每天测量血压。若出现收缩压≥180毫米汞柱（1毫米汞柱=133.322帕）和（或）舒张压≥110毫米汞柱，意识改变、剧烈头痛、头晕、恶心呕吐、视物模糊、眼痛、心悸、胸闷等危急情况之一时，请及时联系医生或到医院就诊。

(3) 糖尿病患者：自我监测血糖、血压。若出现血糖≥16.7毫摩尔/升或血糖≤3.9毫摩尔/升；收缩压≥180毫米汞柱和

（或）舒张压≥110 毫米汞柱；意识或行为改变或有其他的突发异常情况，如视力骤降等状况，请及时联系医生或到医院就诊。

（4）合理营养。尽量做到食物多样，以谷类为主，粗细搭配，多食蔬菜水果，搭配畜禽鱼蛋、奶类、大豆、坚果等。进食有规律，七八分饱；少吃油腻、高盐、烟熏和腌制肉制品。

（5）遵医嘱适量运动。一般建议每周进行 5～7 天，每次 30 分钟以上的中等强度运动。运动应循序渐进，当前应尽量居家锻炼。条件允许的可以适当户外运动，选择在开阔通风的环境进行，尽量不参加集体项目，注意晒太阳。

（6）保持乐观积极心态。出门时要做好必要的防护。可以选择听音乐、唱歌、跳舞、微信联络亲友等方式放松心情。

六、帮老年人走出"孤寂的城"

嘉宾：杨伟平，博士，湖北大学心理学系副教授，湖北省老年心理学专委会委员。

主持人：田天、林月（《湖北之声·老年天地》主持人）。

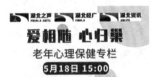
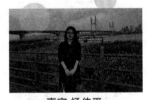

疫情还未彻底结束，老年朋友不能像以前一样外出活动、聚会，大多时间待在家里，再加上子女们忙于工作，老人难免会感到孤单寂寞。杨教授，您有什么好办法可以缓解这种感受？

图 2-6　帮老年人走出"孤寂的城"（2020 年）

（一）缓解孤单与寂寞

1. 自由书写

通过自由书写，与自己对话，老年朋友可以更深入地了解自己的内心并找到自己想做的事情。

2. 培养兴趣爱好

培养自己的兴趣爱好，比如跟着电视里或网络平台上的课程做吐纳呼吸、养生瑜伽、听戏唱歌等室内可进行的文娱活动。

3. 学习并使用网络交流

如今，微信、QQ等APP被普遍使用，成为当今生活中不可缺少的社交媒介，老年人学习并使用微信，可拓展自己的朋友圈。拓展朋友圈，晚年更幸福。

(二) 拓展朋友圈的好处

(1) 有利于老年人结交好友，培养共同的兴趣爱好。

(2) 有利于解决老年人退休后思想上感到无所事事的状态，找到志同道合的好友，丰富精神生活。

(3) 有利于老年人在一起老有所为、老有所乐，还可以维护和促进老年人心理健康，避免老年人出现不良的心理变化与问题，实现老年人日常生活中的心理保健。

(三) 老年人畏惧学习新事物怎么办

有部分老年人害怕学习新事物，比如使用智能手机，因为他们认为学起来很困难。子女可劝说他们试试看，并耐心教他们如何使用，慢慢地学会使用微信与朋友交流，如何将自己的所见所闻以及感悟发布在微信朋友圈与大家分享等。还可教他们建立微信群，和朋友们通过微信群交流互动，排解寂寞，找到生活的乐趣。

(四) 离退休后的生活调整

离退休老人的生活内容、生活节奏、社会地位、人际交往等方面都会发生很大变化，由于不适应环境的突然改变而出现情绪上的消沉和偏离常态的行为，比较容易出现"离退休综合征"。杨教授给出以下建议，供老年朋友参考。

1. 从思想上转变，做好退休的准备

主动调整自身状态，比如听听广播节目、心理讲座等，学习

如何正确评价自己，如何协调好各种关系，怎样去保持稳定的情绪和较好的社会适应能力，怎样去面对新生活，从而使身心都处于良好的状态。

2. 根据自身身体状况，多参与一些社会交往活动

培养自己的爱好，使生活过得充实，可以帮助老人重新找回自信，丰富完善退休生活。比如参加各种老年活动，坚持唱歌跳舞，打乒乓球，上老年大学等，很快你就会感到生命活力被激发，心态逐渐调整过来，生活状态也会变得更好。

（五）如何对待寻找老朋友的心理

从 2017 年开始，《老年天地·聊天儿》栏目中，经常会接到老年人寻找失联很久的老同学、老战友、老同事的电话。（问：对于他们这种急于寻找老朋友的心理，杨教授怎么看？您有什么建议？）

老年人常回忆往事，寻找老友，心理学家们认为这是老年人的一种调节机制。对老年人来说，适当加以引导的往事回顾，老友相聚，能有机会弥补自己的缺憾，完成未了的心愿，于老年人心理健康有益。

我们应该支持并尽可能地帮助他们找到好友，完成心愿。假如由于种种原因没找到，我们也应该建议或者帮助老年人积极扩宽朋友圈，找到知心朋友。

（六）如何帮助老年人走出"孤寂的城"

老年人离退休以后，生活的节奏一下变慢了，还有的老年人离开自己生活了大半辈子的家乡来到子女所在的城市，他们需要面对复杂的代际关系、家庭关系和人际关系，更会感受到孤独寂寞。如何帮助他们走出"孤寂的城"？杨伟平教授有以下几点建议：

1. 自身调节

老人要多想想自己与子女在一起时快乐的感受和经历并进行

积极的心理暗示，给自己确定一个新的生活目标，给自己找找新的乐子。可以学点新东西，对消除老年人的无助感有所帮助。

2. 儿女陪伴和社区帮助

儿女在周末或者休息时要多陪父母聊聊天、出门散散心，重视老人心理和生理的变化情况；疫情可控后，社区也可以多组织一些老人，尤其是进城老人喜爱的娱乐生活，帮助他们尽快融入城市生活。

3. 多交朋友，形成自己的朋友圈和生活圈

老年人要积极适应新的生活，走出家庭的小圈子，尝试与其他老年人交往，建立新的人际关系，从中获得精神上的满足，增强生活的信心。

七、您领到"健康码"了吗

嘉宾：洪建中，华中师范大学心理学院特聘教授，博士生导师，湖北省老年心理学专委会副主任。

主持人：田天、林月（《湖北之声·老年天地》主持人）。

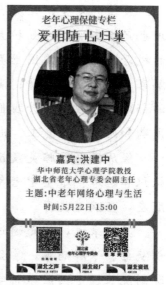

图 2-7 您领到"健康码"了吗（2020 年）

疫情期间，老年人的生活方式、消费习惯悄然发生变化。老年朋友学会了或更熟练掌握了如何通过网络和外界联系。如团购、刷视频、上网课、云 K 歌等，他们也成了上网活跃人群。近期，华中师范大学心理学院特聘教授洪建中在中老年人群中开展了关于网络与疫情的社会调查，目的是通过调查和交流，了解特殊时期中老年人使用网络的情况，以及网络与心理、生活有着怎样的联系，并提出指导我们获得"健康码"的建议。

1. 调查分析

这项调查内容包括：疫情前后手机使用或上网经验的不同和变化；对特殊时期网络所发挥的作用及手机"健康码"的看法和使用情况；对网络和疫情总体的认识和体验；等等。结合中老年人掌握、使用网络的不同情况，调查的方式分为两种：一是通过电子问卷直接了解，二是通过与年轻人交流间接了解。

通过调查我们了解到，疫情初期，中老年人上网主要是查阅和疫情相关的信息，占 73.33%；通过网络进行社交，占 68.89%；通过网络购物，占 51.11%；在网上观看各种小视频，占 44.44%。

疫情防控时期，因为人们大多数时间待在家里，通过手机上网的时间就多起来了。调查中，53.33% 的中老年人表示，一有空就会查看手机。

疫情的发生，让网络与我们的生活更加紧密，并对我们的心理也产生影响。比如扩大社会联结感，在很大程度上会开阔我们的视野，提升对周围世界、人际亲密度的觉察和感受；更好地理解家人和朋友的情绪；满足特殊时期社交的需求；排解疫情引起的郁闷和孤独，提升我们的主观幸福感；给实际生活（比如小区团购和网购）及复工、出行带来便利（比如"健康码"）。

经历了新冠肺炎疫情，您是否对病毒及未来的生活有了新的认识和思考？希望中老年朋友要学会和病毒长期共存，和网络做朋友，与病毒共存。

具体来说，就是通过各种途径，包括网络和媒体，进一步认识病毒、了解病毒，学会与病毒共存。全国政协常委、中国工程院副院长、中国医学科学院院长王辰表示，新冠肺炎有可能转成慢性疾病，像流感一样与人类共存，我们要做好准备。全国政协委员、成都中医药大学针灸推拿学院院长曾芳认为，通过前一阶段疫情防控实践，民众也开始认识到，新冠肺炎是可防可治的。

所以，要保持积极乐观的心态，正确看待病毒与人类长期共存的可能，进而做到心安而不惧。

2. 和网络交朋友

（1）首先和家人交朋友，向晚辈学习，活到老、学到老，也要和朋友常联系。

（2）要有开放的心态，积极尝试疫情期间推出的"健康码"、公交扫码等新生事物。进出小区或公共场所使用手机扫码时，若出现网络反应慢等问题也不要急，耐心等待。

（3）加入或积极参与网络健康社区，目前网上有针对各种生理、心理或身心疾病的健康社区，代表性的在线健康平台有"好大夫在线""丁香医生""平安好医生"等。

（4）及时排解疫情期间所面临的种种压力、产生的焦虑及其他负性情绪、心理问题。可以关注教育部华中师范大学心理援助热线，必要时向专业人员求助。

小贴士：

提醒中老年朋友，和网络交朋友也需注意：

（1）控制上网时间，不要长时间看手机、电脑。可以购买一个智能手机屏幕放大器，放大手机屏幕可以让眼睛舒服一点，但不要形成依赖。

（2）网络手机诈骗让人防不胜防，不要轻信陌生人打来的电话，不要随意点击不明链接。

（3）了解信息请关注官方媒体账号，不信谣，不传谣。

网络正在更深、更广地影响着我们，成为我们生活中不可或缺的一部分。就像现在我们进出都要刷"健康码"一样，保持良好的卫生习惯，持有积极的心态，愿每一个人"健康码"常绿。

八、如何提升代际沟通能力

嘉宾：杨子云，副教授，中南财经政法大学心理中心副主任，湖北省老年心理学专委会委员。

主持人：田天、林月（《湖北之声·老年天地》主持人）。

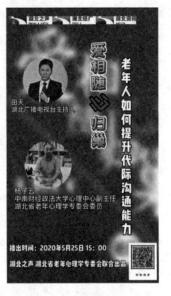

图 2-8　如何提升代际沟通能力（2020 年）

(一) 代际冲突有哪些

代际冲突是指两代人之间的矛盾与对立。每一代人的思维模式不一样，经历的社会环境不一样，两代人便会发生矛盾与冲突，关键是要互相理解、互相学习。青年人要虚心向老年人学习，老年人要赶上时代，接受新事物，研究新问题。

《囧妈》里徐伊万说："我和妈妈没法待在一起超过三天，三天以后必定会吵翻了。"而徐伊万阴差阳错和妈妈开始了不在计划中的行程，像极了这个春节"被动"宅在家里和父母超长相处的我们。

两代人的主要矛盾表现为：

（1）生活习惯、作息规律、消费观念等方面存在一些差异。如老年人习惯早起，一日三餐规律饮食，花钱十分节省，而年轻人则想趁着假期睡个懒觉，一天就吃两顿，消费时也不如老年人那般节省。

（2）对疫情的重视程度不同。如疫情初期，子女和部分老年人因为外出是否戴口罩，劝说父母不外出等方面产生分歧，引发矛盾。

（3）隔代教育上意见不统一。比如孩子每天写多少作业、看多长时间电视、吃多少零食等。另外，小夫妻之间难免会有一些争执，有的老人会忍不住介入，如果处理不当，可能会引发更大的家庭矛盾。

（二）建议

（1）调适身心，从"我"做起。老年人和子女都应积极进行自我身心调适，不向家人传递负面情绪，主动觉察家庭关系中的矛盾来源，积极主动地调解家庭中的小矛盾。

（2）学会共情，互相理解。对于父母来说，心里都有一个理想化的孩子，也许他们的思维固化了，年轻人可以尝试改变自己的固有思维。老年人也要尊重子女的独立性和自主性，想法或意见不一致时，互相协商、沟通，找出一个更好的方法。

（3）接纳差异，有效沟通。沟通是解决所有人际关系问题的通用工具。我们都太急于把自己觉得最好的东西给对方，而没能去理解、去倾听、去感受对方的需要，没能去认真体会对方意见背后所包含的爱、担忧和关心。如果我们换一种沟通、表达、交流的方式，把我们的好心好意准确、得体地表达给对方，效果就会好很多。心理学上有一句话："我们对另一个人的关心，不能以我们付出多少为标准，而是应该以对方接收到了多少为标准。"我们要彼此了解一下对方真正的需要是什么。

（三）代际沟通的技巧

代际沟通是一门学问，更是一门技能，需要不断学习、进步。老年人要做一个与时俱进、受晚辈尊敬、信任、喜欢的人，我们还应该加强学习。

在这次疫情当中，我们看到许多老年人都在学习使用手机团购、打卡等，这一点值得点赞，说明老年人的学习能力是非常强的。那么在人际关系和沟通技巧方面，我们同样需要去学习。建议：

1. 明确人际关系之间的界限

哪怕是一家人，也应该明确界限。如同开一辆车，我们要清楚谁是驾驶员，谁是乘客，车主是谁。如果老年人开自己的"车"，可以想怎么开就怎么开；但如果孩子在开自己的"车"，作为父母就不能把"方向盘"夺过来,甚至在"副驾驶"上指指点点,这只会让子女反感。

我们可以告诉子女,我以前开车经过一些什么地方、经历了哪些困难,我是怎么走出来的,看看子女是否能从中受益。也就是说,老年人与子女沟通时,要尊重子女的自主性,尊重人与人之间的界限,我们把自身的经历分享出来,供子女参考,而不是强加于他们。

2. 不要急于去批评、指责对方

沟通交流时,要多看对方的可取之处和值得欣赏之处,因为子女需要得到父母的欣赏和鼓励,而老年人也需要子女的肯定和赞赏。

3. 不要急于证明自己

我们急于表达自己的意见,希望对方采纳,可能在某种程度上也是为了证明我们是有价值的。实际上,我们越是这样急于证明自己,越容易受挫。老年人要先过好自己的日子,用行动去影响子女。当子女主动请教时,将自己对人生的体会、感悟分享给他们。

两代人在沟通中,老年朋友一定不要因为自己是父母,觉得自己的年纪和辈分摆在这,就能自然而然地去赢得子女的尊重。要明白父母也要靠自己的见解和观点以理服人、以德服人。在与子女沟通过程中,老年朋友一定不要太固执,在适当的时候让步、妥协,这都是赢得子女尊重和信任,促进家庭和谐的法宝。

九、运用心理学创新美妙生活

嘉宾:谷传华,华中师范大学教授,湖北省老年心理学专委会委员。

主持人:田天、林月(《湖北之声·老年天地》主持人)。

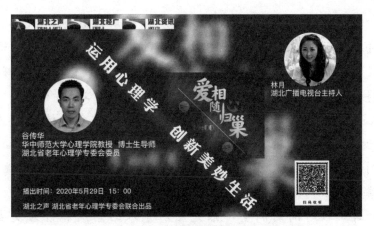

图 2-9　运用心理学创新美妙生活（2020 年）

　　说到心理学，大家是不是认为高深莫测又难以捉摸？无论是我们的衣食住行，还是我们在社会中的人际交往，都离不开心理学。学会运用心理学的技巧与方法，可以让您的生活更美妙。您想学一学吗？

1. 疫情防控期的心理学运用

　　面对新冠肺炎疫情，每个人心中可能都会有一些非理性信念。就是说，疫情这类公共卫生事件本身客观存在，因每个人对它的看法或理解不同，所以导致的反应也不同。人们的反应只是一种结果，对事件的理解或信念才是根本原因。

　　当一个人心中拥有一系列非理性信念时，就可能出现一系列不恰当的情绪和行为反应。举个例子吧。

　　疫情期间，70 多岁的张先生与子女住在一起，时间久了，他总爱在子女身上挑毛病，常为一点鸡毛蒜皮的事情发脾气。老伴看不下去了，经常劝他，结果他又跟老伴吵了起来。孩子和老伴都觉得他不可理喻，对他敬而远之。

　　张先生慢慢冷静下来，心想：为什么自己不受家人待见了？这是怎么了？此时，家人也发现张先生每天都很焦虑、不安、恐惧，担心被病毒感染。于是帮他求助心理咨询热线。

心理专家对张先生的各种情绪表示理解，让他意识到自己认识上存在的问题，理出了头脑中存在的那些非理性信念。这些信念包括：疫情太严重，无论怎么防控都很难有效；子女不够细心，不理解自己；老伴总是护着孩子，对自己不关心；等等。

把头脑中的非理性信念逐一更改为理性信念，使之变为合理的信念。比如，虽然疫情严重，但只要戴好口罩、小心防护就可以控制疫情的发展；子女并不是不细心，可能是自己太挑剔了；老伴维护子女只是试图帮助自己进行心理调节；等等。

经过一段时间的调整，张先生对家人的态度和行为发生了积极的变化，一家人又恢复了往日的和美。

2. 家庭关系中的心理学运用

在家庭关系中，如何运用心理学创新美妙生活呢？

比如可以通过开家庭会议的方式，向家人表明自己的想法，制订家庭生活计划。让家人明白自己理想中的退休生活是什么样的，自己想做哪些事，不想做哪些事，征得家人的理解和支持。

当然，这一切都是以平等的沟通为基础的。在沟通过程中，老年朋友先清理自己头脑中的成见或刻板印象，也就是非理性信念。多倾听家人的意见，理解家人的看法和感受，不要急于改变和说服对方。

对于自己不认同的意见和做法，也可以表明自己的态度。在与家人沟通中，倾听是非常重要的。

3. 与朋友相处中的心理学运用

心理学研究表明，退休后多与同龄人交往，参加丰富多彩的社交活动，可以增加老年人的幸福感，提高老年人的生活满意度，避免退休带来的各种负面情绪和不适应感。

首先，老年朋友可以运用心理上的接触效应。接触效应是指人们对某个事物接触越多越喜欢、越能接受。根据这种效应，老年朋友尽可能多地参加同龄人的活动，在不断与同龄人接触的过程中逐渐增进感情，逐渐融入一个集体。

其次，老年人在择友方面，可以利用社交中的相似性原则，就是选择与自己具有相似特征的老年朋友交往。比如身体状况、观念相似等，这样更能感同身受，相互理解。也可以利用心理学上的互补性原则，多与那些在性格上可以相得益彰和互补的人在一起。

对待朋友要真诚、友善，保持一份同理心，能换位思考，相互理解和接纳。在朋友需要时，力所能及地提供必要的支持，包括心理上的安慰，相互传递需要的信息，给予温暖陪伴。

退休后，老年朋友应尽快调整，形成与退休后的环境相适应的新的生活模式，量力而行，制订合理的生活计划。做一个善解人意的老人，一个独立而不固执己见的老人，一个接受现实的老人，一个会运用心理学创新美妙生活的老人。

十、如何做一个有正能量的老人

嘉宾：雷五明，武汉理工大学心理健康与职业发展研究所所长，特聘教授。

主持人：林月，《湖北之声·老年天地》主持人。

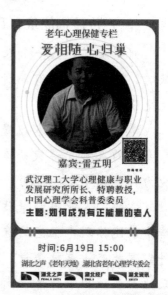

图 2-10　如何成为有正能量的老人（2020年）

我们都喜欢接触身上充满正能量的人，因为他们身上充满正气和力量，有值得我们学习的地方。正能量指的是一种健康乐观、积极向上的动力和情感，是社会生活中积极向上的行为。

疫情期间，有几位老人用他们的行动诠释了什么是责任与担当，他们身上满满的正能量感染着我们。84岁再战防疫最前线的钟南山院士，年过古稀仍奔波于一线的李兰娟院士，中国工程院院士、中国医学科学院院长、58岁的王辰院士，中国工程院院士、天津中医药大学校长、72岁的张伯礼院士等，他们是民族的英雄，值得我们所有人敬仰。

我们身边也有很多充满正能量的老人。比如在我们居住的小区，楼长、单元长，近一半都是老年人。疫情期间，我们小区最早成立的志愿者服务队，几位老年人是其中的核心成员。包括团购买菜、发起捐款捐物等工作，他们在做好防护的前提下干得相当好，得到了邻居们的好评，也赢得了尊重。

家有一老，如有一宝，这个说法其实是有一定的道理的。老年人是我们感情的寄托，是我们中年子女或者幼年子女团聚的中心。另外，他们的生命观，他们在事业方面的成功经验，他们对人和事的看法，都是他们大半辈子经验的积累，这是一笔宝贵的财富，可以传递给下一代。

（一）传递正能量有利于身心健康

研究发现，当一个人用自己的能量去为社会、为他人作出贡献时，他的心理会有一种被需要的满足感和幸福感，身体也会产生更强的免疫力。

幸福感，它的本质是一种主观幸福感：我觉得我幸福，或者我身边的人都觉得我是幸福的。另外，幸福感还具有感受幸福的能力，传播幸福的能力，创造幸福的能力。

幸福的人能够频繁体验到积极的或快乐的情绪，这种积极情绪中最能体现幸福感的就是"福乐"（Flow）体验。"福乐"是一种心理状态，具体来说，"福乐"体验是一个人对某一活动或事物或他人表现出浓厚的兴趣，并能推动他完全投入的一种积极情绪体验。这种情绪体验是由活动本身而不是任何外在的其他目的引起的，或者说，体验的是行为本身，而不是行为能带来的任何外在奖励或好处。因此，"福乐"体验也是一个人幸福感的主要标志之一。

（二）如何让自己充满正能量

1. 保持良好的心态

每天在我们每个人身上都会发生很多的事，一个积极向上的心态尤为重要。用积极的心态勇敢地面对生活中的困难与挫折，你会发现事情慢慢也会出现转机。

2. 培养良好的习惯

培养自己良好的习惯，比如规律作息、坚持阅读、不断学习、坚持运动等。一个活力勇敢的人，一定有一个良好的习惯。拥有一个简单良好的习惯，可以让自己每一天都过得充实有意义。

3. 适时发泄情绪

把消极的东西发泄出来，才有可能接受积极的东西。可以找一个知心朋友去倾诉，消极的东西不能留在体内，不能留在你的大脑里面，你需要把它拿出来，再装入新的、能让你快乐的元素。

4. 改变思维方向

生活中遇到难题，大多数时候我们会将事情朝消极的方向思考。不妨试试改变一种思维方式，将事情朝好的方面想，你会发现行动也会受到鼓舞，事情本身也会变得更加容易。

5. 不要停止学习

每天重复一样的日子，很容易产生消极倦怠感。不妨去学习一些新的知识，让自己的生活变得更加有趣。比如去做一些以前没有做过的事情，学习一些新的技能，让自己的生活从封闭变得敞开。不断注入新的内容，生活才能变得更有活力。

尽量做太阳，走到哪里哪里亮，储存阳光，去温暖和照亮别人。希望老年朋友们都能够成为最好的自己。

十一、给孙辈上好生命安全教育课

嘉宾：徐学俊，湖北大学教育学院教授，博士生导师，湖北省老年心理学专委会委员。

主持人：林月（《湖北之声·老年天地》主持人）。

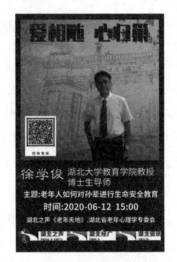

图 2-11　给孙辈上好生命安全教育课（2020 年）

不少老年人和孙辈在一起的时间较多，每位老年人都有着丰富的人生阅历和生活经验，在做好子女后勤保障的同时，可以和孙辈一起讨论生命安全的意义，帮助他们掌握应对突发事件的自护自救方法，有目的、有计划地实施以生命安全为主要内容的教育活动。

1. 开展生命安全教育的目的

（1）帮助孩子学会肯定自我的生命价值，深入了解生命本质，知道自己想要什么，知道自己为什么而活，这样，孩子才能承受未来生活中可能遇到的问题。

（2）让孩子与家人、他人及社会和谐共处，让孩子理解生命和死亡的意义，学会高质量地完成生命历程。

2. 中、高考学子安全教育重点

湖北初三、高三学生复课，意味着我们将进入疫情防控主战场，防控重点将由居家的防输入转入开学后的防爆发，点上的疏漏极有可能造成面上的集聚性爆发和蔓延。因此，我们应重点开展有计划的疫情防控教育。

老年人要叮嘱孩子严格按照新型冠状病毒感染的肺炎疫情防控指南，和他们一起学习健康防疫知识，科学防控。

引导学生积极参与爱国卫生运动，保持良好的个人卫生和环境卫生，保持充足的睡眠、充分的营养，在家坚持适当的锻炼，提高自身免疫力。

不信谣、不传谣，直面疫情，保持积极乐观的心态以舒缓压力；不聚会、不举办和参加集中性活动；不走亲访友，务必减少不必要的出行，避免到封闭、空气不流通的公众场所和人员集中的地方。

出门要佩戴口罩，外出回家后及时洗手、洗鼻。不参加校外任何形式的集体或个人补课，自觉抵制学校安排的补课活动并主动向教育行政主管部门报告。让学生们切记：在特殊时期，保护好自己，就是为社会作贡献。

3. 居家上网课孩子的安全教育

因为疫情，孩子目前居家上网课，多数是由老年人陪伴和照看，确保孩子的安全是第一位的。生命安全是保证我们从事一切社会活动的基础，要永远把生命安全放在第一位，尽可能通过教育和引导的方式，确保孩子的生命安全。

老年朋友要让孩子提高对环境危险源的认知，如对四大突发事件——自然灾害、事故灾难、公共卫生、社会安全的认知，对衣食住行常见安全威胁的认知，对已有的一切应急设施、物品、器械等装备物资的认知等。

为孩子筑起十道基本的生命安全防火墙：注意交通安全、防止走失、预防自然灾害、拒绝毒品、进行性教育、关注人际关系、建立法律意识、营造安全家庭环境、注重心理健康、防御自杀行为。也就是说，生命安全教育是以生命为核心，倡导认识生命、珍惜生命、尊重生命、享受生命、超越生命。让孩子认识生命和珍惜生命，养成正确的生命观，这是教育中的重中之重。

建议：让孩子具备自我安全防范意识不能光靠说教，更多的是在生活实践中让孩子得到教育、触动。老年朋友在对孙辈进行生命安全教育时，需要以身作则，率先垂范，在保证孩子安全的前提下多让孩子去体验、去经历，孩子经历越多，他的自我安全防范意识才会逐渐培养起来。

4. 如何让孩子明晰生命的价值

生命价值即人活在这个世界上的意义和价值，也是自我价值，是一个人活在世界上的全部动力。如何才能提升孩子的自我价值感呢？

（1）孩子的自我价值感首先来源于别人对他的评价，最重要的是家人对他的评价。与孙辈在一起时多给他们鼓励和肯定，让他们认识到"我能行，我可以做到"。俗话说隔代亲，老年人不要过分宠溺孙辈，要通过让孩子多做事、多体验，不断积累做事的经验，提高做事的能力，增强自信心，孩子的自我价值感就会不断上升。

（2）接纳孩子的任何情绪，让情绪自由流动。如果一个孩子的情绪被粗暴阻断或被漠视，会让孩子觉得自己没有价值，会在他的心里形成"我不够好，我不值得别人关注，我是没有用的"这样的观念。老年人和孙辈相处时，要善于倾听，平等交流，和孙辈做朋友。

对孙辈进行生命安全教育时老年人心理会产生哪些积极变化？

研究表明，教养孙辈虽然会给祖辈带来压力，但也会对老年人的身心健康产生积极影响。随着年龄的增长，老年人会出现记忆力减退、情绪不稳定、固执孤独等心理特征，学习掌握并运用生命安全方面的知识和方法，可以丰富自己的知识，增强自信心和成就感，促进心理健康。同时，能够增强记忆力，做到遇事不慌乱、稳定情绪。更重要的是，可以保障自身及孙辈的安全，降低安全事故的发生率。

调查显示，我国由祖辈照看和监护孙辈的家庭约占16.7%，大城市比例更高。在上海，目前0~6岁的孩子中有50%~60%由祖辈教育，在广州、武汉接受隔代教育的孩子也有将近一半。面对这一无奈的现实，我们有必要防患于未然，与时俱进，多加学习，做孙辈最好的老师和朋友。

十二、老年人身心健康的十大要诀

嘉宾：郭兰，中国地质大学（武汉）应用心理学研究所教授，湖北省老年心理学专委会副主任。

主持人：林月（《湖北之声·老年天地》主持人）。

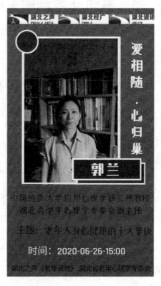

图 2-12　老年人身心健康的十大要诀（2020 年）

身体健康是心理健康的基础和载体，心理健康又是身体健康的条件和保证。《黄帝内经》养生经云："喜伤心，怒伤肝，思伤脾，忧伤肺，恐伤肾。"也就是说喜怒哀乐思忧恐是人类最基本的情绪情感体验，但如果太过于强烈都会伤及身体。

很多人习惯于说自己的身体有疾病，但不太愿意承认自己心理上出现了问题，其实，我们心里有一些想不开的事很正常，和身体生病是一样的。

心理健康的标准是什么？老年人身心健康有什么要诀呢？美国心理学家马斯洛和米特尔曼很早就提出了心理健康的 10 条标准。

（一）心理健康的标准

1. 充分的安全感

就是无论做什么事，心里都特别踏实。比如这次新冠肺炎疫情给我们的心理造成了很大影响，最初的担忧和恐惧、焦虑也都是因为我们没有安全感。

2. 充分了解自己

充分了解自己，并对自己的能力有适当的评估，知道自己能做什么，不能做什么，有什么局限性，有什么优势。

3. 有切合实际的生活目标

每个人都有生活的梦想和目标，但是这个梦想和目标要和自己的实际情况结合起来，不能好高骛远。

4. 与生活的环境保持接触

生活中我们要和现实环境保持接触。现实的环境包括环境中的人和事，比如家人、朋友及社会。

5. 保持人格的完整与和谐

保持人格的完整与和谐指的是一个人的精神状态要保持稳定性。因为老年人各方面的素质基本都稳定了，不像儿童、青少年还未成熟，所以老年阶段要懂得适当调节自己的精神状态与情绪，让它保持平稳。

6. 具有从经验中学习的能力

人生过半，我们在生活中积累了许多经验教训，我们要具有从这些经验中学习的能力，与时俱进，不能老抱着那些老观念，要跟上社会发展的步伐。这样可以让我们有活力，而且对大脑有很好的锻炼，可防止老年痴呆。

7. 保持良好的人际关系

在心理健康方面有一个很重要的标准，就是要有良好的人际关系。这个关系既指我们家庭的关系，也指社会关系。哪怕是与陌生人也应尽量保持良好的沟通。

8. 适度的情绪表达与控制

我们要有情绪表达，但要适度。对子女、伴侣、朋友的要求和期望不要太高，当别人的表现达不到自己的要求时，要用平和的语气来表达，懂得控制情绪。

9. 适当满足自己的基本需要

在不违背社会规范的条件下尽量满足自己的基本需要。老年人大多勤俭节约，在消费观念、生活享受理念上与年轻人存在差异，还有的老年人习惯用旧的东西，觉得有感情了。可适当改变观念，尽量满足自己的基本生活需要，因为这和我们的心理需求、心理满足感和幸福感是联系在一起的，不能小看。

10. 适当发挥自己的个性特点

每个人都有个性特点，提倡大家在不违背社会规范的条件下去发挥个人的个性特点。

心理健康的标准可能我们不是每一条都能达到，但应尽可能朝这个方向去努力，这也许是需要努力一辈子的事情。

(二) 老年人身心健康的十大要诀

1. 宽广的胸怀

社会在发展，孩子们也在成长，有时候我们遇到一些不开心的事儿，不要放在心里，事情过去了就算了，要拿得起放得下。

2. 规律的生活

维持自己惯有的规律生活与习惯，不要轻易打破。因为老年人各项机能都有所减缓，在自己的生活习惯上尽量地不去做很大的调整。

3. 合理的饮食习惯

很多老年人追求健康长寿，如果不健康就谈不上长寿了，所以合理的饮食习惯很重要。每餐吃七八成饱，不偏食，主副食和荤素食搭配，不吸烟，少饮酒，养成好的饮食习惯。

4. 适合自己的锻炼方法

什么叫适合自己的锻炼方法？就是和自己的兴趣爱好一致的

方法，不强迫自己做不喜欢的事情，这样才能长久坚持下去。

另外，要根据自己的身体情况、承受能力选择适合自己的锻炼方式。科学地适度锻炼，要有一定的运动量，但又不过量。

5. 开朗合群的性格

人际交往是衡量一个人的心理健康与否的非常重要的标准，通过与人交往可以获取信息，也可以增强人与人之间的联系和友谊，还可以帮助我们舒缓压力。

如果不是特别愿意和别人交往，我们可以做一些适当的调整。比如说可以通过社区开展的活动与邻居建立联系，慢慢熟悉后交往起来就会更加顺畅了。

男性老年朋友需注意，女性和男性比起来，更加喜欢群体活动。心理学研究发现，男性朋友们喜欢独立活动，这可能与他们的自尊心有关。男性朋友们一定要注意也适当地参加集体活动，保持良好的人际交往有利于身心健康。

6. 调节身心的业余爱好

业余爱好能够丰富人的生活，同时也是消除疲劳、交友的一个好方法。比如说钓鱼、下棋、打乒乓球、练字、画画、玩乐器等，有一个自己的业余爱好，并把它坚持下来，一定是会有收获的。从现在开始学习也不晚。

7. 不向任何压力低头的意志

我们在老年阶段碰到的压力更多来自身体的不适即疾病，还有家庭或人际关系。面对这些生活的压力，不要轻易放弃，不要沮丧，像年轻时那样坚强，积极接受这些挑战。

8. 正确对待疾病的态度

人到老年，多少会有一些疾病，一旦生病了，不要担心和恐慌，应积极地进行诊断和治疗，同时保持乐观、自信的态度，相信自己一定能够战胜疾病。心理上的坚强对疾病的康复会产生巨大作用。

9. 对年龄的忘却

不要老是念念不忘自己的年龄，开开心心地生活，你就会觉得自己越来越年轻，越来越有活力。现在物质条件、精神生活都很丰富，老年人也有条件让自己的心态越来越年轻。

10. 永远微笑的面孔

微笑的面孔不仅让我们周围的人感到温暖，同时也会让我们自己感觉到开心，全身的肌肉放松，促进血液循环，并能呼出身体中的二氧化碳，吸入更多的新鲜空气，有利于健康。

十三、老年人的时间管理

嘉宾：尹述飞，博士，湖北大学教育学院心理学系副教授，湖北省老年心理学专委会委员。

主持人：田天、林月（《湖北之声·老年天地》主持人）。

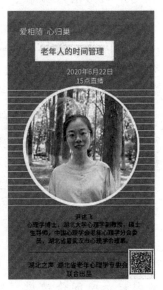

图 2-13　老年人的时间管理（2020 年）

很多老年朋友在退休以后都会遇到同一个问题：是在家带孙子还是出去旅游？说好了退休了就可以放飞自我的呢？说到底，这是一个有关时间管理的课题。那么时间管理是一个什么样的概念？老年人进行时间管理的必要性有哪些呢？

1. 时间管理的必要性

时间是一种重要的资源，一天 24 小时对每个人而言都是相同的。但由于时间管理的不同，个体会有不一样的收获。我们一般将时间管理定义为个体在对待时间功能和价值上、运用时间方式上所表现出来的心理和行为特征。

显然，学会管理时间并不只是年轻人的事。退休后，老年人能够自主支配的时间多起来，更需要进行合理规划。

我国城市居住的老年人退休后的生活重心就是围绕子女和家庭，不少老年人觉得自己很忙，从早到晚就没闲下来过，买菜、做饭、洗衣、接送孙辈……把所有精力都放在了儿孙身上。这样很容易导致老年人自我价值感降低，而且一旦子女离家生活或不再需要照顾，老年人的生活就会失去重心。

有些老年朋友不太喜欢与人交往，电视就成了他们最亲密的伙伴。有调查显示，65 岁以上老年人白天花在电视上的时间约为年轻人的 3 倍。有的老年人经常在电视前一坐就是一天，运动量越来越少，影响身体健康，也不利于老年人培养兴趣爱好、结交朋友，从而陷入孤独、寂寞等负性情绪之中。

还有一部分老年人，找到了自己的兴趣爱好，全身心投入后又走向了另一个极端，忽视了与家人的交流沟通，产生家庭矛盾。有些老年人与家人交流时缺乏沟通技巧，不擅于表达自己的心里话，导致说出来的话儿女不爱听，长此以往也会陷入孤独情绪。

也有些老年朋友把自己的时间安排得很好，有健康的生活方式、丰富的文娱生活、稳健的社会支持系统等，因而个体生活幸福感很高。

老年人的时间管理非常重要，关乎退休后的生活质量和幸福水平。

2. 时间管理倾向

这里要谈到一个概念：时间管理倾向。时间管理倾向包括三个内容：时间价值感、时间监控感和时间效能感。

时间价值感是指如何看待时间的功能和价值。它通常是充满情感的，从而驱使人朝着一定的目标而行动。比如有的老年人认为自己的时间价值感来自为子女和家庭付出。

时间监控观是利用和运筹时间的能力和观念，它体现在一系列外在表现的活动中，例如计划安排、目标设置、时间分配等方面。换言之，就是我们要怎么安排自己的时间。

时间效能感指对自己驾驭时间的信念和预期，反映了个体对时间管理的信心及对时间管理能力的预估。也就是自己认为有没有能力管理好自己的时间。

有一类老年人常将自己的时间安排得满满的，家务繁重、身心疲累。这类老年人觉得自己的时间价值就是为家庭付出，各种家务全包揽，长此以往，会感到身心疲惫，并开始发牢骚以宣泄自己的情绪。

另一类老年人认为自己的时间没有价值，没有自信，不善于安排、规划自己的时间，觉得无事可做，时间长了，就会感到空虚寂寞、悲伤抑郁。

3. 时间管理的"四象限"法

美国的管理学家科维提出一个时间管理的"四象限"法，即按照事情的重要和紧急程度将事情划分为四类：既紧急又重要、重要但不紧急、紧急但不重要、既不紧急也不重要。对既紧急又重要的要马上执行，而对既不紧急也不重要的可以说不。

举个例子，退休的老李刚抱上了孙子，他既希望自己能够帮忙带孙子，又十分羡慕其他几位老友抱团养老，一年四季到处旅居潇洒走四方，非常纠结。从心理学角度看，这涉及个体的时间价值感。也就是说，自己的时间应该用来做什么？"潇洒走四方"也好，给孩子们做后勤保障也好，这两种选择没有高低优劣之分，关键看哪个选择更适合自己，这两种选择会受到个体时间价值感的影响。

如何选择呢？老年朋友们可以思考一下，旅行对自己来说是不是最重要的事情？是不是最紧急的事情？如果觉得孙辈有其他人帮忙照看，照顾子孙并不紧急，而旅行是自己目前想做的重要事情，那去旅行是更好的选择。如果认为照看孙辈更重要，旅行也不那么紧急，那就可以选择现在不去旅行。也可以做个计划，比如和孩子们商量商量，把事情安排好后再出去旅行。

4. 老年人有必要学习时间管理

实际生活当中，有关于时间管理方面的培训和普及并不多，社区或老年大学更多的是教老人一些技能或者文艺特长。我认为有必要进行时间管理相关科普讲座等，这可能涉及从科研工作者到社区再到个体等层面的联动机制。

科研人员可通过科普讲座等形式，和老年朋友分享更合理的时间管理方法和技巧。老年人毕竟不同于年轻人，讲座这样的形式可能对老年人注意力、记忆的要求比较高。在讲座中，建议穿插更多有趣的互动，把一些具体的时间管理方法通过互动活动分享给老年朋友。

老年大学、社区、单位老干处等有关机构和部门可以开展相关的主题活动。比如组织开展时间管理或退休规划的相关课程，分时间段开展丰富多样的文娱活动供老人们选择等，帮助老年人合理进行时间规划，适应退休后的生活。

老年朋友要逐渐树立时间管理意识，提前做好退休后的计划，做好日常生活安排。比如健康的生活方式，早上打打太极拳、太极剑等，下午安排短时间的娱乐活动，晚上跳跳广场舞、散散步等，让自己的生活更丰富一些。建议老年朋友可以发展一些兴趣爱好，增强精神文化生活，提升生命质量。

人生任何阶段都可以精彩。老年朋友，您是否认为退休以后人生就进入下半场甚至"倒计时"了？其实，如果有很好的时间管理意识，有良好的心态，有健康的身体，好日子还长着呢！前半生主要忙于学习和工作，退休以后才可以做自己想做的人和事，才可以真正放飞自我！祝各位老年朋友都有一个幸福快乐、健康平安的晚年！

十四、老年人生命观教育

嘉宾：贾俊，一级警督，高级心理咨询师，作家，湖北省老年心理学专委会委员。

主持人：田天、林月（《湖北之声·老年天地》主持人）。

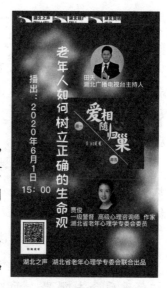

图 2-14　老年人生命观教育（2020 年）

1. 树立正确的生命观

我从事心理咨询和辅导工作近 20 年，让我最有成就感的是给患有肺癌的妈妈重新补上了"死亡认知"这一课，帮她顺利度过与病魔作斗争的艰难时期。

我想以自己疫情中的经历和故事作为案例来进行剖析，和老年朋友一起谈谈如何树立正确的生命观。

特殊时期，我咳嗽不止，儿子又发高烧了。我决定和儿子谈谈死亡。

2020 年 1 月 22 日，我开始咳嗽。2 月 13 日，9 岁的儿子开始高烧，连续 5 天体温超过 39 摄氏度，后来慢慢退到 38 摄氏度左右。这样的特殊时期，我和儿子连续出现的症状让我紧绷的神经变得更加脆弱。幸运的是经过检查，我和儿子只是普通的感冒。

儿子问我："妈妈，我会死吗？"一开始我有些发蒙，但很快冷静下来，决定好好和他谈谈死亡这个话题。一位母亲要和自己的孩子谈死亡，这很残酷，但是我们要面对，要做好心理准备。

这看似很长的人生，实则充满着无常！

儿子很害怕，他说他不怕死，就怕与爸爸、妈妈分离；他说他还没活够就要死了，他不愿意；他害怕一个人在坟墓里很孤独，还怕父母为他的离去而伤心，他希望父母不要为他流泪。我问："如果妈妈死了，你怎么办？"他说："我唯一的要求就是妈妈的灵魂常回来看看我……"我与他断断续续谈论了很多，我想让他知道死亡是什么，如何面对死亡。

就在儿子情况逐渐好转时，母亲那边又有了新状况。2019年12月，母亲刚刚进行了肺癌手术，从疫情开始一直不断地咳、喘，症状非常严重，吃不得，睡不好，一下瘦了几十斤，非常虚弱。当时普通门诊没有正常接诊，母亲每天被病痛折磨着，十分难熬，我也心急如焚，只有经常对她进行心理疏导，减轻她的心理负担。

记得母亲刚做完手术时，她就问我们："是良性还是恶性？"我们一家人也讨论过多次，是否对母亲隐瞒她的病情，最后我坚持还是告诉她实情。

妈妈，我想和您谈谈死亡。

母亲住院期间，我和她谈论最多的就是死亡，包括和妈妈探讨人死后会去哪里，面对死亡会恐惧什么，会不舍什么。她开始正视自己的病情，不再惧怕与病痛作斗争，变得坚强起来。

现在，母亲正在逐步恢复中，各方面状态都不错，尤其是心态和情绪良好，我感到很欣慰。我也庆幸当时及时给妈妈补上了"死亡认知"这一课，在她最难熬的日子发挥了重要作用。

人的一生就是向死而生的过程，就像四季轮回，这是自然规律。

一说到死亡，许多人不愿谈及，但它还是每时每刻在发生。对于每个老年人来说，当自己年岁已高、疾病来袭、生命摇摇欲坠的时候，经常会想到有关死亡的那些事。

2. 给老年朋友的几点建议

（1）从心理上接纳死亡终将降临在自己身上的事实，这不是命运的不公，它是生命过程中重要的组成部分。

死亡不是我们的敌人，它是一位"导师"。我们只有直面死亡，才能寻获内心真正的自由，学会不惊惶、不恐惧，在人生漫长的旅途中，安然而来，坦然而去，在余生的每一天里，学会好好爱、好好感受、好好活着。

（2）从行为上对抗死亡最好的办法就是充分地活着。

我们利用死亡给我们的提示，充分体会置于死地而后生的道理，珍惜每一天，对人生的价值和意义作深刻的思考，让生命更加的从容和充实，不给生命留下遗憾。

（3）学会和疾病相处，调整对待疾病的态度。

衰老是无法逆转的生物规律。人老了，疾病自然就多了。我们要明白，疾病是在提醒我们生活方式或者健康管理上可能做得不够好，我们要加以注意。比如有高血压、心脏病、糖尿病的这些老年人，除了药物治疗外还需要心理的调适和生活规律的调整，要遵照医嘱积极治疗，但不要与疾病对抗、较劲，把疾病当成一个包袱或者负担，而是要试着带着症状正常生活，与疾病和谐共处。即使不能完全治愈，但可以控制在合适的水平，心理上放松，用积极的心态感受生活的美好。

（4）人生必定是由自己完成，没有人可以替代，包括疾病、痛苦。

这是人生的功课，每个人都有自己的人生功课要做，只是题目不太一样罢了。坚强不是不怕死亡，也不是对死亡毫无知觉，而是即使有害怕、有担心、有恐惧，也能够正确面对和坦然接受它的到来。能始终陪伴自己的就是自己，与自己好好相处，接受自己就是独一无二的个体，包括接受自己的优点和弱点，接受自己的各种经历和病痛甚至各种不完美。

（5）我们能做的不只是减轻死亡焦虑，我们还可以做更多。

死亡意识可能成为觉醒体验，它是强有力的催化剂，能引发我们人生的重大改变。当我们直面死亡，生命有可能开始丰富起来。离死亡越近，越能激发我们热爱生活的激情。

（6）作为老年人，要理解孩子的不易，并和孩子之间保持一定的距离。

有部分老年人因为子女照顾少，总觉得孩子跟自己疏远了，甚至觉得自己养了"白眼狼"，觉得生无可恋，导致晚景凄凉。其实，如果换个角度想，孩子们有他们自己的生活，他们有多方面的压力，做父母的要换位思考、将心比心。当然，子女也应该多关心老人，尽心地照料老人，多与老人沟通。尤其是对于一些年岁已高、身体状况比较差、害怕死亡的老年人，更应该用心陪伴、尽心尽孝，让他们感受到温暖，以缓解老人对于疾病和死亡的焦虑和恐惧。

老年人应该接受生命观教育。有关生命观的教育，我国现在还停留在心理学研究或者专业机构这些领域，比如高校心理专业和一些医院的临终关怀实践等。但我认为无论是正确的生命观教育，还是开展临终关怀，都不应该只是停留在心理机构、医疗机构，还应该延伸到社会的方方面面。包括做子女的，都应该尽各自所能，帮助老年人树立正确的生命观。

生命观是人类关于如何对待自然界生命物体的一种态度，包括对人类自身生命的态度。只有具备了正确的生命观，才能认识到生命存在的有限性和宝贵性，积极策划自己有限的生命。

人不能延长生命的长度，但却可以拓展生命的宽度。

生命是惊喜，请不要辜负。

十五、抱团养老、安享晚年

嘉宾：刘大桂，研究员，大校，湖北省老年心理学专委会委员。

主持人：田天、林月（《湖北之声·老年天地》主持人）。

2019年11月，中共中央、国务院印发了《国家积极应对人口老龄化中长期规划》，明确提出要探索社区互助式养老，鼓励老年人基于自愿开展多种形式的互助式养老。

作为一种新型养老方式和应对人口老龄化挑战的新路径，互助式养老被寄予厚望。

从2009年起，刘大桂与他的朋友们分别在湖北省武汉、神农架、利川及海南省等地进行"候鸟式"抱团养老模式的探索。

（一）什么是抱团养老

刘大桂与朋友抱团养老11年啦！

从字面意思上的拆分来看，抱团就是一群人联合之后形成的一个团体，也可以称为组队。

抱团养老是一种以健康自理老人自愿聚居为基础，以自主平等、成本均摊为原则，以共同生活或活动来追求精神愉悦与养老品质为目标的互助养老方式。

（二）抱团养老的好处

（1）与朋友结伴出游很快乐。

（2）互相陪伴、彼此温暖。即使是在

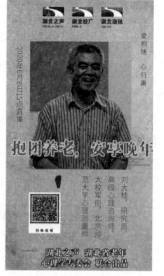

图2-15　抱团养老，安享晚年（2020年）

自己行动不便时，也能通过嘴巴、耳朵和心灵去感受更多未知的世界，这对于老人来说是一件好事。

（3）老老相依，互相给予精神上的寄托。老年人退休以后，社会人际关系往往会越来越薄弱。通过抱团养老的方式，可以结交更多新朋友，搭建新的社交关系，让老年人多一份精神上的慰藉和寄托。

（4）拥有归属感、依赖感。与志同道合的人生活在一起，有共同的话题、相近的爱好，更适合充当彼此的玩伴，生活自然更有乐趣。

（5）缓解养老院一床难求的刚需难题。抱团养老的老年人相互提供日常生活照料，可以替代一部分社会化生活照护服务，弥补护理服务发展与老年人护理服务需求之间的巨大缺口。

（6）为子女减轻了压力。年轻人为生活打拼、为事业奔忙，还要照顾父母和年幼的孩子，压力很大。老年人采取抱团养老的方式，子女可以腾出手来发展事业，过好他们的小日子。

（三）如何愉快地抱团养老

1. 组织者的爱心与能力，让抱团养老有序运营

抱团养老的可持续运作需要有爱心、有能力的组织者。发起人或组织者需要投入大量的时间、精力，做抱团成员的遴选、信息对接、关系协调、行为纠偏等方面的工作。这些付出除了能让组织者收获情感慰藉与精神满足，并无经济回报，若无爱心与坚定信念，很难推动其持续投入。

2. 遴选合适的成员，让抱团养老可持续运作

聊得来、经济能力相仿、生活习惯合拍、能基本自理的独居或空巢老人抱团时，更看重一起聊天、出游、学习等活动的陪伴优势。通过"在一起"和"共同行动"，抱团成员得以重新体验集体生活的乐趣和互相陪伴的幸福。

3. 制定抱团公约，使抱团养老持续运作有章可循

制定抱团公约，才能使抱团养老持续运作有章可循。如对目标设定、功能定位、议事规则、成本分担、居住空间、活动内容、风险防控、矛盾纠纷处置预案、成员进入与退出机制等内容，应以抱团公约的方式予以明确化和规范化。

4. 专业指导

寻求专业机构为各类抱团养老组织发起人或管理者提供实战性咨询与指导，充分发挥专业社工在资源链接与社会资本重建方面的优势。

刘大桂总结抱团养老六字经：多付出，少计较。

（四）抱团养老的难点

（1）文化娱乐设施、规模以及人员构成受限。

（2）抱团老人的日常医疗服务，特别是应急医疗需求难以得到满足。医保异地结算还没有完全实现全国一盘棋，导致看病难。

（3）抱团养老组织者与成员之间的权利和义务不容易界定，

容易出现各种纷争。

（4）抱团养老模式还比较单一。

（五）抱团养老如何走得更远

作为一种新的养老模式，抱团养老亟须相关职能部门进行规范管理和引导，比如出台相应的管理实施办法。公共服务部门要对抱团养老行为进行及时的信息采集及动态关注，排除管理盲区。职能部门还要尽可能为这些相对集中的老人开辟服务通道，如医疗照护上门服务、精神文化服务等。

总之，抱团养老要想成为更多老年人养老的选择，就不能让其自生自灭，需要有法律依据，得到法律保护，得到相关职能部门的支持。同时，老年人也要更新养老理念。如此，才能促进抱团养老的健康发展，行得稳、走得远。

第三篇 心理辅导 老有所教

关心下一代是老年人心理生活的重要组成部分。笔者从事青少年儿童的心理健康教育与心理辅导工作已近40年，1998年担任华中师范大学心理咨询中心主任，2002年任中国青少年心理卫生专委会副主任和荣誉委员。作为中国科学院武汉分院科学家报告团专家，我参与关心下一代工作和"院士专家进校园"活动，为科学普及做了一些工作，为各类学校青少年儿童和教师作心理辅导报告，紧密结合当前学校师生的校园生活实际，融专业理念、人文关怀和心理辅导于一体，与听众互动体验，在顿悟中共同成长，获得师生与家长的高度赞誉。40年职业生涯中，我撰写了《学校心理辅导实务》《青少年儿童异常发展与健康促进》等学术专著近30部，发表学术论文和科普作品500余万字。本篇选择了部分服务心得来表达关心下一代和老有所教的要义。

一、快乐学习、健康发展

2020年教师节，我受华中师范大学关心下一代工作委员会（以下简称"关工委"）和老教授协会委托，撰写了以下寄语大学生文稿。

同学们好！

华中师大117年悠悠岁月，赫赫史册，精英辈出，桃李天下！时值教师节到来之际，学校老教授协会和关工委热烈欢迎青年大学生时隔八个月重返桂子山！

2020年突如其来的新冠肺炎疫情给大学教育和世界人类生活带来挑战。当前，我国疫情防控成效显著，但国际疫情持续蔓延，各种风险交织叠加。习近平总书记指出："面对严峻复杂的国际疫情和世界经济形势，我们要坚持底线思维，做好较长时间应对外部环境变化的思想准备和工作准备。"预计在未来一段时间之内，我国的疫情防控将会成为一种常态。教育部高教司吴岩司长提出，后疫情时代的中国教育要"谋大局、应变局、开新局"，要思考后疫情时代的中国教育，明确教育改革大方向，明确人才培养的新路径，明确教育教学的新方式。面对百年未有之大变局，教育必须作出改变，必须"在危机中育生机，在变局中开新局"。

学校老教授协会和关工委一直关注学校的建设与师生的身心健康发展。今年 6 月，老校长章开沅先生提出"以常态对待非常态、变公害为公利"，一批老教授陆续发表了迎接教育变革的文章，这些讨论为师生重回科学与健康的教学过程提供了指南。赵凌云书记提出：疫后教育变革是以人为主体的变革，是大势所趋、世界潮流。华中师范大学应该勇立潮头，引领潮流！华师学子应该是大爱之人、大雅之人、大气之人，也即华师忠诚博雅、朴实刚毅精神的化身。郝芳华校长提出：师范大学是智能时代卓越教师的摇篮，要积极探索构建"人工智能＋"教师教育新体系。这些要求不仅是学校今后一段时期疫情防控常态化工作的重心，也是学校老教授协会和关工委关心下一代工作的主要任务。

快乐学习、健康发展，是教育变革与后疫情时代的学习生活要求。学校老教授协会和关工委鼓励大学生积极自主学习与合作学习，在常态化的防疫生活中学会心理自助，促进身心健康。心理自助是指有意识地调节自身情绪、改善心理问题的行为和活动。情绪管理是心理自助的主要方法，可用心理科学的方法有意识地调适、缓解、激发情绪，包括认知调适、合理宣泄、积极防御、理智控制、及时求助等方式。促进身心健康水平的关键在于增加心理资本（希望、自我效能感、韧性与乐观），缓解内外压力，提高自我强度。这也是疫情后大学教育变革中的学生心理教育与健康成长的重要目标。常态化的防疫中，需要建立积极心态，学习抗疫三大方法，用积极心态管理传染源，用积极方法切断传播途径，用积极行动促进身心健康。疫情需要中长期的综合防治，不仅需要管理者和医护专业人员的全力合作投入，更需要广大师生的积极参与。大学生需要重新思考和学习，以应对疫情后教育变革的挑战，提高自己的健康认知水平，改善不良的生活方式和态度，建立科学卫生的行为习惯。

老教授协会和关工委在此寄语大学生：积极参与防疫常态化工作和教育改革活动，要有理想，适应形势，投身社会实践，快乐学习，会读书、读好书，培养良好生活习惯，逐步学会治学、修身、济世的本领（学生发展核心素养），健康发展生涯。

习近平总书记 2018 年 5 月 2 日在北京大学师生座谈会上提出："青年是国家的希望、民族的未来。我衷心希望每一个青年都成为社会主义建设者和接班人，不辱时代使命，不负人民期望。对广大青年来说，这是最大的人生际遇，也是最大的人生考

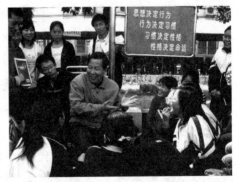

图 3-1　作者为青少年作心理辅导
（2008 年）

验。"华中师范大学正在进行创建"双一流"大学和学科建设，学校老教授协会、关工委和离退休老年教师责无旁贷。我们希望在学校的快速稳妥发展中为教育事业老有所为，把关心下一代工作落到实处。我们决心与广大师生同舟共济、众志成城，为学校的发展与人才培养乃至疫情后中国和世界

教育的变革增砖添瓦！

长江后浪推前浪！衷心祝愿同学们快乐学习、健康发展，师生携手，开启幸福生活的新征程！

二、晚霞与朝霞

2020 年伊始，伴随着新冠肺炎疫情的消长，笔者发表了系列文章：《同舟共济、新年心语》《同缘济世、心绘彩霞》《公共卫生与医学教育》《喜看余晖映朝霞》《光明行》《后疫情时代的老年心理援助》《老年心理援助与自助》《网络在线与云课堂教学督导思考》《雨后映山红》《科学民主、教育立心》《爱相随、心归巢——为老年家庭提供心理援助》《高考心理辅导 30 年》《建立五种积极心态应对高考》《青专委共渡服务中考高考学生》《著书立说还是传承文化》……这些新媒体文章诠释了彩霞中的朝霞与晚霞之关系。

有人感叹：夕阳无限好，只是近黄昏……而笔者的一贯观点是：夕阳无限好，彩霞映满天！因为笔者在通红的晚霞中看到朝霞的多彩，在升腾的朝霞中前瞻到晚霞的绚丽与壮美！

《彩霞映满天　提升幸福力》是湖北省老年心理学专委会与湖北广播电视台合作创编的心理访谈主题栏目。两年来访谈节目完整展示了"彩霞映满天"的社会意义，所获得的众多社会影响和热赞全方位显示了"提升幸福力"的社会价值。沿着这条社会心理服务之路，专委会将继续推出系列叙事文章，以促进家国和世界朝霞与晚霞的融合以及幸福力的增长！

彩霞映满天的底气源自积极的光源能量。笔者毕业于同济医学院，曾赴加拿大留学，30 年来在华中师范大学一直从事学校心理学和心理辅导的教学研究与社会服务工作，2016 年主持湖北省老年学学会老年心理学专委会的工作，领导团队荣获中国老年学和老年医学学会优秀组织奖及十多篇优秀论文奖，曾荣获华中师范大学"关心下一代工作先进老人"称号和中国心理卫生协会青少年心理卫生专委会"突出贡献奖"。

笔者认为，"教育立心"是确保人类长久幸福的前提，只有心立，才有民安与国兴。笔者在《生活叙事、幸福传承》中描绘了童年时父母送子进岳飞街小学读书，希望儿子能传承贤良孝道、精忠报国。笔者的童年随新中国一路风雨兼程：历经三年严重困难时期、十年"文革"、知青下乡、回城学习，精忠报国的信念一直萦绕生涯60年！

研究群体青少年儿童的心理教育是笔者职业生涯的主要目标。40年职业生涯中笔者撰写了《学校心理辅导实务》《青少年儿童异常发展与健康促进》等学术专著近30部，发表学术论文和科普作品500余万字。作为中国科学院武汉分院科学家报告团专家，笔者参与关心

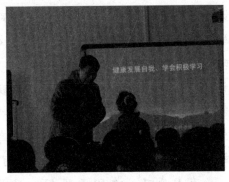

图 3-2　作者服务留守儿童（2010 年）

下一代工作和"院士专家进校园"活动，赴中小学作科普讲座，为各类学校的青少年儿童和教师作心理辅导报告，与听众互动体验、共同成长，获得师生与家长高度赞誉。

关心下一代工作非一朝一夕，需要满怀爱心、持之以恒！

三、大学是社会的灯塔

"学风是世风的先导，大学是社会的灯塔"是老校长章开沅为华中师范大学"先导之声"微信公众号题的词。

1978 年我考进武汉医学院（同济医学院），自此在高校学习、工作生活了 40 年余，正好赶上中国大学改革开放的黄金年代。40年高校生活中我见证了高校教育的变化，40 年的职业生涯发展中我体会最深的是——读书能够改变人的命运。

20 世纪 50 年代出生在大武汉的人成长到 1978 年已经很不容易，我们经过了三年严重困难的洗礼和"文化大革命"的十年动

乱……1978 年的全国高校统考，使一批百里挑一的幸运儿摆脱了无知和愚昧，回归学术殿堂，汲取知识营养，弥补人才断层，给国家 40 年的发展带来希望。我从一位城市少年，到下乡成为知识青年，再被招工回城成为一名普通工人……生活中最大的遗憾在于深感知识匮乏，想读书而没有资格与机会。1978 年开始的医学专业化学习使我得到脱胎换骨的改变。医学书都很枯燥，但我从中获得了快乐，不仅了解到自己的机体，也逐步认识到"救死扶伤""同舟共济"的医学精神。我们这一代人先期是为求知而读，再为研究人与环境的关系而读，为自我完善而读，为悬壶济世而读。40 年间，我从普通医学生成长为心理学教授……这条道路究竟包含着多少艰险和痛苦？我要向大学的思想者与恩师们致敬！

社会灯塔能够照亮人类的幸福之路，大学象牙塔也应成为师生与民众的思想之光。笔者曾撰文论及世界一流大学之灯塔要素（郑晓边：《世界名校之门》，《中国社会科学报》，2012 年 12 月 5 日）：大学的精神支柱稳固，每个学校都有自己朴实的校训；大学的教育宗旨明确，为学生服务，为国家和世界服务；大学的学术氛围宽松，师生互动，课堂内外气氛活跃；大学的教学过程强调科学与创新精神，鼓励学生独创和实现梦想；大学的校园开放，没有围墙，与社区和实业紧密结合；大学教育质量评估科学，有完整的评估体系，人人忠于职守；大学的办学特色鲜明，在竞争与合作中各具个性，不追求完美；大学的发展趋向国际化，招募世界一流教师和学生，为世界培养人才。这些讨论是为中国高校一流大学和学科创建抛砖引玉。

国务院副总理孙春兰在教育部直属高校工作咨询委员会全会上强调（《人民日报》，2019 年 1 月 18 日），要深入贯彻习近平总书记关于教育的重要论述，全面落实全国教育大会精神，在加强科学管理上下功夫，不断提升高等教育的办学质量和发展水平；围绕健全立德树人落实机制，以改革创新精神、求真务实的作风解决重点难点问题；要严格学生教育管理，全面整顿教学秩序，加强学生品行和学习过程的考核；加强教师队伍建设，把师德师风作为教师评价的第一标准，引导教师改革教学方法、提升教学效果。近期，全国各地高校陆续召开本科教育工作会议，贯彻落实全国教育大会精神，提高思想认识，联系学校实际，抓好政策落实。

有着百十年历史的华中师范大学建立了本科生院，把教务处和学工部以及相关本科教育的工作职能部门进行合并整改，2019年启动高水平本科教育"推进计划"，全面落实改革任务：加强和改进思想政治工作，全面推动思想政治工作质量提升；提升教师育人能力，优化培养方案和专业设置；加强课程建设，推进师范人才培养；强化实践育人，提升学生实践创新能力；推进信息化建设，提升人才培养国际化水平；加强体美劳教育，建设本科教育质量文化，推动学校本科教育迈向一流。

在本科教育"推进计划"实施中，学校领导赵凌云书记强调：一抓自觉，着力打造高水平本科教育体系升级版，做到"自信"、"自省"和"自为"；二抓重点任务，包括"课程思政"建设、教师教学考核评价机制、课程"供给侧改革"、"主干课"责任制、构建"五育"并举育人体系、师范专业论证扩面提档、师范技能训测实现一体化、学生学业辅导与服务体系创新、学生社区一站式服务体系、教育数字数据智能化等10项重点任务；三用"钉钉子精神"抓好"推进计划"的落实，以立德树人为根本任务，旗帜鲜明地引导教师以教学为中心，让科研服务于教学，强化督导体系以及考核体系，加大对专业建设、课程建设、教学团队建设等投入。在高校"双一流"创建工作中，提高教育质量的要求重启人们对教育督导功能的认识与思考。笔者再次为创建中国的"双一流"大学和学科而进谏：

1. 课程思政要遵循教育心理学规律

习近平总书记在全国高校思想政治工作会议上强调，要用好课堂教学这个主渠道，各类课程都要与思想政治理论课同向同行，形成协同效应。目前提倡的"课程思政"是指以构建全员、全程、全课程育人格局的形式，将各类课程与思想政治理论课同向同行，形成协同效应，把"立德树人"作为教育根本任务的一种综合教育理念。从关注思政课程到课程思政普及，已成为高校管理者的共识。加强高校思想政治教育工作，必须从高等教育的"育人"本质要求出发，从国家意识形态战略高度出发，不能就"思政课"谈"思政课"建设，而应抓住课程改革核心环节，充分发挥课堂教学在育人中的主渠道作用，着力将思想政治教育贯穿于学校教育教学的全过程，着力将教书育人落实于课堂教学的主渠道之中，深入发掘各类课程的思想政治理论教育资源，发挥所有课程育人功能，落实所有教师育人职责。

近期高校教学督导发现一些问题：教师普遍感到压力倍增，有的年轻教师一天8节课，每节课都要应对数位督导轮番听课检查，身心难以支撑；有的课堂大学生三分之一在玩手机；有的教师用一节课播放腾讯视频来替代教学；部分专业教师用全英文PPT加汉语教学，把学生的专业学习变成语言翻译课；少有课程思政的理念和方法，从理论到原理，照本宣科，鲜见师生互动和讨论，教学方式单调，课堂气氛沉闷，未见师生的感动、内省和成长；课程内容与相关学科发展的新思想、新成果相联系不足，授课中有意识地启迪学生思考、联想或创新不够；满意度过高可能来自督导员的"宽容"和课堂45分钟评价的局限，课程思政的要求也没有体现在评价表中。

教育心理学关注教学过程的心理机制和学生的学习兴趣与动机。笔者认为，一个好的课堂教学评价标准至少有三点要求：教师符合教育心理学基本规律的传知与解惑，学生知情意行和人格的健康发展，师生的感动、互动、内省和共同成长。教育督导不仅关注教师的教，更要关注学生的学。听课时教育督导关注教师教学的重点应该包括：课堂教学确定怎样的教学目标？采用何种方式呈现？引导学生参与哪些活动？创设怎样的教学情境，结合了哪些生活实际？采用哪些教学方法和手段？设计了哪些教学活动步骤？使哪些知识系统化？培养学生哪些方面的技能？渗透哪些教学思想？课堂教学氛围如何？督导员还要关注学生的学习活动：学生是否在教师的引导下积极参与学习活动？有怎样的情绪反应？是否乐于参与思考、讨论、争辩、动手操作？是否经常积极主动地提出问题与创新思考？等等。教学效果的评价不仅仅是45分钟的课堂教学表的填写，还应包括教学过程、追踪和终结评价，以及师生自评和他评等。学习教学评价的教育心理学原理和方法，是完善教育督导功能的学理基础。

2. 强化教育督导功能

学校教育督导是根据有关教育方针、政策、法规和制度对学校教育过程进行监督、检查、评估、指导和帮助，旨在加强学校的全面管理，以保障教育方针和政策的贯彻执行，提高教育质量，促进教育事业的健康发展。教育督导超越教学督导的功能，至少包括以下职能：

（1）监督职能。教育督导的监督职能需要独立。监督职能是教育督导最核心的职能，其目的在于使学校和各院系教学管理处（室）能迅速有效、准确、积极主动地贯彻执行教育方针及各级政策，完成教育、教学和教育管理等方面的工作任务。目前部分高校把教育督导中心归属教务处管理，承担开学和期中教学检查的常规任务，这样的安排是把督导员视为"运动员"而非"裁判员"，没有很好地体现教育督导员的监督职能，需要改进。

（2）指导职能。教育督导的指导职能需要心理相容。指导是督导工作的重要一环，成功的指导是以事实调查和基于事实所作的评价为依据，以督导员与被督导者之间相互信任为条件。为提高管理效能，通过对教师的积极热情态度和有针对性的具体帮助指导，发挥其积极性，督导工作的成败在于督导主体与督导对象之间的相互信任、相互理解、相互支持，做到目标一致、心理相容。目前督导过程遇到的情况是，多数教师对督导员课堂听课感到压力偏大，由于检查安排过于集中和频繁，听课记录也未能及时反馈给教师，给不少教师和督导员带来双向困惑。

（3）评估职能。教育督导的评估职能需要科学化。教育评估是依据一定的教育目标，利用现代化的教育统计测量手段，对教育对象进行价值判断的过程。教育评价包括对教育管理水平的综合评价、对教学工作的评价、对学生的学习态度与学习质量的评价等。教育评估具有导向、激励、改进和鉴定等功能。目前的督导员使用的"听课记录"标准不一，"思政课""通识核心课""创新奖课"评审细目繁多，在一堂听课中，如何评定教学效果？"每名学生学习效果良好，能自主学习、触类旁通"，"能实现课堂翻转"……这些指标都很难制定客观标准。

（4）反馈职能。教育督导的反馈职能需要及时。教育督导被视为教育管理的反馈系统，教育督导员通过反映师生的意见和要求，实现学校各项教学任务、执行情况以及问题的反馈，通过向学校领导及教师提出意见和建议，实现其参谋职能。督导员在信息反馈过程中，起着独特的和不可替代的作用，督导员看问题比较客观，不是简单的传声筒，而是遵循一定的程序、原则、途径和方法，采集、鉴别和筛选第一手材料，并加工、制作和传递真实有效的情况。充分发挥学校督导员的反馈职能，能使学校领导者耳聪目明，运筹帷幄，指挥若定。目前督导员反馈的信息常常被闲置，一个学期后才反馈给教师和管理部门，未能起到教育督导反馈修正的作用。

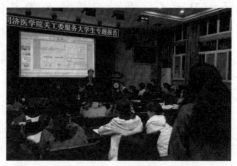

图 3-3 作者为医学生作心理辅导报告（2018 年）

总之，推进教育改革，课堂思政化，对高校教育督导工作和高校学科"双一流"创建带来严峻挑战，重新认识教育督导职能，重建良好的教风与学风，加强对全体师生与管理者的培训已迫在眉睫。

唯其如此，才能践行老校长的告诫：学风是世风的先导，大学是社会的灯塔！

四、学风是世风的先导

老校长章开沅给华中师范大学"先导之声"微信公众号的题词"学风是世风的先导，大学是社会的灯塔"，已成为高校师生学习成长和教学督导工作的警世恒言。

广义的学风指学校风气，是学校师生员工在治学精神、治学态度和治学方法等方面的风格，也是学校全体师生知、情、意、行在学习问题上的综合表现。学风是凝聚在教与学过程中的精神动力、态度作风、方法措施，它通过学校全体成员的意志与行动，逐步地形成和固化，成为一种传统和风格，对学生的成长起着重大的作用，对学校的发展和建设产生深远的影响。世风即社会风气，是风俗习惯、文化传统、行为模式、道德观念以及时尚等要素的总和。学校风气影响社会风气，诠释了学校教育的社会价值与先导作用。

教育心理学者研究的学风是指学习风格，是学习者持续一贯的带有个性特征的学习方式，是学习策略和学习倾向的总和。学习策略是指学习者为完成学习任务或实现学习目标而采取的一系列步骤和学习方法，学习倾向是学习者在学习过程中表现出的不同偏好，包括学习情绪、态度、动机、坚持性以及对学习环境、学习内容等方面的偏爱。学习风格有明显的特点，如独特性、稳定性与可塑性和受个性因素的影响。学风建设需要教、学、管三管齐下，长期坚持不懈，持之以恒。教的方面重点关注教师如何提高教学效率，以激发学生的学习动机；学的方面主要是抓学风问题，促进学生积极自主学习；管的方面则要建立科学的奖惩制度，创设优良学风和互助氛围。

　　笔者回首自己的学习成长岁月，勤奋好学已成习惯，虽然"文革"浩劫荒废了一代青少年的学习年华，但1978年我考取同济医学院，重回校园，又开启了勤奋学习和幸福立心之旅。1983年毕业后我被选拔留校到医学教育研究室工作，2年后我主动调到华中师范大学教育科学学院和心理学院任教，又留学海外，回国服务，关注青少年的健康教育与心理发展，主持了国家精品课程"学校心理辅导"的教学研究，40年职业生涯中我撰写了《学校心理辅导实务》《青少年儿童异常发展与健康促进》等学术专著30部，发表学术论文和科普作品500余万字，这些都是主动积极自主学习的成效。

　　有没有一种放之四海而皆准的学风来促进每一个体学习者？笔者的体会是：建立以下五种心态最重要。

　　（1）学习需要信心。

　　信心反映人的人格与自我意识水平，信心是学习成功最关键的心理品质。要信我必胜，自我评价实际，愉快体验自控，进取目标合适。有了正确的自我评价，才能有愉快的自我体验。自夸与自卑的人是不可能自控的。自夸与自卑会相互转化，自夸的人常常具有严重的自卑心理。学习者为什么会自卑？可能与挫败经历有关，与不切实际的进取目标有关，最重要的是与早年形成的不良自我概念有关。因此，学习者要学会正确评价自己，学习智慧地与他人比较，自卑者多用自己的优点比他人的缺点。要保持必胜的自信心，把个人的自信与民族的自信结合起来。还要信念合理，甄别错误信念，学会理性思考，寻求心理支持，良性自我暗示。信念是人头脑中的思考方式和价值系统，它影响着学习者的行为成效。常见的不合理信念如要求的绝对化、过分概括化、糟糕透顶的信念等，应把自己的不合理信念甄别出来，用合理信念取代之。要学习自我良性暗示的方法，主动寻求专业人员的心理帮助和支持，养成合理的思考问题的习惯。

（2）学习尤其需要细心。

要细心学习，优化学习方法，培养学习兴趣，正确看待分数，提高学习效率。要学会学习，掌握科学的学习方法，优秀学生常采用预习—质疑—阅读—自我背诵—测试的方法。除方法、策略外，还要注意培养自己的学习兴趣，正确看待学习成绩的波动性，统筹兼顾不同的学科难点，分配好学习时间，有所失亦有所得，要提高自学的单位时间效率。学习还要细致得法，从行为习惯入手，循序渐进强化，表扬多于惩罚，学会自主学习。要注意习得好的学习行为，如适时预习、认真听课、完成作业、复习巩固。学会对自己的奖惩，拟订适合自己的学习计划，积极主动进取。

（3）学习还需要宽心。

要宽慰心绪，心胸宽广大度，情绪稳定愉快，合理宣泄愤怒，保持中度紧张。成功者有宽阔的胸襟，要保持稳定、乐观的情绪。有了愤怒，可通过体、音、美等活动方式及时宣泄，或求助他人、向心理辅导老师倾诉。还要宽养身心，劳逸结合，将自己的身心调到最佳状态。

（4）学习更需要耐心。

要能够耐受挫折，缓解内心冲突，分析失败原因，修订原定目标，更多体验成功。应举一反三，汲取经验教训，有耐久的动力，激发内部动机，合理归因成败，积极胜于消极，打破恶性循环。成功者常以内部动机为主、外部动机为辅来推动自己的学习行为，他们多半为自我成长而努力学习，并不在意他人的奖赏。

（5）学习需要知心。

要知人互动，知己知彼，积极应对压力，促进心理健康。心理健康的学习者具备良好的学习动力和方法，有和谐的人际资源，有对自己正确的评价体验与控制，有阳光的生活态度和应对挫折的能力。这些健康状况不是固定不变的，而是人一生永远追寻的目标。学习者还要知己、努力，建立合适期望，满足心理需要，学会认知、学会共处、学会做事、学会生存。

总而言之，五种心态是学风建立之要素，是世风良好之基础，是教育心理学者和教育督导关注的重要目标，也是师生共同努力的教学目标。

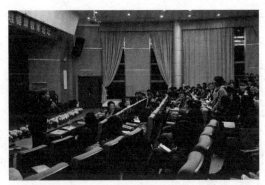

图 3-4 作者在湖北中医药大学与大学生谈学风（2010 年）

五、为健康生活而乐读

《大学生乐读》主编向我约稿为当代大学生写一篇导读。在 40 年的高校教学生涯中，我一直在研究"书山题海"，为什么读书？读什么书？怎样读好书？的确需要一番认真考量。

我的童年时值"文革"，没有人读书，也没有好书可读，更没有好导师导读。记得 1970 年我作为知青下放农村"滚一身泥巴、炼一颗红心"，在一天的繁重体力劳动之后，只有夜间躲在蚊帐中和油灯下，才能静心自主学习数理化知识，期待实现上大学梦。1973 年国家开启了十年"文革"唯一的一次高考选拔，我信心满满用半小时就做完高考合卷，结果出了"白卷英雄"奇葩事件，多少考生的读书梦被粉碎！1977 年恢复高考，我按照艺术喜爱报考了音乐学院作曲系，终因不会选择性读专业书，与音乐家梦失之交臂。1978 年我痛定思痛，经过半年的数理化必读书恶补，加上高考名师指点，终于如愿以偿考取同济医学院，从此在浩瀚的中外医学书库中阅读专业必需品，经过同济大师的点拨，在象牙塔里辛勤耕耘42年，勤奋学习、立业成家、留学北美、回国服务，直至成为今天的大学教授。

生活在当今高速发展的网络时代，我心存芥蒂。我没有读很多书，在40年职场发展过程中只学会了有选择性地读书。我也没有阅读更多好书，"千篇一律"与"似曾相识"的书海消耗了我不少智慧与健康力。但是，我却写了30多部专业书，发表了500多万字的作品，把60多年的生活经历记录在案，留下不少瑕疵，也冒着风险，背离了业内专家普识的"精品不在多"的潜规则。当我看到90岁高龄的北大才子、全国著名的科普作家刘兴诗老人与他撰写的300多部书比"身高"的照片时，我才释怀与顿悟：写书比读书容易！写书来自读书，读书需要会读书、读好书，为健康生活而乐读才是真谛！

健康生活的要义在疫情后时代毋庸置疑，它影响到个体和群体的身心免疫力。戴口罩、勤洗手、少聚集竟然成了抗疫的三大法宝！它正好为大学生和全民的读书生活提供了时间和动力！

当代好像不再是读书的年代，而是碎片扫描和美篇抖音的微信时代。各地省市图书馆门可罗雀，青少年儿童迷恋手机荧屏和虚拟的世界……可见支持《大学生乐读》的意义明显：通过代际读书人传承文化，让智慧、快乐、健康读书回归生活！

文化是智慧群族的社会现象与内在的精神创造和发展。中国的文化历史悠久，更需要传承。习近平总书记提到："幸福都是奋斗出来的。"个人的幸福源自家庭与国家的幸福，而幸福的获得需要脚踏实地去奋斗，需要读好书、会读书。

何为好书？答案因人而异。教育心理学者认为，"好书"一定是能够与读者心灵沟通的健康生活作品；"会读"是学习者带着兴趣阅读，善于选择愉悦身心、促进成长的书去消化吸收并运用。

按照"为健康生活而乐读"者的需求，近几年我连续撰写了多部与之相关的作品，如《生活叙事、生涯如歌》是源于心理学和语言学的叙事研究方法撰写的书。"生活叙事"是伴随人类社会化的一种文化传承方式，也是社会生活的一种幸福能力。"生涯如歌"是对生涯发展的积极审美，是希望为后来者的生涯规划抛砖引玉。采用健康心理学的思考方式，阅读分享生活叙事，从中探索生涯发展路径，追寻家庭生活与文化传承的关系，这不正是每一位大学生读者都能够参与的幸福奋斗之道吗？

作品出版后社会反响强烈，海内外校友和全国业内专家学者与广大师生朋友们纷纷点赞求阅，一时洛阳纸贵。华中科技大学同济医学院英语语言学教授洪班信读后感叹："书名传达出一种艺术性，作者知识广泛，思想活跃，引人入胜，生活值得叙述，值得讴歌，值得人们去热爱，这正是一个心理学家发出的正能量，也可看出作者强烈的钻研精神和永不停步的事业追求。"社会学教授夏玉珍谈读后感："看完教授之书，看着看着被书中许多情节感动，书中的叙事风格以情为主题开展，以事业为重心叙述，都集中在一个"爱"字上，爱家人，爱事业，事业与爱情双丰收。写得真好！传递正能量。读教授著作，让我幡然醒悟，幸福快乐无不在生活的细微之处体现，用心体验与把握。"

该作品已被北京大学、北京师范大学、中科院心理研究所、华中科技大学、华中师范大学、湖北省和武汉市图书馆等单位收藏，给作者带来"著书立说"之喜悦。其实，我最希望的是摆在图书馆书架上的书能被更多的知音感同身受，并整合到人们千姿百态的生活文化之中继续传承！

在此，再为大学生推荐一本好书：《德源中华、济世天下——同济医学院故事集》。这是一部50万字的巨著，是同济医学院海内外校友代表共同撰写的精品，以此向同济医学院几代老师和亲人以及校友表达真诚的校庆祝福和感恩之心！该书已被哈佛大学燕京图书馆收藏。

编委会用了近4年的时光撰稿、组稿、修稿。编委们虽身居全球各地，但同舟共济，用同济人的治学风格叙述师生情，感悟同窗心灵。该书的宗旨是通过汇集几代作者对同济医学院创始以来的珍贵回忆片段、历史照片及人文逸事，将同济医学院 110 年光辉而坎坷的历史进程真实地展现于世。该书选取了在医学各个领域中领军的数代"同济人"为对象，旨在通过发生在他们身上的朴实故事来发掘同济医学院在其百十年医学教育、临床实践和医学研究史上所形成的独特人文精神。全书内容包括序言、同济医学史、同济医学人、同济絮语等篇章。吴孟超院士与冯克燕教授为本书题词，陆道培院士、杨宝峰院士、陈孝平院士和胡丙长院士分别作序。

我与妻子在该书中撰写了《社会医学的开拓者》《校园里的交响乐章》两篇文章，我希望海内外校友们在自己的生涯成熟阶段写出同济几代人的风采！书名中的"济世天下"，道出了医学的服务宗旨，"德源中华"，是讴歌中华医德，也隐喻同济医学院百十年来的德医传入之渊源。同前 50 年的历史相比，1950 年至 2000年是同济医学院蓬勃发展的高潮阶段，那段历程记载着我们几代人的梦想和艰苦创业、承前启后、人才辈出的华彩篇章！要写的名人很多，待写的普通医生和同济医人更多！若能把撰写回忆录当成后辈同济人的幸福探索，何愁该书不能流芳百世？

《德源中华、济世天下——同济医学院故事集》已开启当代同济人生活叙事的新航程。2019 年我又受邀参与了另一部巨著的编撰工作（胡克勤主编，向惠云、刘红梅、邓玲共同主编：《同济叙事》，同济医学院海外校友总会编辑发行，2019 年），我与妻子撰写了《同济的医学教育者》《医学生的艺术生活》《同济芳华映照天涯》三篇文章，来表达我们夫妇对海外同济校友的关切，以及同济人的医学艺术修养和家国情怀。

我们相信，海内外同济人在分享和撰写自己故事的时刻，老少参与、真情流淌，我们希望更多的校友和家属亲人能够分享自己最美好的感恩情怀，用最质朴的笔调和最独特的视角，挽救遗产、同舟共济、回归生活，共同谱写鸿篇巨制般的交响诗！

我力荐大学生前瞻自己的职业生涯蓝图，通过专业阅读积累和亲历感受，写出各自创新的生活叙事作品！

再次寄语大学生：会读书、读好书，为完善自我、滋养爱心、造福社会、传承文化、健康生活而乐读！

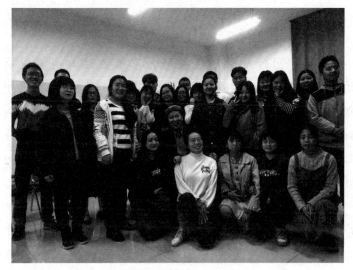

图 3-5 作者与大学生谈快乐阅读（2018 年）

六、健康发展"幼小衔接"

关心下一代工作不仅聚焦青少年，也关注学前教育，关注幼儿与教师的健康发展，关注家庭的建设。"幼小衔接"是幼儿园与学校教育长期关注的经典课题。30 年前我曾在教育部有关幼儿园两个规程的修订会中与学前教育界部分学者深入讨论过该领域的课题，未曾想到，至今广大教师、幼儿家长依然关注这个领域的问题。看来有必要从人的健康发展角度再论"幼小衔接"的意义与对策。

"幼小衔接"一般是指幼儿教育与小学教育的衔接。处于幼儿园与小学阶段的学童具有不尽相同的身心发展特征，解决好幼儿教育与小学教育的衔接问题，对于促进人的可持续发展、提高教育质量都具有重要意义。

传统的"幼小衔接"注重智育的衔接，强调对幼儿的知识技能进行强化训练，忽视了体育、德育、美育等方面的衔接，特别忽视幼儿社会适应能力的衔接。且在智育中，尤其重视数学、语文知识的衔接，忽视学习兴趣、学习能力、学习习惯的衔接和生活经验的积累。显然片面单一的衔接会使幼儿很难适应小学的学习生活。

"幼小衔接"问题是长期被教师和家长关注却一直没有得到很好解决的难题。孩子入学后产生厌学情绪、注意力不集中、做事拖沓、粗心大意等问题，多是"幼小衔接"不当所致。两方面的问题导致"幼小衔接"难以得到解决：一是幼儿园为了迎合家长只重视知识上的片面衔接，不注重幼儿思维方式、学习习惯、社会技能等方面的衔接；二是家长与幼儿园之间在配合上没有沟通好。

"幼小衔接"要求幼儿园与家庭、社区密切合作，与小学相互衔接，综合利用各种教育资源，共同为幼儿的发展创造良好的条件。幼儿入小学前最重要的是学习习惯与能力的培养：学习习惯要早培养，良好的学习习惯包括认真倾听老师和家长的要求，注意力能逐步集中，避免做事拖拉，养成阅读背诵的习惯等；能力培养包括语言与专注力、区分玩具与学习、课堂行为、时间观念、作业行为与任务意识等。

做好幼小衔接不仅仅是教师的工作任务，也是家庭与社区的教育职责。良好的家庭教育和社区环境能促使孩子健康成长。什么样的家庭和社区教育环境才算好？在我三十多年来的心理咨询、家长学校培训工作中发现，家长们所困惑的是：孩子有吃、有穿、有玩、有人呵护，为什么还不满意？为什么出现行为问题？看起来，这里面的关键问题是，家长还不知道孩子的身心需求，还不懂得怎样为他们创设高质量的家庭与社区教育环境。

孩子虽小，但身心需求不容忽视，使其"不患病、睡得安、吃得饱、长得高"的保健目标已不能适应现代儿童的发展要求。除了物质上的、生理上的需求以外，儿童心理上有多层次的需要，他们需要"睡得香甜、吃得有味、长得健美、玩得潇洒",他们更需要一个宽松、和睦、满足心理需求的家庭和社区教育环境。

现实生活中,父母为孩子提供的是一个什么样的家庭教育环境?我做了多项抽样调查,其结果发人深思。调查结果显示:家庭教育环境质量差,家长的不良教养方式多,父母教育观念偏重"应试"取向,家庭缺乏和睦气氛,对孩子的期望水平过高,忽视孩子的个性培养和健康、主动发展。家长们反映:孩子的主要问题前三位是"贪玩、注意力不集中、依赖",希望他们做"有用的人、全面发展的人、积极上进的人",家教最大的困难是"没有时间、不懂方法、家人意见不一"。调查结果至少有三点启示:

一是家长要建立素质教育观念,改善教养方式。从心理学的观点出发,素质教育是一种个性教育,孩子良好个性的培养是从家庭开始的,家长有着不可推卸的责任。家长们的教育观念亟待更新,必须把孩子的身心健康素质培养和主动发展放到家教的首要位置,正确看待孩子们贪玩的特性,努力改善教养方式,少一些干涉与过度保护,多一点温暖与理解,让孩子从小学知识,学做人,自理、自强。家人对孩子的要求和教养态度要一致。只有这样,才能使孩子健康发展,成为对社会有用的人和全面发展的人。

二是家长对孩子要建立合适的期望值,创设良好的家庭与社区环境。对孩子的未来充满希望,是父母的平常心。但期望值要适合孩子的特点和实际能力,还要考虑家情与国情。"孩子成绩总能名列前茅"和"多多获奖"的期望近乎苛刻,使孩子为了分数和奖励斤斤计较、疲于奔忙、自负或自卑、身心素质发展失衡。因此,家长要根据孩子的实际情况,建立合适的期望值,重在创设良好的家庭心理环境,为孩子树立学习的榜样。笔者的调查结果间接说明,经济收入可能不是家庭教育环境的决定因素,金钱不是万能的,家人只要注重情感的维系,相互提供心理支持,善于学习,就能够克服收入少、文化水平低等不利影响,优化家庭教育环境。

　　三是积极参与家长学校的学习，这也是提高家庭与社区教育环境质量的重要途径。家长学校是家园同步保教的有效方式。笔者的调查反映出家庭教育环境存在一定问题，"没有时间、不懂方法、家人意见不一"等显示出父母目前面临的主要困难，这些都可以通过参与家长学校学习的途径来解决。以往家长学校的实践表明，接受过培训的父母，并不需要为孩子投入很多时间，而是把健康成才的钥匙交给孩子自己掌握。这里面既有教育观念问题，又有家教原则和方法学问题，通过家长学校的系列培训，可以较快地提高家教水平，改善家庭环境和教养方法，加强家园联系，从而促进孩子的健康发展。办好家长学校是幼儿园与社会加强联系的重要途径，是一项艰巨的系统工程，需要方方面面的关心和投入，广大的教师将在家长培训和家园家校联系工作中担负重要的任务。

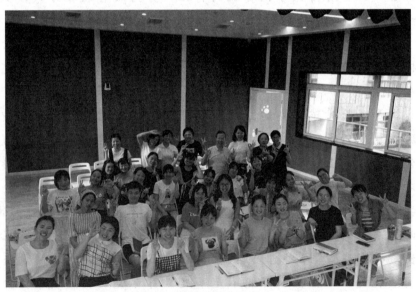

图 3-6　作者参于培训幼儿教师（2019 年）

　　习近平总书记强调，家庭是社会的基本细胞，是人生的第一所学校。要注重家庭、注重家教、注重家风。不论生活格局发生多大变化，我们都要发扬光大中华民族传统的家庭美德，促进家庭和睦，促进亲人相亲相爱，促进下一代健康成长。今天的儿童是明天的主人，自下而上保护和发展儿童是提高人口素质的基础，是人类发展的先决条件。儿童的健康成长关系到祖国的前途命运。提高全民族素质，需要用健康发展的眼光看"幼小衔接"，从儿童和健康家庭抓起。

七、保护孩子免受欺凌

2019年11月19日，我接受湖北广播电视台《长江教育访谈》的邀请，讨论的话题是：校园欺凌发生时如何保护"少年的你"（主持人：周崟，策划记者：何可）。以下是湖北广播电视台《长江教育访谈》发布的新闻报道。

主持人：欢迎收看《长江教育访谈》。最近……（列举近期社会事件，详情略）这起事件背后折射出的问题值得深思。当校园欺凌发生时，如何保护"少年的你"？我们邀请华中师范大学心理学教授郑晓边来探讨这一话题。这起校园欺凌事件您怎么看？

郑教授：该事件说明小学年级儿童会出现欺凌恶意。校园有一定监管责任。七八岁的儿童应该清楚欺负他人是不对的，家长不能疏于管教。

根据联合国教科文组织2019年发布的一则报告，全球32%的学生近一个月内都曾遭遇校园欺凌。他们所遭受的包括身体上的暴力欺凌，也包括辱骂、中伤、排挤等言语欺凌。无论是身体上的还是言语上的欺凌，都会给他们的身体、心理和社会适应能力造成巨大伤害。据中国人民大学中国调查与数据中心的全国调查数据，50%的初中生遭受过言语形式的校园暴力，38%的初中生遭遇过关系欺凌，19%的初中生在校园里遭受过身体上的暴力伤害，网络欺凌的发生率也达到了 15%。校园暴力事件中，大多是琐事引起的。

主持人：除了短片里的行为，还有哪些是欺凌行为呢？哪些人容易成为欺凌者？哪些人容易成为被欺凌者？

郑教授：欺凌行为还包括身体欺凌、言语欺凌、关系欺凌、财物欺凌、网络欺凌等。比如，同学不理你，忽视你的存在，这种被边缘化、被排斥的欺凌，往往给被欺凌者留下持久的心灵创伤。

主持人：被欺负的孩子为什么不求助于老师和家长？有哪些影响因素呢？

郑教授：许多被欺凌的孩子不会第一时间告诉老师或家长。联合国教科文组织有个相关报告指出，被欺凌的孩子有四分之一不知道告诉谁。有些孩子遭到欺凌者威胁，担心报告老师或家长会遭受更严重的欺凌行为，还有些则是对于被羞辱的经历难以启齿。校园欺凌案例似乎不是偶发事件，常常与不良的早期家庭教育相关。那天我持老年证登上地铁，遇到一位约 6 岁调皮孩子插队抢座位给奶奶、妈妈和自己。我站在一旁对孩子"敲山震虎"说："你蛮会抢位置的哦！"奶奶马上为孩子解释："这孩子脑子有病，不要批评他。"妈妈拉着孩子实施"批评教育"："儿啊，你为什么不学习雷锋呢？下次不能抢位子。"抢位子的三代人心安理得地坐在位子上漠视周围乘客的愤怒与鄙弃，这样的谎言与变形的言传身教之家庭教育与社会气氛使我领悟：校园欺凌行为可能是早期家庭教育中偶然习得，被社会环境错误强化后的持续发展行为。时代变迁数十年，儿童的发展问题未变！家庭与社会教育的误区未变！我从事青少年儿童异常发展研究与学校心理辅导的教学科研和社会服务工作已 35 年，用 20 多部专著持续探讨儿童成长岁月，《心灵互动》《心灵成长》《心灵回归》《学校心理辅导实务》《青少年儿童异常发展与健康促进》……在青少年儿童异常发展的困惑和辅导需求面前，仍旧感到势单力薄、力不从心。我曾在《心灵回归——违法犯罪心理访谈录》用专门的篇章和 100 个案例讨论少年违法犯罪问题。近朱者赤，近墨者黑，违法犯罪少年常常都有早期的不良家庭与社会教育经历。

主持人：孩子受到欺凌，父母怎么办？老师又该怎么办？孩子离开大人视线时，家长最担心的莫过于孩子受了欺负还不敢告诉家长。近年来校园欺凌问题受到广泛关注，针对这一问题，2018 年 2 月 1 号起武汉市正式施行新修订的《未成年人保护条例》规定，教育部门应当在学校组织成立由教育部门、学校、街道办事处（乡镇人民政府）、公安派出所、基层司法所的工作人员和家长代表组成的工作小组，建立处置预案，公布举报、投诉电话等，预防和处理校园欺凌事件。再如枣阳市公安局依托手机终端平台，以"互联网＋"理念打造了"枣阳公安反校园欺凌侵害网络举报平台"，得到在校师生和家长的一致好评。还有哪些防范校园欺凌的好做法可以介绍一下吗？

郑教授：学校应该制定相关监管制度，提醒孩子校园欺凌所作所为是错的，要开展丰富多彩的学生互助活动，指导孩子如何积极参加社交活动，开展系统的心理健康教育（包括师生与家长、家庭学校社区合作）势在必行。

主持人：教育要从娃娃抓起，规则意识更应从娃娃抓起。不能欺负他人是最应该掌握的基本规则。学校要纠正这种漠视校园暴力的错误教育观，协调肇事儿童家长赔偿安抚受害家庭。同时健全校园监护机制，尽早发现并处理校园欺凌和校园暴力，莫让幼小的心灵受到更大伤害。谢谢郑教授受访，谢谢广大观众朋友分享！

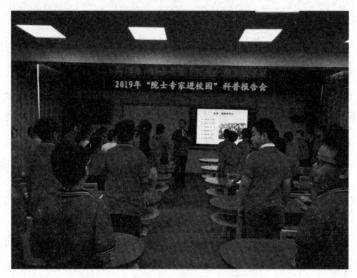

图 3-7　学生行为训练（2019 年）

八、学校心理学与青少年发展

受中国心理学学校心理学专委会委托，我在 2017 年完成《中国心理学学科史》（主编：韩步新，2017 年计划项目）中的《中国学校心理学学科史》专章撰写任务。专委会委员们积极参与撰稿工作，我还特别邀请中国心理卫生协会青少年心理卫生专委会的专家学者加盟撰稿，广泛汇集新中国成立以来特别是改革开放以来的学校心理学教研和社会服务成果，初稿从 7 万字精简到 5 万字，再精简至 2.7 万字……不能再"简"了！我向现任中国心理学会理事长、《中国心理学学科史》主编韩步新研究员抱歉，我难以割舍中国学校心理学的历史和成果，我忘不了 70 年来中国学校心理学师生艰苦卓绝的奋斗历程！

书籍出版的 2 万余字怎能包容 70 年的学科发展史？我们写作团队调动了全员智慧，将学科历史分为"昨天、今天与明天"三大部分，在阐述中国学校心理学起源与建立过程的基础上，重点突出改革开放以来中国当代学校心理学的研究现状，包括学校心理健康教育模式，学习、生活、生涯辅导研究，以及适应不良学生辅导、教师心理健康、网络心理研究、全国各区域学校心理学研究实践成果展示。我们还对学科未来发展趋势进行了展望。

学校心理学是研究学校教育实践中各种成员的心理活动及其规律的学科。以下学科发展的几个标志是需要记住的：

1840 年后，我国学校卫生运动萌发，学校心理健康教育和生理健康教育密切联系，并以"学校卫生学"的形式表现出来。

1899 年，优师学堂开设学校卫生课并设置校医。

1926 年，卫生学家李迁安写出我国第一本《学校卫生概要》。

1934 年，陈志潜编译《健康教育原理》，徐苏恩主编《学校健康教育》。

1949 年，新中国成立后，学校卫生工作顺应医学模式的转变，开始从生物医学模式转向生物—心理—社会医学模式，逐步关注学生心理成长与社会适应问题，孕育了中国学校心理学产生的专业气候。

1962 年，中国心理学会成立了教育心理专业委员会，开始了学校心理学方面的研究探索。

1981 年，国际学校心理学会正式成立。20 世纪 80 年代中期在天津、上海、北京等地兴起了学生心理咨询、辅导服务，并逐渐扩展到广州、湖北、湖南、江苏、四川等地，直接促使中小学心理健康教育的迅速发展。

1993 年 10 月，中国心理学会把学校管理心理学专业委员会改为学校心理学专业委员会，由莫雷教授担任第一届主任，学校心理学专业委员会团结全国各界心理健康教育工作者推动学校心理学研究进入世界学术前沿，探索学校心理学研究的理论与方法，使学校心理学更有效地在校园心理危机干预、校园心理健康教育、灾后心理重建等应用领域发挥实际作用。学校心理学专业委员会成立以来，先后在莫雷、郑雪、郑希付、梁福成、李伟健等几位主任委员的领导下，编写出版了大量的专业与科普书籍，举办了多场（期）师生与家长培训班和专家讲座，促进了学校各群体成员的心理健康成长。

2012年，教育部印发的《中小学心理健康教育指导纲要》以及2016年国家22个部门联合印发的《关于加强心理健康服务的指导意见》为心理健康教育进学校、进课堂提供了法规上的保证，使心理健康教育在学校的发展有了良好的支持，在很大程度上促进了我国学校心理学的发展。

中国当代学校心理学发展方兴未艾，百花盛开！

可能因为笔者是国家精品课程"学校心理辅导"的主持人（国家精品系列课程之一，总负责人刘华山，2008年），才被中国学校心理学专委会委以撰写《中国学校心理学学科史》的重任。笔者接受任务后深感责任重大，因此特别邀约中国学校心理学专委会和中国青少年心理卫生专委会两个团队的精英学者参与合作撰稿，虽然至今尚未获得《中国心理学学科史》出版喜讯（还在出版过程中），但3年来我一直感恩两个全国性学术团队的合作贡献，感谢《中国学校心理学学科史》总统稿团队（梁福成、吴捷、罗品超、苏娟）的贡献！

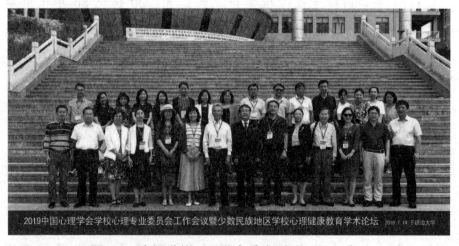

2019中国心理学会学校心理专业委员会工作会议暨少数民族地区学校心理健康教育学术论坛 2019.7.14 于延边大学

图3-8 中国学校心理学专委会团队（2019年）

九、心理辅导高考学生

已成立 32 周年的中国心理卫生协会青少年心理卫生专委会（以下简称"青专委"）在 2020 年开启了"疫情（中）高考，共渡时艰"项目计划，和广大的考生和家长同舟共济、共克时艰！全国一大批知名心理学专家、教授通过网课视频，提供及时的心理援助和学习考试方法，助力考生们跨越中考和高考，放飞青春梦想！青专委已通过多种媒体平台推送"共渡计划"网课，获得全社会的热赞。

作为青专委荣誉委员之一，我感谢全国同行学者关注湖北武汉，感谢青专委团队的信任和支持，特别感谢陈岩委员感同身受我的 30 年高考辅导心得，用温馨话语录播辅导音频，传达青专委服务社会的爱心。十多分钟的语音表达出青专委团队 32 年来为全国青少年儿童身心健康成长所付出的努力与成果！

我曾经感言：回望青葱岁月，前瞻青专委发展，心潮澎湃！1988 年，由中科院心理所宋唯真教授为主任的第一代青专委团队为青少年心理卫生事业播下火种，建立组织网络，由此衍生出大学生心理卫生专委会；2002 年，由方格研究员为主任的第二代青专委团队承上启下，辛勤耕耘，建立和推广了青少年心理健康科学研究基地学校和社会服务项目，成果累累，桃李满天下；2013 年，由张建新研究员为主任的第三代青专委团队凝聚了更为广泛的中青年学者，将青少年心理健康事业推广到全国的东西南北中和海峡两岸，在世界的舞台龙腾虎跃，成就斐然！

当代中国青少年心理卫生事业凝聚了全国的心理学、教育学、医学、社会学、法学等各领域专家学者和广大的教师、家长，青少年心理健康促进研究、教学和社会服务不断深入，当代中国青少年心理卫生事业发展方兴未艾。

感恩为青少年心理卫生事业贡献毕生心血的老、中、青三代学者；感恩为青少年健康发展和幸福成长分享心智的教师和家长；

感恩积极向上、努力学习的青少年朋友与我们同舟共济，促进学校、家庭和社会的健康发展；更感恩党和国家给予青少年心理健康事业的指导与关怀！

相逢相知青春河，同道同舟行如歌，唯真方正育人格，立心健心绘百合！

中国青少年面临的最重要的考核是高考，它不仅决定着考生的生涯前程，也牵动着父母和全社会的神经！历年的高考试题表明，高考并不只是对考生"获得多少知识"的考核，而是对考生的知、情、意、行和个性心理品质的全面考察，是对学生、教师、家长的基本素质和学校与社会环境质量的综合评估。因此，做好高考心理辅导工作，加强考生基本心理品质的培养与训练，将是应对考试、走向成功人生的必由之路。

高考，对不同角色的人，意义不同。对学生，它是学习成长的十字路标；对家长，它是家庭教养质量的晴雨表；对教师，它是衡量三尺讲台教学效能的温度计；对国家，它是海选精英、培养栋梁的擂台；对社会，它是反映文明程度与和谐水平的指示器；对商家，它是评估投资效益的杠杆。其实，高考对不同角色的人，意义完全相同。无论是路标、晴雨表、温度计、擂台、指示器、杠杆……这些物质层面的量词都包含着精神互动的过程，不同角色的人都会在高考这个社会现象中经历一次次心灵的洗礼！

既然高考是心灵活动的过程，那么应对高考就需要心理的秘诀。有没有一种放之四海而皆效的药物来及时弥合高考带来的伤痛？心理学者对这个问题的回答极其明了：五心十法、应对高考！这是笔者十多年来高考大型辅导报告的主题，这里提出其要旨与考生和家长、教师分享。

一要信心。信心反映人的人格与自我意识水平，信心是考试成功最关键的心理品质。家长和教师应该把培养孩子的信心放在教养目标的首位。

（1）信我必胜——自我评价实际、愉快体验自控、进取目标合适、小我大我整合。

人格的核心是自我意识，它包括自我评价、自我体验与自我控制。有了正确的自我评价，才能有愉快的自我体验。自夸与自卑的人是不可能自控的。自夸与自卑会相互转化，自夸的人常常具有严重的自卑心理。考生为什么会自卑？可能与考试挫败经历有关，与不切实际的进取目标有关，最重要的是与早年形成的不良自我概念有关。

家长与教师要尊重考生的人格尊严，帮助他们学会正确评价自己，学习智慧地与他人比较。对自卑者，鼓励他们多用自己的优点比他人的缺点，使考生保持必胜的自信心，把个人的发展与家庭的兴旺、学校的声誉与国家的荣辱结合起来，把个人的自信与民族的自信结合起来。

（2）信念合理——甄别错误信念、学会理性思考、寻求心理支持、良性自我暗示。

信念是人头脑中的思考方式和价值系统，它影响着考生的行为成效。考生中常见的不合理信念有三类：一是要求的绝对化，如"要当第一名""要考取北大清华""要和老师唱对台戏"……这样的信念常常使考生背水一战，毫无退路，发生心理问题的可能性大增。其实当第十名就很不错，压力小、效率高，照样升学成功。二是过分概括化，如"天下乌鸦一般黑""这次考不取就终生完了"……其实，杂色乌鸦也能见，人生发展之路不平坦，考不取可以再考，曲线救自己未尝不可！古往今来，这样产生的伟人还少吗？三是糟糕透顶的信念，遇到一点小困难就全然悲观失望，仇视一切人和社会，或将高考现行制度唾骂得一塌糊涂！带着这种偏执信念，怎能写出如歌如泣的高考美文？答不好高考试卷，怎进得了一流大学？因此，家长和教师要帮助考生把自己的不合理信念甄别出来，用合理信念取代之。要学习良性的自我暗示方法，主动寻求专业人员的心理帮助和支持，养成合理的思考问题的习惯。

二要细心。细心谈的是认知方法，是学习、考试心理过程的基础，主要是针对考生。

（1）细心学习——优化学习方法、培养学习兴趣、正确看待分数、提高备考效率。

学会学习，掌握科学的学习方法，才能在考场上取胜。对千万名考生而言，有没有一种通行有效的学习方法？答案难以确定。但教育心理学家认为，优秀学生常采用预习—质疑—阅读—自我背诵—测试的方法。除方法、策略外，还要注意培养自己的学习兴趣，正确看待考试成绩的波动性，统筹兼顾不同的学科难点，分配好学习时间，有所失才有所得，要提高自学的单位时间效率。

（2）细致得法——行为习惯入手、循序渐进强化、表扬多于惩罚、学会自主学习。

习惯决定命运，细节决定成败，这都是至理名言。成功者从小就养成了良好的学习习惯。因此，要注意习得好的学习行为，如适时预习、认真听课、完成作业、复习巩固。拿到考卷时，仔细审题，从易到难、循序渐进，抓住重点、分分必争，也要舍得放弃。要学会对自己进行奖惩，拟订适合自己的学习计划，积极主动进取。

需要提及的是，强调细致不是刻板。不少考生把精力放在细枝末节上，如过分注意卷面清洁、反复使用涂改液或不干胶、选题时犹犹豫豫……这种低效的行为方式常常是不良性格使然。

三要宽心。宽心谈的是情绪情感控制，它影响着考生的学习效率。这里针对学生，也包括教师和家长。

（1）宽慰心绪——心胸宽广大度、情绪稳定愉快、合理宣泄愤怒、保持中度紧张。

成功者有宽阔的胸襟。尽管高考竞争激烈，对同班同学而言，并没有你死我活的冲突。要保持稳定、乐观情绪。有了愤怒，可通过体、音、美等活动方式及时宣泄，或求助他人、向心理辅导老师倾诉。

心理学的研究表明,考试仍需要一定的紧张度,中度紧张可以取得最好成绩。因此,不要太苛求考前放松,要任其自然,为所当为、有所不为,才能有所作为。考完了,自然就放松了。"完全不紧张"的人,常常是那些毫无希望、缺乏羞耻感的"最后一名"。

(2)宽养身心——一把菜一把豆、一个蛋加点肉、色香味七分饱、有劳逸调身心。

中国文化中有精深的养生之道。营养学家曾向青少年推荐每日营养摄入口诀:一把青菜一把豆、一个鸡蛋加点肉。青菜可以帮助消化,豆、蛋、肉能提供优质蛋白。同时,还要注意食品的色、香、味、形,促进食欲。进食七分饱是最佳选择,过饱不利消化吸收,还会导致肥胖。要创设良好的进餐氛围,并注意学习生活中的劳逸结合,将自己的身心调到最佳状态。

四要耐心。耐心谈的是人的意志品质,它帮助考生克服困难,坚持到达成功的彼岸。这同时针对考生、家长和教师。

(1)耐受挫折——缓解内心冲突、分析失败原因、修订原定目标、更多体验成功。

挫折是考试历程中的必然产物,因为考试是一门遗憾的艺术。遇挫折时要善于分析原因,是内部还是外部?是客观还是主观?要能举一反三,切莫在同一个坑里跌三次跤。要汲取经验教训,也许是目标太高?也许从未有过成功的体验?只有尝试过成功的人,才会树立更大的抗挫决心。

(2)耐久动力——激发内部动机、合理归因成败、积极胜于消极、打破恶性循环。

学习需要动力。动力如何持久?教育心理学家提出了系列建议:成功者常以内部动机为主、外部动机为辅来推动自己的学习行为,他们多半为自我成长而努力学习,并不在意他人的奖赏。成功了,他们认为是自己努力的结果;失败了,他们归结为自己努力不够,因此,下次要加倍努力。而失败者则抱着消极的归因态度,习惯于自卑,将成功归结于运气,将失败归结于自己能力差,以至放弃以后的努力,以致恶性循环。

学习动机的激发与培养是从小开始的。家长和教师一定要帮助考生优化自己的学习动力系统,才能使他们"可持续发展"。

五要知心。知心是指为考生提供心理支持环境,主要是针对教师、家长和学生。

(1)知人互动——家校密切配合、知己知彼互动、积极应对压力、促进心灵健康。

考生的成长与家庭、学校的环境密切相关。许多高考成功的实例说明,学生、家长和教师的良好配合、知己知彼互动,相互提供心理支持,就能帮助孩子建立良好、积极的抗压能力,平稳度过高考战役。反之亦然,尤其是支持系统的分隔与矛盾、家长与教师之间的嫉恨和责怪、亲子与师生之间的抵触与反感,会导致孩子产生反叛心理,甚至是灵魂的扭曲。

所谓考生心灵健康,是指考生具备良好的学习动力和方法,有和谐的人际资源,对自己正确评价、体验与控制,有阳光的生活态度和应对挫折的能力。这些健康状况不是固定不变的,而是人一生永远追寻的目标,它的确需要考生、家长、教师乃至社会的彼此互动、共同努力。

(2)知己努力——建立合适期望、满足心理需要、民主温暖指导、培养四个学会。

多项研究表明,不同的教养方式,会生产不同的"产品"。教师与家长应该知人善用,对考生有一个适合他们自己特点的期望目标,使之"跳一跳,够得着"。要注意满足孩子多层级的心理需要,尤其重视他们的成就、情爱、审美等高级需要,采用经过中国父母实践证明过的优秀教养方法,即民主、温暖,加一定指导的方法,培养孩子学会认知、学会共处、学会做事、学会生存。也只有这样的考生,才能走遍天下考场都不怕。

总而言之,"五心十法"是心理学家为大家提供的一类方法或一把钥匙，还需要考生以及家长和教师之间的良性互动与领悟，才能去开启那心灵之窗！

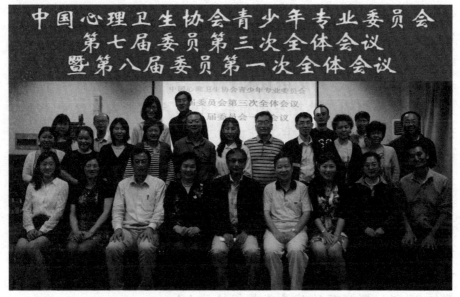

图 3-9　中国青少年心理卫生专委会团队（2017 年）

十、中华大学百年育人

近期学校老年协会组织开展了"学党史、悟思想、办实事、开新局"的学习活动，号召老年教授们谏言献策，老有所为。作为生活在桂子山校园半个世纪的学者，我立马撰写了"学党史办实事、立德树人、服务学生活动策划方案"，以表达关心下一代的文化传承之心与华师代际学者忠诚博雅、朴实刚毅之精神。今年又逢中国共产党成立 100 周年，如何挖掘桂子山红色基因，为师生健康成长服务，也成为我这位教育督导员常常思考的课题。那天在教学督导时匆忙中路过恽代英雕像广场，看见音乐学院师生"传唱百年赞歌，庆祝建党百年"的巨幅海报顿生灵感，思如泉涌！回顾华中师范大学百十年育人历史，不正是今日华师校园人人可以参与的幸福奋斗之道吗！

恽代英是桂子山红色基因的代表，也是我父母就读的中华大学（华中师范大学前身之一）的知名校友。恽代英（1895年8月12日—1931年4月29日）出生于湖北武昌，是中国无产阶级革命家，中国共产党早期青年运动领导人之一，黄埔军校第四期政治教官，武汉地区五四运动主要领导人之一；1920年创办利群书社，传播新思想、新文化和马克思主义，创办和主编《中国青年》，培养和影响了整整一代青年。1913年他考入武汉中华大学预科，1915年进中华大学文科攻读中国哲学；他十分重视"砥砺行为，敦进学业"；他博览群书，除了阅读大量社会科学方面的中外书籍，还涉猎自然科学；他学习成绩优异，深得老师器重和同学敬慕；他擅诗善文，还具有演说的天才；1918年恽代英大学毕业，担任中华大学附中教务主任；1919年10月加入了少年中国学会；1920年春，他受少年中国学会的委托到北京负责编辑《少年中国学会丛书》；1931年4月29日，恽代英被杀害于江苏南京，年仅36岁。恽代英的英灵已长留桂子山！

中华大学是近代中国第一所不靠政府和外国人而独立创办的私立大学，它将中国古代兴办私学的教育传统和近代大学体制相结合，开创出符合近现代中国国情的高等教育模式。1912年，陈宣恺和族兄陈朴生筹建了私立中华学校，租校舍于武昌府后街与昙华林两处，同年8月开始招生。1914年1月江汉大学停办后的150人转入中华学校，1915年3月，教育部正式认可该校为大学，并以倡办人陈宣恺为学校正式代表人。1917年11月，陈宣恺之子陈时继任中华大学代表人兼校长，定校训为"成德、达材、独立、进取"。1938年，抗日战争爆发，中华大学奉令疏散，先西迁湖北宜昌小溪塔，武汉沦陷后，又迁到重庆市南岸米市街。1946年春，学校迁回武昌旧址。1952年，中华大学的化学、国文两系与私立华中大学等高校合并成立华中高等师范学校（即华中师范大学）。1953年，中华大学、中原大学、武汉大学等高校相关系科合并成立中南财经学院（即中南财经政法大学），其他科系并入武汉大学。中华大学的著名校友很多，如王亚南，于 1927 年毕业于教育系，是马克思主义经济学家、教育家，曾任厦门大学校长。恽代英的雕像至今仍伫立于桂子山中心广场。

我的父母郑昌琳、夏安本是中华大学 1943 年经济系的同窗毕业生。我曾感叹：1910 年至 2010 年是中国和世界天翻地覆的百年，自始至终走完全程的幸运者不多，但希望走完全程的老百姓不少。父母在遗稿《双八十自述》中描述：他们在抗日战争时期从西迁的湖北联中进入中华大学经济系学习，从 1943 年毕业开始，父母成家创业、风雨兼程，走过了一条沧桑之路，到耄耋年间回到母校（现华中师范大学）安享金婚和钻石婚纪念日，安家昌国、幸福传承！父母已经安息在山峰，每年清明祭祖，俯瞰满山松柏翠绿，仰望白云蓝天苍穹，我常常触景生情，父母慈祥的面容浮现眼前，好似又回到昔日的岁月里看见父母伏案撰写《双八十自述》的情形……父亲文稿中记载了中华大学百年育人的点滴和对恩师与校长的感恩之情。

我从教严先生（严士佳，中华大学教员兼附中主任，中华大学代理校长、副校长等）约 10 年。1935 年我读中华大学附属高中一年级，每天早操都看到严先生。他穿梭在早操学生队伍中，看见萎靡不振的驼背的同学，就从后面轻轻一掌，并自做挺胸的样子，表示要学生振作精神。半年后我离开中华大学附中考进湖北省立高中。1939 年抗战时期，我就读中华大学，一进学校他就能喊出我的名字，我家的困难他都帮助设法解决。严先生是一位爱国主义者，从五四运动起，他把国家和民族的利益放在首位，向往"教育救国"，终生献身于教育事业。他在中华大学先后服务 25 年，宵衣旰食，从无怨言。他待人接物心怀仁慈，温良恭俭让，他特别痛恨日本军国主义。他在重庆亲眼见过"五三""五四"大轰炸，经历过烈火冲天、血肉横飞的洗礼。当时学校里还没有挖防空洞，躲警报都往后山路跑，挖了洞后就进洞躲。每当敌机投弹离去，师生出洞都是脸色苍白，为死难者致哀，同时为活着而庆幸，在洞外透气，在洞口等待着下一轮轰炸。严老师总是后进洞，先出洞，维持秩序。抗战时期严老夫子亲自管理学校内部事务，连师生的病、丧、葬都要管。他确实有一颗菩萨心，堪为人师表……

老校长陈时很注意说话艺术。1915 年陈时承父志接任了中华大学校长职务后，有机会在学生中提倡演讲，举办比赛发展学生演讲技能。1918 年恽代英在大学哲学门毕业后，担任附中教务主任，继续了老校长的办学风格，也重视演讲，主办各种演讲会，训练学生口头表达能力。演讲是老校长一贯的教育方法之一，哪怕是在最苦的环境中，他仍坚持这一方法。他重视课外活动，在重庆各大专院校的演讲比赛中，他还亲自过问和指导。1942 年 11 月 12 日，重庆要举行大专院校的演讲比赛，讲的题目是《世界和平》，由每个院校选派一名学生代表参加。中华大学于 10 月就举行了全校的演讲比赛，我当时读经济系三年级，也参加了比赛，最终被评为学校唯一演讲代表，校长要我呈交讲稿，他仔细修改。记得定稿中有这样几句话："我们要用显微镜来仔细地观察现状，就是我们目前抗战时期国家的困难，必须要做到知耻近乎勇，同时用望远镜看到中华民族光明的前途，国难可以兴邦！"经过老校长的修改定稿，讲起来铿锵有力，条理清晰。他还个别辅导我比赛时的语气、声调、手势，教我临场必须保持镇静的态度等。我照他的教诲修改底稿，并且背熟了定稿。正式比赛是在一个礼堂举行，灯光照亮，万头攒动。我有些慌，想到老校长的教导，就从容登台，照预备纯熟的讲稿、语气、手势讲了一遍，刚好在规定的 5 分钟时间结束，获得不少掌声。最后在二三十个大专院校中被评为第四名，为学校赢得了荣誉。实际上这种荣誉应归功于老校长的教导。

以演讲作为教育手段，促进学生言语能力的发展，是父母就读的中华大学老校长独特的教育艺术，校长与恩师的言传身教和严谨治学精神是学校的教育财富。虽然父亲后来没有成为职业演讲者，但潜移默化影响了子辈的发展，使我今天成为大学与社会讲坛上的心理教育科学传播者。

回首我自己的成长岁月，比父母要顺利得多。尽管也有喜怒哀乐，但泡在甜水中，没有战争硝烟，没有民族苦难，归功于中国共产党领导下的全国人民的百年奋斗与发展。尤其是进入 21 世纪后，网络时代莅临，生活方式更新，父母做梦也不会想到，他们那个曾在长江洪流咆哮下出生的孩儿今天已成为母校的心理学者，继续从事育人事业和父母未完成的生活叙事。

作为中华大学的二代传人，前辈的百年苦难和生活风雨波及我的成长。我曾上山下乡接受贫下中农再教育，在田间地头、土屋油灯下遐想中华梦。1978 年我考进同济医学院，毕业后留校工作，后来放弃同济医学院医学教育研究室的工作，主动调到华中师范大学从事教师职业，又留学加拿大学习心理学，从此开始了一条健康发展心理学的创业生涯之路。我常常戏谑自己，就像当年的鲁迅，放弃医学"铁饭碗"，走上"救国救民"之途！工作在有百十年历史的师范大学，终于有一天，我得知它竟然是父母的母校，我开始回溯父母的生涯和追寻中华大学校友的家史国仇。百十年风雨后仍健在的老校友已不多，同窗半个世纪结为夫妻的更少，夫妇相濡以沫至八十高寿的微乎其微。像父母这样的中华大学校友生活遗作已经成为珍贵的文物！《双八十自述》记载着父母八十年的生活经历和中国社会的变迁，把我带进家族和国家的百年发展历程，强烈震撼着我的心灵，感觉自己的生命在延伸——向上回溯了 100 年！老人家好像生前就有这样的预知，有一天儿女和后辈们会认真阅读，从字里行间思考生活的意义。作为心理学研究者，我感激父母亲给我留下一个跨专业发展的机遇，我把父母的八十年生活叙事与我的六十年成长叙事进行整合，在中国共产党成立 100 周年之际，继续前辈叙事，表达感恩之心，与社会公众分享育人之理、立心之策、学习之法、保健之道！

在庆祝中国共产党成立100周年之际，抚今思昔，展望未来，我依旧感到百年育人重任在肩！在担任学校教育督导的工作中，我常常思考一个问题：师范大学培养什么样的教师？当前为什么提出"课程思政"目标？我曾撰文探索教师的核心素养，认为核心素养（治学、修身和济世）是基于中

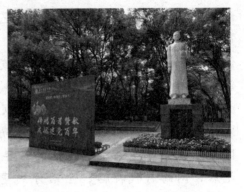

图 3-10　华中师范大学恽代英广场
（作者摄，2021 年）

国学生发展核心素养的研究提出的教育目标，对教师发展具有相同的意义。幸福力是教师核心素养的重要组成部分。有幸福力的教师就是习近平总书记说的"四有"教师：有理想信念，有道德情操，有扎实学识，有仁爱之心。他们心理在不断成长，具有对人生和教育的积极心态，有先进的教育理念与价值观，情绪能够自我调控与管理，有解决问题的心理辅导技能；他们是亲和、开放、知道自己局限、边界清晰、善于觉察、正向表达的；他们能够培养出治学、修身和济世的好学生。教师的幸福不是物质的奖励和自恋，教师的幸福应该是一种精神的追寻和传承。只有那些能够不断完善自己的治学、修身和济世的好教师，才能培养出治学、修身和济世的好学生。

幸福立心育人之路不止百年。我们这一代比上一代幸福，下一代又比我们幸福，今天中国人的幸福来之不易！中国的社会历史发展车轮不会停滞。莫道桑榆晚，为霞尚满天，立心、安民、兴国的幸福育人事业依然任重道远。

谨以此文纪念中国共产党成立100周年！

参考资料

①郑昌琳、夏安本、郑晓边：《楚魂》，中国出版集团世界图书出版公司（广东），2012年。

十一、回归母亲的校园

2021年6月4日，武汉市"院士专家进校园"科学报告走进黄陂路小学（原址为武汉市二十一中），汉口胜利街30号。半个世纪前，母亲在二十一中担任数学教师直至退休，我的哥哥、姐姐也曾经在该校就读，度过了难忘的青春岁月。1977年我在二十一中夜间补习化学月余，1978年参加高考，进入武汉医学院（现华中科技大学同济医学院）……今日重返故地，与青年教师们分享"教师的生涯发展与幸福力"，令人感慨！母亲离世12年了，能否知晓孩儿今天又回归母亲的校园？

二十一中始建于1897年的懿训女子中学，距今124年，培养了许多英才，以知名校友吴仪为代表，她曾任中央政治局委员、国务院副总理。2003年，吴仪当选副总理后不久SARS疫情肆虐神州，她临危受命，兼任卫生部部长，走到抗击疫情的第一线。吴仪的淡然、超脱与从容，一如她最喜欢的《定风波》中的那句："竹杖芒鞋轻胜马，谁怕？一蓑烟雨任平生。"

昔日的二十一中已成历史。如今教育局调整学校布局，黎黄陂路小学迁址二十一中，命名黄陂路小学，而黎黄陂路小学旧址变成鄱阳街小学分校……当我把这些消息用微信发布以后，海内外的知名学者和"发小"纷纷议论：二十一中与黎黄陂路小学原址的校友今后如何追根溯源？多么希望在老城区的改建过程中，尽量保留童年生活的印迹！

幸运的是，老汉口旧貌变新颜，还原历史的建设工程正在展开。二十一中的办学风骨被黎黄陂路小学创新传承，迁入新址的黄陂路小学焕然一新，充满活力，教师敬业，学生可爱。在区政府支持下，学校建立了"老汉口、新江岸"少儿街头博物馆，采用纪念馆、街头雕塑形式呈现了老汉口的发展历史，用厚重的校园文化培育和发展学生的核心素养。

我的母亲夏安本（1916年1月31日—2009年11月4日）是

二十一中的优秀数学教师，武汉市"模范家长"，1943年与我父亲同窗毕业于中华大学经济系，一生勤俭持家，相夫教子，扶老携幼，爱岗敬业，任劳任怨，桃李满天下，20世纪50年代获武汉市妇联"五好家庭"模范称号，所担任的优质数学教学课在市区教育系统交流。母亲1956年写的数学教案还保留着，到现在看来仍是一篇佳作。母亲一直勤奋做事、朴实做人，她对教学工作兢兢业业的态度得到学生和同行的交口称赞。母亲在孩儿心中是月亮，是港湾，是大家庭的生活源泉！我曾描述父母如何风雨兼程、立业持家、生涯动荡变迁的八九十年历程，从一个家庭发展的侧面，可以感受中华百姓的民族苦难和家国情怀。回顾父母家族史，吹拂历史尘埃，透过层层面纱，我的体会有三点：一是教育为本，只有受过良好教育的孩子，才会有持续发展的心理资本和改造社会的能力；二是意志坚定，那些成功的先辈和后人无一不是耐得住寂寞、耐受挫折的勤劳耕耘者；三是自信自治，不依靠别人而自立自强者会获得最积极的生涯。我自始至终铭记母亲的教诲与家风，珍惜母亲的讲台。希望今天我站在母亲的讲台，能表达母亲的风采，希望母亲工作的学校有更多"母亲般"的教师，培育出更多幸福的人才！

我时常惦记童年，想念那些一起学习、生活的"发小"和兄弟姐妹！精英辈出、人才济济是"大汉口老码头"的表征。记得与我哥在黎黄陂路小学同窗的雷远生，天天从他家传出悠扬的竹笛声，他现在是中国人民解放军著名作曲家，其代表作《再见了，大别山》获得中国首届金唱片奖。二十一中对街的武汉市少年儿童图书馆依旧巍然耸立。我童年时期被岳飞街小学选拔到少年儿童图书馆学习演讲艺术，据称著名话剧艺术家鄢继烈也是当年在图书馆学习过表演艺术的天才少年！2015年我在武汉杂技厅参加抗战胜利70周年的演奏会上见到他，艺术家朗诵《保卫大武汉》，心理学者演奏小提琴《黄河颂》……"发小"的生涯发展与童年的读书环境多么相关！

今日黄陂路小学的教师团队给我如家至归的感受。科学报告后，学校老师和校长书记们在微信朋友圈发表感慨。罗慧文校长说："科学浸润教育过程，幸福融入师生心灵……江岸教育人用积极心理耕耘美好教育！好学校、好老师就在身边！感谢郑教授的精彩报告！期待再次相见！"学校工会向红主席说："引导学

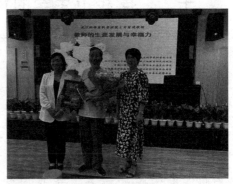

图 3-11　作者服务于黄陂路小学（2021 年）

生每天记录三件开心的小事情才刚刚开始，今天听了报告，找到了科学依据，增强了信心！科学浸润，幸福融入，华大教授郑晓边讲授的积极心理学认为，幸福不仅是感觉，更是一种能力，幸福是可以学习的。一个富于爱心的老师远比一个知识渊博的老师更具魅力。"学校第一时间在《武汉科技报》、新华网报道《给小学老师支招幸福处方》（陈映琦、周维，2021 年 6 月 5 日），一天内就有 7.5 万人次阅读分享。"语文教师陈雪芳听了郑教授的报告，觉得受益匪浅，认识到职业的幸福力是建立在自身不断学习、完善的基础上。要与自己友好相处，让自己不断进步。思想越充实，内心就会越包容；心越宽广，就越能碰触到幸福。要做一名有幸福力的教师就要做到四有——有理想、有道德情操、有扎实学识、有仁爱之心。"

学校师生的幸福面貌与积极反馈给我留下温馨和感动！学校送我一束康乃馨和二十一中老校舍图片相框，我把这些师生的礼物带回家，放在母亲的肖像前，道一声：母亲啊，请看看，幸福教育正在校园传承！

十二、学校卫生学的世纪发展

2021年5月27日，我国知名学校卫生学家、102岁的李林静教授的女儿张文采传来珍贵传记《宁静致远、美丽百年》，描述了李林静教授一家人的温馨岁月。女儿对母亲的描绘唤醒了我36年前的回忆——1985年我接受李林静教授邀请，去西南师范大学协助老师修订《学校卫生学》月余，天天去李老师家吃饭，李老师将营养学的理论用于日常膳食厨艺给我留下深刻印象。李老师也是同济医学院的校友，是我国学校卫生学教研领域的著名学者。令人感动的是，她的二女儿张文京教授继承和发展了母亲的事业，开创了我国西南地区特殊教育专业，积累了系列研究成果，为母亲编写了这本传记献给亲爱的妈妈。家风、家训的传承精神令人感动。文京、文采等儿女家人的孝心、孝顺与长期陪伴成为李老师长寿最坚实的保证，衷心祝福老人家福寿安康！祝福一大家人幸福快乐！

我曾在1998年撰写过学校卫生学的学科百年发展（周洪宇主编：《迈向21世纪的中国教育科学》，第十八章"学校卫生学"，华中师范大学出版社，1998年）。在今天全民抗疫，学校卫生学变成师生与社会共同关注的热点话题下，回顾学科百年发展之路不无裨益。

学校卫生学是保护和增进学生身心健康的一门科学。它以学校的卫生问题为主要研究对象，研究学生的生长发育与学校教育环境之间的相互关系，探讨影响学生健康发展的生物、心理和社会因素，根据调查与实验研究制定学校的卫生标准与要求，创设健康的学校环境，为学生提供综合的健康服务和系列化的健康教育，促进学生身心的健康发展，保证教育和教学任务的顺利实施和完成，以实现学校教育的根本目标。

学校卫生学是教育科学的一个分支学科和基础学科，也是一个边缘、交叉学科。学校卫生学作为一个学科的产生虽只有100

多年的历程，但人类对健康问题的探索却有着悠久的历史。应该说，自有人类开始，就有对健康问题的看法和讨论，有学校，就有学校卫生问题，解决学校卫生问题的重要措施主要靠学校健康教育。

　　学校卫生学的建立根基于人类健康教育的探索。人类健康教育思想的萌发自古代就开始，我国古代医籍中有不少关于儿童的教养、疾病防治、食物营养和卫生护理方面的记载，但遗憾的是未能提出一个系统的健康教育框架，许多宝贵的文化遗产尚须整理挖掘。现代健康教育和学校卫生运动起源于欧洲。从18世纪中叶起，学校健康教育和学校卫生工作逐步在各国产生和发展，欧洲各国先后在学校设置校医，实施学校卫生监督，组织学校卫生机构，注重校舍环境卫生，开展学生健康检查和疾病与缺陷的矫治。1850年以后，美国的健康教育和学校卫生工作迅速发展，全国大部分公立学校逐步制订了学校健康教学计划，开设卫生课程，此时，才被称为是现代学校卫生时代的开始。进入20世纪后，学校卫生的相应法规、组织逐步建立，学校健康教育的各类计划充分实施，作为一门学科的学校卫生学不断成形完善，成为学校教育体系中不可分割的一部分。

　　欧美学校卫生运动影响着我国学校卫生学学科的建立和发展。1899年，优师学堂开设学校卫生课并设置校医。1911年，上海译书公会出版于福保编著的《学校健康之保护》，是我国20世纪最早出版的学校卫生专门著作。1913年，新学制规定高级小学必须开设卫生课，健康教育首次作为学校教育的正式科目。1927年，北京第一卫生事务所开展城市学校卫生工作，成为我国学校卫生工作的开端。1930年民国政府颁布《学校卫生实施方案》，自此健康教育正式列入学校教育体系。其后20年间，我国学者陆续编了十多本学校卫生方面的专著，这些专著反映出20世纪上半叶我国学校卫生研究的蓬勃发展，标志着学校卫生学学科已建立起来。这些书的内容和结构框架多半沿袭欧美的教材，重点放在躯体疾病的防治和卫生习惯的培养诸方面，这与当时的学校卫生实际问题相一致。

医学模式与健康观念的变化对学校健康教育与学校卫生学学科的发展产生了重要影响。医学模式是指人们观察医学问题的思想与行为方式，它受社会生产力、生产关系、科技水平以及哲学思想的影响。20世纪50年代开始，随着疾病谱的变化，传染病减少、慢性病增加以及医学的社会化，国家、社会、公众参与保健事业，人们逐步认识到，人类的疾病与健康受到多种因素的影响，仅用生物医学模式来指导现代保健则收效甚微，必须倡导新的医学模式。1977年G. L. Engel在《科学》杂志上提出"生物—心理—社会医学模式"的概念，该模式从人的生物、心理、社会的整体因素中去研究健康与环境的关系，更全面、深刻地认识疾病与健康的本质，保健就是要求人与生物、心理、社会环境之间的平衡。在此模式影响下，数十年来世界各国卫生保健取得了丰硕成果，在学生卫生保健方面，不仅生物疾病得到及时防治，心理社会方面的问题也得到密切关注，很多异常行为矫正中心、家教咨询门诊、早教与培智学校机构纷纷建立，人们从个体、家庭、学校和社区等多种水平对学生实施身心、社会方面的综合保健，极大地促进了人们的健康水平。

医学模式的发展导致人们健康观念的变化。过去认为，无病就是健康，但这种观点已被淘汰。世界卫生组织在1947年就对健康作了精辟的定义："健康是身体、心理和社会方面的完善状态，而不仅仅是没有疾病和虚弱现象。"20世纪80年代以后，又有不少学者对前述定义提出质疑，认为它过于抽象和保守，"完善状态"难以确定。现代人不再满足于"维持"良好的身心状态，而是要"促进"健康，提高身心和社会方面的适应阈值，创造更加完美的环境质量和生产质量，以能愉快、幸福地生活、学习和工作；要减少对医生的迷信和依赖，学会家庭保健和自我保健，降低自我创造的危险性，消除不良行为习惯和负性情绪状态；无病时也要加强预防，经常锻炼增强体质，讲求合理营养，正确安排作息时间，创设良好的家庭物质与精神环境，提高教育水平和文化素养，懂得丰富的卫生保健知识。这种理想化的健康观受到社会经济条件诸方面的制约，需要整个国家、社会和公众的共同努力才能逐步实现。医学模式和健康的变化一直左右着学校卫生学和学校健康教育的发展，使学校卫生学的研究领域不断扩展和深化。

新中国成立后，学校卫生工作有了新的发展，师范院校教育系开设了学校卫生学课程。20 世纪 80 年代以后，学校卫生事业有了长足发展，教材陆续出版，如医学院校统编教材《儿童少年卫生学》（哈尔滨医科大学等主编，1980 年）、师范院校教育专业使用的《学校卫生学》等，《中国学校卫生》《中国健康教育》《中国校医》等专业杂志也陆续创刊发行。1990 年，国家教委和卫生部联合印发《学校卫生工作条例》，对学校卫生工作的主要任务、工作要求、工作管理和监督等方面作出系列规定，使学校卫生和健康教育纳入法制管理的轨道。《学校卫生工作条例》明确提出了学校卫生工作的主要任务：监测学生健康状况；对学生进行健康教育，培养学生良好的卫生习惯；改善学校卫生环境和教学卫生条件；加强对传染病、学生常见病的预防和治疗。《学校卫生工作条例》还规定把健康教育纳入教学计划，普通中小学必须开设健康教育课，各类学校均应开设健康教育选修课或讲座。正是在这些良好的背景条件下，学校卫生学这一学科得到充分发展。

1997 年 1 月，中共中央、国务院在《关于卫生改革与发展的决定》中强调要"认真做好学校卫生工作"，明确提出"健康教育是公民素质教育的重要内容，要十分重视健康教育，提高广大人民群众的健康意识和自我保健能力……养成良好的卫生习惯和文明的生活方式，培养健康的心理素质"。在《关于卫生改革与发展的决定》精神的指引下，广大城乡学校将成为实施全民健康教育的重要阵地，学校卫生工作再上一个新台阶，为社会主义现代化建设作出更大贡献。

需要提出的是，学校卫生学学科在大陆发展的同时，在台湾地区也有较大发展。1955 年，台湾地区为师范生增设学校卫生与健康教育必修课，1960 年台湾师范大学设立卫生教育系，1969 年始台湾地区中小学都有健康教育独立课程，1971 年台湾师范大学成立卫生教育研究所。

我国学校卫生学学科的研究从 20 世纪 80 年代以来进入历史上最好的发展时期，教学和科研工作逐步扩展，工作机构和各类学术团体相继成立，专业队伍发展壮大，科研成果大批涌现，学术研讨气氛活跃，学校卫生法制建设、监督监测、学生常见病防治等方面都取得了显著成绩，学校卫生工作逐步走上了法制化、规范化管理的轨道。学校卫生学具有交叉边缘性质，学科研究领域广泛，以应用为主，它涉及教育、卫生乃至社会的方方面面，它的丰硕成果难以用一两本书或刊物来描绘，难以用一两位权威人物的学术观点来总结，它是几代人几十年共同奋斗的成果，是集体智慧的结晶。

目前常常将学校卫生学的研究领域分成学校健康服务、健康环境和健康教育三大块，这是从学校卫生工作的组织和行政角度来考虑和简化学校卫生学研究的多头内容，使学科的研究方向重点突出，三方面内容相互渗透，成为一个有机整体。

学校健康服务是指学校为学生提供的一系列保健措施和活动，它包括学生的健康监测与评估、身心疾病防治和学校卫生管理诸方面。

学校健康环境包括生理、心理和社会健康的环境，也可将学校环境分为人的环境、事的环境、物的环境。人的环境是指学校内的人际关系，如师生关系和同伴关系以及课堂气氛和校风校貌等；事的环境是指学校内各种活动措施，如作息制度、教学过程、膳食营养、课外活动、考试与奖惩等；物的环境是指学校的物质环境，如校址校舍、建筑设备、运动场地等。如何综合评价学校的健康环境，已成为目前学校卫生学研究领域最令人感兴趣的课题。

学校健康教育是学校卫生学研究的最重要内容。目前，学校健康教育已成为学校教育的有机部分，成为贯彻教育方针的重要环节，成为学生素质教育、个性教育、品德教育乃至学校教育的基础。学校健康教育以教育学、心理学、医学、社会学、传播学和行为科学的理论为依据，对学生实施综合的健康教育，目的在于传授系统的健康知识，培养正确的健康态度，形成良好的健康行为和习惯。多数学者认为，传授卫生知识不是健康教育的唯一目的，要强调态度与信念的培养，有了对卫生问题的正确态度，就能独立思考，对自己的行为负责，就能逐步形成健康的信念，人为支配自己的行动。教育者要通过种种途径和方法，传递健康信息，使学生通过学习，将信息转变成健康知识，形成一定的健康态度和信念，并最终将它们付诸实际行动。知识是基础，信念是动力，行为是目标。接受知识比较容易，改变态度和信念较难，行为和习惯的改变更难，群体行为的改变最难，这是学校健康教育的终极目标。目前学校健康教育的内容在不断扩展，如清洁卫生和生活习惯教育，疾病和意外伤害的预防教育，营养与膳食卫生教育，公共卫生与环境教育，心理卫生教育、性教育、青春期教育和艾滋病教育等。学校健康教育的途径有多种，多数是开设健康教育课程，并注意将健康教育内容向德、智、体、美各科教学课程中渗透，使健康教育受到应有的重视，落到实处。另外，加强学生课外活动的指导与训练，通过游戏、讨论、表演、示范、参观和实验等多种方法可使健康教育丰富多彩，为学生所喜爱。心理卫生教育是近几年来健康教育研究领域中最活跃的部分，主要是培养学生健全的个性和良好的情绪，学会友好的人际交往，促进心理健康水平提高。《中国教育改革和发展纲要》提出：中小学要由应试教育转向全面提高国民素质的轨道，面向全体学生，全面提高学生的思想道德、文化科学、劳动技能和身体心理素质，促进学生生动活泼地发展。可见现代儿童的素质概念在延伸，它不仅指身体素质，还包括心理素质和社会素质。对儿童进行素质教育，是促进儿童正常发展的根本措施，它包括的内容广泛，如智力开发、人格塑造、自律自理、适应环境、人际交往、承受挫折、身心健康等，素质教育比心理卫生教育的含义更为广泛，它必将成为学校教育、家庭教育和社会教育的中心任务。

我国在校学生有 3 亿多人，做好学校卫生工作，促进他们的身心健康发展，对国家的昌盛繁荣、对世界的未来，将具有重要的意义。学校卫生学这门学科已经跨越了两个世纪，它是社会发展的产物，是人类发展的需要，是教育事业兴旺发达的标志。可以预见，随着社会的现代化进程和人类精神与物质生活水平的不断提高，促进身体、心理和社会健康的需求将日益增长，学生的健康发展将越来越受到教育、卫生部门乃至全社会的广泛关注，学校卫生学将对这种社会需求作出特定的贡献。学校卫生学的发展趋向将反映在下述几个方面：

（1）学校卫生学将成为未来教师和校长的必修课。

学校卫生学不仅作为高校教育心理各专业的课，还将成为各类师范学校的必修课，成为未来中小学教师和校长的必备知识。在教育科学的学科结构中，学校卫生学的地位和作用将越来越重要。从纵向上看，它属于应用学科课程，其先期课程有教育概论、普通心理学、人体解剖生理学、统计与测量学等；从横向上看，它与教育心理学、儿童心理学、教育实验、教育行政、教育管理教学论和课程论紧密联系，与教育社会学、教育美学、教育生态学、教育人类学、教育伦理学等密切相关。从另一角度看，学校卫生学也是一门基础学科，只有掌握了学生的身心特征和健康发展的基本规律和基础知识，才能更好地对学生实施各类教育。如从事课程设计或教学方法的研究，就必须以学生的身心发育特征作为基本依据。

（2）学校卫生学将运用多学科理论开拓自己的研究领域。

学校卫生学是一门交叉边缘科学，它将运用医学、教育学、心理学、营养学、遗传学、管理学、社会学、人类学和环境科学等相关理论和方法来开拓自己的研究领域，尤其是根据现代医学模式和健康观念的发展变化，把传统的生理研究重心转向学生的心理社会发展方面，加强对学生身心发展规律的探讨，解释各种生物、心理、社会因素的致病机制，为制定学校卫生系列标准提供理论依据。

（3）学校卫生学的应用研究将以教育、服务和环境为中心。

学校卫生学也是一门应用学科，它的研究领域广博。在学校卫生诸多工作中，重点研究学校健康教育、健康服务和健康环境的创设，抓住了学校卫生工作的中心。学校的健康教育将成为学校教育体系的有机组成部分，在健康服务上将从身心疾病的治疗转向预防和健康促进方面，在健康环境上将更加注意心理和社会环境的创设。这三个方面相互关联，成为学校卫生计划，组织实施和评价的主要内容。

（4）学校卫生学的研究将从调查转向干预。

20世纪有关学校卫生问题的调查并不少，发现问题后该怎么办？这些问题不仅研究者关注，教师、家长和社会更关注。学校卫生的最终目的是要促进学生身心健康成长，因此，研究仅仅停留在调查阶段是不够的，还必须进行干预研究，要探索学校卫生问题防治和健康促进的具体办法。尽管干预研究比调查要困难，但研究人员将会努力探索，以寻求切合学生不同实际、既可行又便于操作的干预措施。

（5）学校卫生学的研究方法趋向标准化。

学校卫生学的研究将运用现代统计、测量和大数据等技术，对学生卫生问题进行标准化诊断、测量，进行资料建档、因素分析等。"学生卫生监测"和"学生心理发展评价系统"等软件陆续增多，工具的信度、效度研究和全国常模的制定将不断完善。

（6）学校卫生学的研究对象和工作队伍将不断扩展。

　　学校卫生学的研究对象将以中小学生为主体向两端延伸，扩大到学前机构、职业学校、成人学校和老年学校。不仅研究学生，还要研究教师，研究学校工作的方方面面。学校卫生学的研究还将走出校门，与家庭和社会研究相互结合。由于研究对象的扩展，学校卫生工作队伍也将扩大，教师、家长及心理、医学、法学和社会学工作者乃至党、政、工、团企业和各社会团体人士将共同合作参与这项关系到国民素质和国家未来的庞大的学生保健系统工程。

　　谨以此文祝福我国知名学校卫生学家、102岁的李林静教授安康长寿！

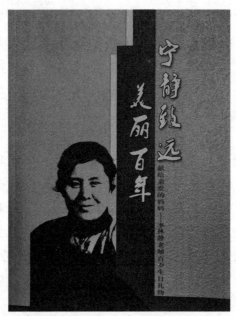

图 3-12　李林静教授传记《宁静致远、美丽百年》
（张文京、张文采等编，2021年）

第四篇　心理成长　老有所乐

新冠肺炎疫情给世人带来危机，身处初期疫情中心武汉的花甲老人，突然经历这样一场旷世劫难，悲凉愤懑如鲠在喉，目睹左邻右舍求医的慌乱和恐惧，耳闻熟悉的朋友家人生命垂危或离去，似乎感到生命走到尽头。1月底离汉通道关闭、出行受限的年关，未见"千门万户曈曈日，总把新桃换旧符"，但见方寸窗棂外玉兰花开花落，生活还得继续。作为毕业于同济医学院、从事健康心理学专业教研40年的学子，"同缘济世"的大医学情结犹在，"同舟共济"的母校精神没齿难忘，"为天地立心，为生民立命，为往圣继绝学，为万世开太平"的警世恒言仍在耳边回旋！该行动了，写点什么，至少给家园和亲朋校友留点记忆……令人欣慰的是，武汉抗疫形势已有好转，但疫情的世界控制仍任重道远。我们感谢来自全国东西南北中同行医护人员和物质的紧急驰援，也看到同济78级卫生系校友的身影和海内外同济人的积极行动：校友们走向社区、街道、家庭开展流行病学调研，在主流媒体平台为民众提供抗疫方法指导，包括公共卫生、劳动卫生、学校卫生、膳食营养卫生、环境卫生与消毒、传染病防治与健康促进、心理辅导、社会医学服务等。许多海外校友也积极参与组织医护设备资源的捐赠、邮寄和专业研讨，声援母校和家园的抗疫临床工作。本篇将回顾笔者接受医学教育的成长之路以及与同济校友和青少年心理健康工作者同缘济世、心绘彩霞的职业发展历程。

一、济世同缘生涯路

自1978年考入同济医学院（原武汉医学院）开始，我与北玲同窗学医，同舟共济，立业成家，相濡以沫40年！那天，我终于作为"知名校友"，接受同济医学院邀请，回到阔别了快半个世纪的母校，为关心下一代工作服务，向恩师和兄弟姐妹们分享生涯报告，捧出了"济世同缘、生涯如歌"的赤子之心！这里，特别将部分职场生涯感悟汇集于此，与海内外校友共勉。

尽管时光已经过去近40年，但同济医学院校园的一草一木、灯火通明的大教室、拥挤的饭堂小道、图书馆旁的圆桌石凳、协和医院实习的匆忙、舞台上的合唱演奏……仍历历在目！尤其我的5年全册同济医学院课堂学习笔记，清晰地记录了青春的岁月里与师生互动的过程，记录了一名医学生5年的学习辛劳和智慧的启程，记录了老师们的谆谆教诲与师德师风，记录了生命教育的生物—心理—社会模式的漫长整合之路。这部全册医学笔记已成为珍贵的历史文物！随意翻开一页，教师的风采、语言风格、思维逻辑就映入眼帘；我的中英双语速记和素描也清晰地反映出经过"十年浩劫"的青少年如何回归课堂，带着家国情怀的刻苦学习精神，遨游在知识的海洋……我深深为自己的先觉而感动，为一代读书人的勤奋而自豪！

1983年毕业前夕，同济校长找我谈话，希望我能够留校从事医学教育研究工作。我做了两件事：一是用半年时间进行卫生系毕业生近期职业问卷调查，将反馈的数据撰写成报告送到医学院供领导参阅；二是为了撰写"恢复校名"（从武汉医学院恢复原校名同济医学院）的报告，访谈了一些著名的同济老教授，开始对同济的历史和磨难有了了解，其中尤为幸运的是认识了著名的社会医学家林竟成教授。林老为人谦和，很有亲和力，他向我说起了一些同济校名的变更史，谈到母校从上海同济大学西迁武汉后的变化，正是他们老一辈创办了同济医院，把医院服务从临床扩展到社会。如今的同济人需要饮水思源，社会医学的鼻祖不是哪个人，而是一个团队，一批前仆后继、艰苦创业、同舟共济者！

2013年同济医学院78级卫生系校友回母校纪念毕业30周年，

全班同学赠送给母校公共卫生学院一块纪念巨石，我设计了一个雕刻字符印章"同济缘世"，寓意同济母校的百十年历史源远流长，亦可读为"济世同缘"，同济人不会忘记悬壶济世的医学宗旨，为华夏和五洲的大众服务。校友们永远铭记同济恩师提出的"大医学"理念，同济人谙知：传统医学一定要顺应当代生物—心理—社会医学模式的发展需求，做好心理的抚慰和社会康复，才能成为一代名医。

同济医学院的110年发展培育了众多的富有独特气质的好医生。裘院士的外科手术、武忠弼教授的电子显微镜观察、冯新为教授的病理学课堂、蔡宏道教授讲的"军团病"故事……无一不是医学与艺术融合的典范！艺术气质是一个好医生的必备素养。艺术气质不是鹤立鸡群，而是基于生活，不断创造新兴之美，满足自我与他人的精神需求。艺术气质不完全由遗传决定，几代同济医学人的艺术气质得益于时代的洗礼，得益于校友们丰富多彩的成长经历，得益于同济校园的艺术实践生活。校友们今天的风采表明，艺术气质的长期磨砺也促进人生涯的可持续发展和生活品质的提高。《德源中华、济世天下——同济医学院故事集》的出版向母校110岁生日奉献50万字巨著，凸显了医学人的史学艺术气质——"德源中华"，记载了同济医学院百十年来德医科学传入史实，"济世天下"道出了医学人的服务宗旨。海内外校友感同身受地看到，同济人正放开自己的胸怀与眼界，传播科学之理，传扬艺术气质之风，从个体诊治转型社会大处方，从海外象牙塔治学回归家园故里服务，继承老一辈医者的仁心品格，同舟共济、传承幸福！

有人认为，医生都是冷冰冰的，他们埋头在手术台旁和实验室里，与小白鼠为伍，与细胞的恶性增生抗争。娶她们和嫁他们都会面临巨大的家庭忙碌，没有时间吃饭，没有机会团聚，没有精力照护家人和孩子……进医学院深造的学生很少有时间去想象和考虑：嫁娶一个同窗同行今后会有什么样的事业与家庭？事实上，医学事业仍旧是前赴后继、精英辈出，医生职业在当代已成了"金饭碗"。那些当年在舞台上一展风姿的医学生校友如今都成为最有魅力的"男神、女神"级医学专家！我这位同济医学院文工团乐队指挥对舞者校友的发展是关注的，不仅是源于童年时代的艺术审美修养，也是从医学课程学习中感悟出的艺术思维迁移使然，我庆幸自己终于在纷飞的彩蝶中与最美丽的北玲结为连理、立业建家！生活中充满着喜怒哀乐，有艺术修养的人，有舞蹈功底的医学生，就能够把哀怒变为喜乐。同济海内外校友的生涯发展路径表明：那些曾在医学院浩瀚知识海洋里刻苦学习、展露艺术才华的校友，至今仍带着艺术气质在职场和生活舞台上叱咤风云。

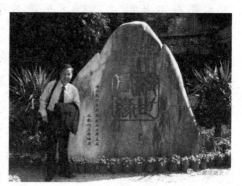

图 4-1　作者设计的同济医学院
　　　　纪念印章（2013 年）

我与妻子北玲虽没机会参加2019年同济校友芝加哥聚会，但我们已经为校友演绎了同舟共济三部曲：回归生活、幸福传承、心回家园。借此机会，再次祝福海内外能够参加聚会的校友，感谢百十年来母校几代师生的默默奉献，感谢近半个世纪以来没有战争和疯狂的时代，感谢青春同窗与回家的愿望，感谢我们的后代给予父母的不断成长的支持！

期待同济的中国红与母校精神不断传扬！济世同缘生涯路，同舟共济建家园，新时代新生活前程似锦！

参考资料

①卢刚、王钢主编：《德源中华、济世天下——同济医学院故事集》，华中科技大学出版社，2017。

二、同济的医学教育者

近期加拿大学妹红梅传出信息，同济海外校友会刊更名在即，编辑部准备开办"同济导师风采录"栏目。1978年至1983年是我与耿北玲在同济医学院同窗共读的美好日子。尽管时光已经过去近40年，但恩师们的谆谆教诲、校园的一草一木、灯火通明的大教室、拥挤的食堂小道、图书馆旁的圆桌石凳、协和医院实习的匆忙、舞台上的合唱演奏……仍历历在目！同济医学院的发展已经110年，同舟共济的师生是一个团队，详细回忆每位恩师传授知识的细节已经很难了。这里摘录几段对恩师的回忆，与校友们分享。

（一）课堂笔记留恩师

纽约校友王钢送来了《忆父亲王辨明教授》手稿分享，其中刊用了1981年王教授指导我们的实习照片，文中提及我40年前听课的"淘气"习惯：用漫画记录教师的风采……我的回忆被唤醒，遂翻箱倒柜，找出我的5年全册同济医学院课堂学习笔记。这部全册课堂笔记清晰地记录了青春的岁月与师生互动的过程，记录了一名医学生5年的学习辛劳和智慧的启程，记录了老师们的师德师风，记录了生命教育的生物—心理—社会模式的漫长整合之路。最令我感动的是，居然在听每节课之隙，我还学有余力素描教师的风采……使我在40年后能够轻松地回忆起恩师们的音容笑貌！

这部医学院全册笔记已成为珍贵的历史文物！随意翻开一页，教师的风采、语言风格、思维逻辑就映入眼帘；我的中英双语速记和素描也清晰地反映出经过"十年浩劫"的青少年如何回归课堂，带着家国情怀的刻苦学习精神，遨游在知识的海洋……我深深为自己的先觉而感动！为一代读书人的勤奋而自豪！

王辨明教授是内科学大课教学的老师，给我们上过"贫血概论"等章节，还亲自指导我们临床观察切片、使用显微镜技术。王教授是全国知名的血液病研究奠基人，他平易近人、和蔼可亲，循循善诱、诲人不倦，是校友们最喜爱的同济恩师之一。2013年，组稿《德源中华、济世天下——同济医学院故事集》时，我终于结识了王辨明教授之子——在纽约康奈尔大学工作的校友王钢，他给我分享了许多同济与协和的历史，也让我感受到导师遗传的风采！知音难觅，曾近在咫尺！家学、家风、家训……一直是我们跨洋交流的主题。令我感动的是，从王钢教授的文章中，我又读出了老王教授当年课堂教学的话语，读出了同济医学院几代学者创业的气魄与胸襟！今天又随同几代海外校友继续同舟共济的旋律，叙述生涯故事、师生的故事，感慨万千！

（二）医学教育有大师

1983年毕业前夕，同济副校长文历阳、袁琏和教务处处长朱亲云找我谈话，希望我能够留校从事医学教育研究的工作。当时我对医学教育的感知还不是很透彻，不能像自己担任医学院文工团乐队指挥那样挥洒自如，但我做了两件事：一是用半年时间进行卫生系毕业生近期职业问卷调查，将反馈的数据撰写成报告送到医学院供领导参阅；二是为了撰写"恢复校名"（从武汉医学院恢复原校名同济医学院）的报告，访谈了一些著名的同济老教授，开始对同济的历史和磨难有了了解，其中尤为幸运的是认识了著名的社会医学家林竟成教授。正是与林老师的接触，让我走上了一条社会医学生涯之路，服务社会、抚慰青少年心灵30年！

林老师为人谦和，他的爱子林颐年是我的同窗，5年同窗学习，小林很少谈及老林，一直到毕业后的访谈中，我才恍然大悟，后悔不识庐山真面目！我的记忆中林老师是很有亲和力的，他到图书馆查阅资料，将几本原版的《医学教育》英文杂志递到我手中，希望我将其中的佳文翻译成中文登在同济医学院教务处的《医学教育通讯》上，译文在他指导和修改后发表。访谈中他向我说起了一些同济校名的变更史,谈到当年从上海同济大学西迁武汉后的变化,那是我第一次得知,为了同济的校名,当年一些一、二级教授被打成"右派"!同济人都希望拨乱反正,正本清源!2014年,远在纽约工作的同济校友王钢教授给我传来一张珍贵的旧照,正是林老担任中美医院院长时的照片(1948年),林老坐在正中,四周簇拥着同济医学院著名的医生团队……是他们创办了同济医院,是他们把医院服务从临床扩展到社会,如今的同济人需要饮水思源!

社会医学的鼻祖不是哪个人,而是一个团队,是一批前仆后继、艰苦创业、同舟共济者!在我的记忆中,还有一位恩师值得追忆——朱文思,儿童青少年卫生学家,1931年毕业于燕京大学化学系,1936年毕业于协和医学院,获医学博士学位。1947年留学美国,次年回国。曾任武汉大学医学院附属医院主治医师。新中国成立以后历任武汉医学院教授、儿童青少年卫生学教研室主任,中国民主同盟盟员,长期从事儿童青少年卫生学研究。1956年、1973年主持开展了武汉市中小学生身体发育情况的调查研究,著有《学校卫生学》等。记得1978年我以联合国儿童基金会高级访问学者身份赴加拿大康考迪亚大学心理学系和人类发展研究中心留学时,朱文思教授和崔伊微教授是我的推荐导师。我那天去看望朱教授,她卧在病床上,还细心向我传授国外学习的体验……后来,我知晓朱教授离世的消息,来不及报答她老人家的栽培推荐,特在此文中弥补感恩之情!

(三) 社会医学在传承

同济医学院78级卫生系150多人的一个大班组成了特殊的小社会:年龄悬殊,从16岁到32岁的学生同堂学习;来源广泛,来自中南五省的学校、工矿、农村的学生形成了新的团队;教师子女众多,同济医学院卫生系的教师子女就有20多位进入环境医学专业学习;兴趣各异,许多同学的文学、艺术、体育天赋已达到专业水平。如此"混杂"的学生群体，能够在短短的 5 年学习期间形成高度的凝聚力和获得诸多校园荣誉奖励，得益于以"社会医学"为代表的人文、社会、环境医学课程的开设和诸多具有社会医学眼光的专家教师们的精心栽培！这些教师中许多是同济医学院的大师和功臣，不少教师也是我们班同学的父母亲人！林竟成、唐哲、李赋京、何尚浦、包克光、周韫珍、朱清华……他们从预防医学的各个领域向学生们教授同一种理念——用社会医学眼光救死扶伤，以社会医学合力构建人类幸福力和实现中华复兴梦！

正是基于同济医学院的社会医学土壤和大师们的耕耘播种，110 年后的校庆时，同济卫生学院专业排名全国第一，尽管老师们多数已含笑九泉，但当年的学子已遍布华夏五洲，他们正传承着"同舟共济"的同济精神和社会医学的理念，许多已成为国际医坛上的巨匠和社会服务前线的排头兵。

社会医学延伸的标志之一是医学人的社会化。医学人的社会化，是指医学院校培养出来的学子服务社会的职业生涯发展过程，即从生物医学知识的学习逐步扩展到职场的心理社会化适应与发展的过程，它是医学生职业生涯发展的必由之路。

同济医学院的预防医学学科研究一直以来在全国成果斐然，得益于该院明确的医学教育目标和人才培养模式，以生物—心理—社会医学模式的大视野，注重生命科学、基础医学和应用趋向的整合化预防医学教育和教学，强调预防医学人才毕业后的心理社会发展和为大众健康促进服务的宗旨，宽基础、重实践，培育出各类优秀人才服务于各行各业，成为医学人社会化的最好诠释。以卫生系 78 级的 150 多位学子为例，在他们毕业后纪念职场生涯 30 年之际，我们发现了一些有趣的现象：在全班毕业生中，工作在海外、国内预防医学界、非医学界的校友分别占三分之一。预防医学教育培养的医学人才只有一小部分"专业对口"，多数人才都被分流到社会各界。海外校友中，有在《科学》杂志上发表研究成果的生物学家，有在世界顶级大学任职的教授、在世界医药大公司任职的白领；在非医学界的校友中，有知名的研究者、心理社会学家和管理工作者；而专业对口的预防医学界的校友多半在从事健康管理、教学以及行政工作。传统的预防医学一直是医学学科群中的"弱势群体"，直到信息时代到来，社会环境高度竞争、快速发展，"非典"、食品污染和雾霾的扩展，自杀、离婚和吸毒现象增多，心理社会压力上升，亚健康人群的扩大，人们开始发现传统医学教育的局限，深刻领悟医学人的社会化要义。因此，卫生管理和心理社会预防的话题被提到议事日程，医学院的毕业生不必再为医学人的专业不对口而沮丧，反之开始为医学人才培养模式的扩展和医学人的社会化发展而欢欣。

同济前辈社会医学家们给我们留下了勤于思索的习惯和医治大社会的眼光。在职场生涯中，我们这一代人一直在苦苦探索医学、心理学、社会学、管理学之间的契合点，试图整合几个学科的理念，探索医学人文发展的建构模式，既重视科学研究方法，又看重人性的适应和发展过程。作为社会化的医学人，我们喜忧参半：喜的是多学科的契合点已经出现，新的平台发展前程似锦；忧的是广大人民群众还缺乏科学的自我保健意识和健康的生活方式，人类生存环境还存在大量生物、心理和社会方面的危机。

那天同济医学院78级卫生系校友马晶在微信朋友圈中传来一条信息："2017年11月1日开始去新单位哈佛医学院人群医学系担任中国中心主任。一去就遇到系里庆祝25周年纪念活动……太多的研究与实践经验、方法和成果可以介绍给中国并转化落地。这也是中国中心的主要任务之一。"作为5年小组同窗，我第一时间点赞："祝贺波士顿哈佛又一个中国中心的建立！点赞同窗马晶夫妇对人群医学的贡献！"卢刚和向惠云主席、时勉老师、陈惟主任……众多的海内外同济校友一片称道，大家为同济预防医学的海外发展而欢欣，为校友的国际化职业发展而自豪！同济校友同窗情谊已经传承到下一代人，预防医学的研究领域已经扩展到人类的生物、心理和社会，同济学子的职场生涯发展五彩缤纷，硕果累累！

2013年同济医学院78级卫生系同学回母校纪念毕业30周年，全班同学赠送给母校公共卫生学院一块纪念巨石，我为其设计了一个雕刻字符印章："同济缘世"——意寓同济母校的百十年历史源远流长，亦可读为"济世同缘"——同济人不会忘记悬壶济世的医学宗旨，为华夏和五

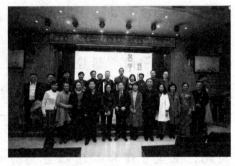

图4-2　同济文工团团员回访母校（2019年）

洲的大众服务。校友们永远铭记同济恩师提出的"大医学"理念，同济人谙知：传统医学一定要顺应当代生物—心理—社会医学模式的发展需求，做好心理的抚慰和社会康复，才能成为一代名医。

三、校园艺术生活

我与妻子耿北玲相识于1978年同济医学院文工团的组建与人才选拔。作为乐团指挥，我接受团委指派，从77—78级校友中选拔艺术人才。经过文艺部部长黄媛媛的介绍，我幸运遇见了美丽的校友耿北玲。我与她同窗学医，同舟共济，立业成家，相濡以沫40年。直到昨天，我终于作为"知名校友"，接受同济医学院邀请，回到阔别了快半个世纪的母校，为关心下一代工作服务，向恩师和兄弟姐妹们捧出了"济世同缘、生涯如歌"的赤子之心！这是为广大海内外校友参与母校和家园建设的抛砖引玉。

同济医学院官网报道："2018年3月27日，报告厅内灯火通明，座无虚席。知名校友郑晓边教授正在为大学生们作题为《济世同缘　生涯如歌》的专题报告。这场报告会是由同济医学院关工委和华中科技大学医学学生工作部（处）联合举办的。同济医学院党委副书记邓静萍、同济医学院关心下一代工作委员会主任

王西明、各有关职能部门的领导、校友会的领导等出席了报告会。郑教授的报告紧密结合当前医科大学生校园学习生活与职业发展需求，通过对同济医学院77—78级校友的职场发展案例回顾同济精神，融合专业理念、人文关怀、心理辅导于一体，向大学生传递正能量的信息，告诫师弟、师妹们要明确学习的目的，尽早规划自己的职业生涯。郑教授的报告语言幽默风趣，深入浅出，与师弟、师妹们互动体验，在顿悟中共同成长。"

（一）医学生的艺术气质

1981年同济医学院学生文工团在全省高校演出获奖载誉归来的图片引发海内外校友热议。前排就座的有同济医学院的张书记、后任国家卫生部副部长的何书记、学工部陈部长、团委谢书记和陈宏章老师。二、三排的乐手与歌手都是文工团的艺术知音，也是医学课堂里的学习骄子。小提琴手吕琪曾经是协和医院的胸外科医生，现居住加拿大，依旧是微信群最有音乐欣赏品味的群友；陶醉在镜头前的超声波医师元芳与身边的帅小伙佐飞终成眷属，赴美国猫王音乐之乡立业发展；提琴手陶为科成为美国达拉斯麻醉科教授，歌手胡蓉和长笛手黄家清分别落户美国东、西海岸，大提琴手单英、鲁亚莉，首席提琴手必希，还有狄唯梅、汉宁，黑管小夏、亚平，圆号卫东，长笛周郑……记得还有歌手、眼科医生彭珠珠，长笛手卢刚，小号手琪嘉，手风琴手项楠、毛平、冷忠泰，以及众多的美丽舞蹈队员张晓静、黄晓珠、王萍、王凤、万憬……36年前的青葱岁月早已淡忘，老照片却能唤醒美好的回忆。

艺术气质是一个好医生的必备素养，同济医学院的110年发展培育了众多的富有独特气质的好医生。裘院士的外科手术、武忠弼教授的电子显微镜观察、冯新为教授的病理学课堂、蔡宏道教授讲的"军团病"故事……无一不是医学与艺术融合的典范！艺术气质不是鹤立鸡群，而是基于生活，不断创造新兴之美，满足自我与他人的精神需求。艺术气质不完全由遗传决定，几代同济医学人的艺术气质得益于时代的洗礼，得益于校友们丰富多彩的成长经历，得益于同济校园的艺术实践生活。校友们今天的风采表明，艺术气质的长期磨砺也促进人的生涯可持续发展和生活品质的提高。

记得旅居美国的校友汪策医生在微信中论及"医学与艺术"时介绍，哈佛大学医学院让医学生接触艺术、文学、戏剧、舞蹈，目的是让医学生变得更富有同情心和更善于思考，帮助医学生更好地理解人和人的状况，如人类的真、善、美，人类情感爱恨情仇、喜怒哀乐、悲欢离合。美国医学会杂志的前任封面主编特雷茜·沙伍斯盖特医生总结了医学和艺术的几个共同点：医学和艺术都是去完成自然界还没完成的任务；医学和艺术都有共同的物质对象视觉世界；艺术家和医生都需要对灵魂、精神高质量的要求，都有着对生命及人文的渴求与热爱。

从 2017 年波士顿校友聚会的系列报道中可以清晰地看到医学与艺术的结合之美：以美国医学科学院士为代表的新一代同济校友主讲的医学专题紧密结合人类的生活需求；分享的临床、学术、生物制药业与职业生涯发展的创新经验显示了同济医人的生活艺术态度；编排一台美轮美奂的高质量晚会节目，数百校友赴哈佛会场倾情投入精彩演出，摄影师留下津津有味的记忆瞬间，《难忘今宵》"共同祝愿祖国好、同济好"的新词心曲……无一不是科学与艺术的表征与再现！

与海外游子的"抱团取暖"相对照，国内的校友也在"亦步亦趋"，海内外校友共同弘扬着同济医学人的艺术气质。《德源中华、济世天下——同济医学院故事集》的出版，向母校 110 岁生日奉献 50 万字巨著，凸显了医学人的史学艺术气质。海内外校友感同身受地看到，同济人正放开自己的胸怀与眼界，传播科学之理，传扬艺术气质之风，从个体诊治转型社会大处方，从海外象牙塔治学回归家园故里服务，继承老一辈医者仁心品格，同舟共济、传承幸福！

（二）艺术促进生涯发展

同济海内外艺涯群发的信息"同济艺涯群星同唱一首歌"带给我万千感慨！那些曾经不得不离开艺术爱好、离开家园发展医学事业和职业生涯的医生同窗，从世界各个角落，同唱悠扬的心曲，表达对生涯与家乡的眷念！海外游子抱团取暖，边学边唱，前赴后继，合成制作，音频歌声从英吉利海峡到莱茵河畔，从美国五大湖密西西比河畔到圣地亚哥与迈阿密，从加拿大国家公园到长江岸边……校友的歌声让世界充满爱！

面对一群令人眼花缭乱的蝴蝶飞舞，你会真切感受到五彩缤纷的芳香！记得当年为二重唱《知识的海洋》伴舞的那些舞者个个都是貌美如花的医学生佼佼者……这些美丽的队员去哪儿了？

近3年来数个同济海外校友微信群陆续给我带来了舞者的信息。2012年，我与妻子北玲在旧金山机场旁的别墅群里遇到黄晓珠，那是我第一次在海外见到分别了36年的文工团舞者。后来的波士顿校友会报道中，我看到红梅传给我的信札中出现美国医生汪元芳的"高踢腿扇子舞"，没有想到当年的低音贝斯和大提琴乐手有这么好的舞蹈基本功！当年站在舞台中央的张晓静医生依然是亭亭玉立、万般风情。同济海外校友舞者与歌唱者中还有一大批在夕阳时刻开启艺术学习之旅的新手……那些学弟妹们，用艺术的眼光主编海外校友信札，主持跨国的个性张扬的微信群交流，把医学扩展到艺术、新闻、出版、财务、商业与人的生活各个领域！

作为乐队指挥，我常常努力从校友群的微信中再认每位乐手与舞者的名字，却未能如愿。但有一位医生舞者是我将终身记住的，她像天使一样贮存于我的心灵；她虽没有在前台展示舞姿，却长期在后台默默奉献相守；她与我同舟共济、患难与共；她相夫教女、善良贤惠……我庆幸自己终于在纷飞的彩蝶中与最美丽的耿北玲结为连理、立业建家!

生活中充满着喜怒哀乐,有艺术修养的人,有舞蹈功底的医学生,就能够把哀怒变为喜乐。同济海内外校友的生涯发展路径表明:那些曾在医学院浩瀚知识海洋里刻苦学习、展露艺术才华的校友,至今仍带着艺术气质在职场和生活舞台上叱咤风云!

(三) 他山之石可以攻玉

回想1988年我在加拿大蒙特利尔留学的情景:在皇家山上被红叶簇拥,在隆冬时刻伫立于麦吉尔大学之巅遥望北国雪景,在北美大教堂的千级石阶前看到虔诚的信徒跪拜,在圣诞之夜聆听巨大的管风琴伴奏下的四声部唱诗班的悠扬旋律,在繁华的凯瑟琳大街不远处的白求恩雕像前思念三岁的女儿和她美丽的妈妈……

浪漫的生活旅途从哪里说起?童年的记忆已经模糊,青少年的生活被"文革"掩埋,知青的蹉跎岁月一去不复返,大学的同窗历程已被校友熟知,毕业后的职场发展与成就去搜索百度就一目了然……释放心灵的歌似乎有点压力,但夕阳中的梦歌却自由自在!

回首往事,我们夫妇真正的海外浪漫之旅从2009年之夏开启。我与妻子去美国西雅图,经历了40天真真切切的"浪漫西雅图"之旅!我们坐上朋友租来的车,从华盛顿州西雅图出发,南下俄勒冈州的波特兰和尤金市,沿着加州金色海岸,去旧金山和洛杉矶,再北上内华达州的拉斯维加斯,在车轮上跑马观花巡游了美国四个州,所见所闻印象深刻。

城市的发展以及市民生活品位和行为修养的提高,不仅需要提高教育质量,而且需要海纳百川,需要向世界学习先进经验。改变世人对自己的看法有时很困难,但改变自己的生活学习观念却很容易!大都市不是靠人多来计算的,要想提高自己的魅力指数,就要改变错误的认知。通过审视西雅图的城市发展轨迹和西雅图人的生活风貌，大武汉人可以重新认识自己的优劣，只有形成每一个武汉人的自我教育动力，才可能缩小两座城市的差距，才可能使大武汉名至所归，使武汉早日跻身于世界强市之林。今天，看到同济小芳还在继续西雅图华裔人创业的故事，看到同济77级、78级的校友陆续分批巡游美国西部的风光，在拉斯维加斯、黄石公园、阿拉斯加、旧金山、洛杉矶、圣地亚哥……留下的照片、体验和欣喜，不由感慨万千！美丽的风光没有变，人的生活旅途多姿多彩，校友们对青春和年轮的感受、对母校精神的传承殊途同归！

记得1988年秋，我从加拿大蒙特利尔乘火车出发，沿着美丽的圣劳伦斯河往南，跨越美加边境时，遇到美国海关的"关注"，对我这位持有中国护照的学者进行了仔细盘查，似乎用流利的英文才能使海关官员确信，来自中国的青年学者的确是联合国儿童基金会"高级访问学者"项目资助的获得者！

在中国心理学学术界，30年前国际交流很少，我原来的计划是赴美国伊利诺伊州的芝加哥大学学习，囿于联合国儿童基金会的项目资助期限和对"帝国主义"的童年恐惧习得体验，以及枫叶国加拿大学者的诚挚友好和来华面访留下的美好感觉，我最终选择了加拿大最具欧洲风情的蒙特利尔，到康考迪亚大学心理学系访学。毕业于斯坦福大学心理学系的导师安娜教授的微笑、人类发展研究中心的团队合作体验、国际会议中心第49届加拿大心理学年会的交流、凯瑟琳大街的红橙黄绿青蓝紫、麦基尔大学音乐学院的小提琴四重奏维瓦尔第《四季》的旋律、皇家山北美大教堂管风琴圣诞之夜的奏鸣……都给我留下难忘印象。

30年前的留学生活还给我留下海外游子"孤独"的感受：与美丽的妻子写封信需要一个月才能等到回复；周末两天加拿大人开着载着游艇的车去度假地旅行，而中国学者常常泡在图书馆的知识海洋里寻觅，或者在老板的实验室、唐人街的中国餐馆里打工养活自己和家人；像我这样常去麦基尔大学聆听音乐会的学者凤毛麟角。

那时看到的美国东部都市既壮观又孤独：纽约双子塔顶的远眺，自由女神像的召唤，华盛顿纪念碑直耸云霄，贝聿铭设计的国家美术馆中西风格冲突，波特马克河畔的"觉醒之手"，大西洋赌城边的蓝色大海与小舟……

时间跨越到 26 年后的 2012 年，我与妻子为召唤同济校友回家参与 30 年聚会热身，又一次赴美看望留学的女儿，体验海外游子的孤独。校友何滨夫妇邀请我们到访新泽西生活社区，图书馆里存放着许多中国的珍贵图书，在台湾人开的超市里看到武汉人喜爱的"欢喜坨"，校友递过来的那两本厚重的银婚相册使我们顿悟：该是关心空巢老人自己的时候了！在新泽西的湖南餐厅，十多位同学团聚一堂，共叙佳话。我们幸庆有这样的机会代表国内同学表达对海外同学的问候，并转达"明年回国聚会"的邀请。桌上摆满了中国的菜肴，席间洋溢着校友的情意和感叹。我们带着对幸福的探寻和学习精神，享受同济校友的礼遇，同学们还没有老，心更年轻！海外 10 年、20 年、30 年的生活极其不容易。从同学们的风貌中，可以感受到同济人的母校精神，感受到医学的扩展，感受到班级凝聚力和楚人后裔的智慧以及中国文化的魅力！老同学重聚就像家人团聚一样，总是那么美好和令人向往，何况这样的团聚如此不容易！

2012 年龙年夏末，当飞机抵达旧金山上空时，可以俯瞰整个湾区的风貌！"湾区"是美国人均所得最高的地区之一，也是华人来美创业发展最集中的地区。我们去了著名的渔人码头、花街、金门大桥，感受到凉飕飕的海风和海雾，沿着海岸线往西进林肯公园，但见山峰陡立，参天古木随海风摇曳，高大的松树因常年遭受海风的侵蚀，迎风面已光秃秃，尖尖的树梢向背风面倾斜，形成了傲骨风霜的硬派气质。从辽阔的太平洋海面形成的海浪一排排、一阵阵地拍打着岸边的巨石暗礁，翻腾的浪花的气息沁人心脾，沧桑的景观令人敬畏！这里地处美国西海岸前沿，洋的那边是中国的大陆上海……伫立山头，令人遐想，有多少中华精英跨越这道洋面来美创业发展？有多少英雄在这条漫长的人生路上"竞折腰"？

太平洋彼岸并不遥远，太平洋两岸已在携手，同济海内外校友是同一血脉的华夏兄弟姐妹！我们相信，会有更多的精英跨越洋面往复两地创业发展，有更多的普通医人参与同舟共济的建桥和架桥事业团队！

（四）群英荟萃共建家园

"2017 波士顿校庆联谊会及医学前沿高峰论坛"成功举办的图文信息在海内外各微信群反响热烈。加拿大主编红梅投石问路，在校友平静的心灵之湖泛起阵阵涟漪：为什么参加聚会？怎样看待幕后的义工？心中的愿望达到了吗？感触最深的事是什么？对组委会有何评价？见到多年未谋面的师生校友想说什么？下次聚会参加吗？看到照片有何感想？……回答这一系列征文主题并不容易！

我与妻子耿北玲是同济医学院 78 级医疗与卫生专业同窗，虽没机会参加 2017 年波士顿聚会，但我们已经为校友演绎了同舟共济三部曲：

第一部曲是"同舟共济、回归生活"。2009 年我们赴美看望同济校友，撰写了一篇微文，经刘恒意与卢刚两位主席推介，登录卢刚主席主编的网页，与海外校友分享。我们尝试用同济人的治学风格，叙述亲情与心灵感悟。我们赴美游览了十多个州，遇到数十年不见的北美创业的校友们，30 年弹指一挥间！海外 10～30 年的生活极其不容易。从同学们的风貌中，可以感受到母校的昔日风光，感受到医学的扩展，感受到同济的凝聚力和楚人后裔的智慧以及中国文化的魅力！

第二部曲是"同舟共济、幸福传承"。波士顿聚会之前，我们撰文为聚会预热。红梅将我们合演的二胡太极"彩云追月"舞步与我设计的 78 级卫生系"济世同缘"石标图章录入会前通知"美摄"作品，与校友们分享。同时我也参编了卢刚和王钢主编的《德源中华、济世天下——同济医学院故事集》，向母校 110 岁生日奉献 50 万字巨著，向同济医学院几代老师和亲人以及校友表达真诚的祝福！我曾在参与组稿时表达：110 年的校史在人类历史的长河中仅是沧海一粟。在同济发展的历史长河中，父辈和老师留下了宝贵的史实，作为同济专家学者后代以及学生代表，能在百忙中撰写父辈和恩师的生活故事，该多么有意义！

第三部曲是"同舟共济、心回家园"。波士顿聚会是一个标志：表明同济医人正传承"同舟共济"的精神，为全人类健康服务，开启了心回家园的幸福征程。"家园"包括民族文化意味的家乡和世界创业者的心灵港湾！校友们陆续接近和跨越六十耳顺之年，是开启自己生活叙事的时候了！生活叙事是伴随人类社会化的一种文化传承方式，是一种幸福能力，是每一位校友都能参与的保健之道！希望有更多的校友回应同济医学院海外校友总会海外信札编辑部的稿约，留下珍贵的生涯与生活墨宝。

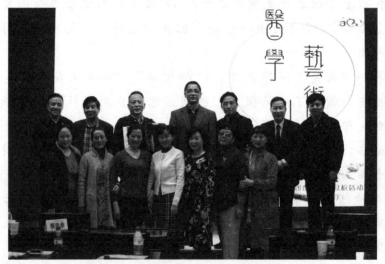

图 4-3 同济文工团团员 40 年风采依旧（2019 年）

"波士顿群英会"微信群云集了海内外 500 位校友，这与成功的波士顿聚会和同济海外校友总会几任主席团队以及华中科大校友总会的奉献相关。"海外校友总会2017年波士顿会议致谢信"已经表达了对众多校友的感谢。显而易见，没有来得及列出而需要感谢的对象还有很多：除了感谢那些能够幸运参加聚会前后台工作的校友，还要感谢110年来母校几代师生的默默奉献，感谢近半个世纪以来没有战争和疯狂的时代，感谢家园的温馨，感谢我们的青春同窗与回家的愿望，感谢我们的后代给予父母的不断成长的支持……

期待"波士顿群英会"的中国红与同济精神不断传扬！

同舟共济建家园是新生活和新时代的开始！

四、芳华映照天涯

主编胡克勤一再催促我，让我把曾撰写的几位校友早逝纪念文章集合发表。我诚惶诚恐，记起那天精神分析学家、学弟施琪嘉的告诫："别再写哀思文章了，校友们一个一个都离去了……"我明白校友的潜意识表达，面对生与死，同济校友有着更深切的专业体会，今天追悼先去的校友，是为活着的同济人更珍惜生命的价值和意义。

临近圣诞和新年之际，喜庆与悲伤的信息纷至沓来……尤其是美国同济校友黄晓珠的离世，唤醒了海内外同济医人对逝者的怀念和对生命时空的深度感悟。昨日深夜，我撰文《同济人的芳华——深切怀念同济文工团校友黄晓珠》至微信朋友圈，一夜之间，竟然有660多位校友分享！并留言对同济"桂花"和家人表达祈福与哀悼……"悲伤"不是分享之目的，而是校友情感的倾诉与沟通，是对离世的同济"桂子"和"桂花"们的纪念，是对同济历史的尊重与铭刻，是对母校同舟共济精神的传承。

（一）同济校友惜芳华

2017年12月20日，"同济群英会"传来在美国湾区工作的校友黄晓珠不幸离世的消息，校友们为失去这位美丽而优秀的同济医学院文工团舞者万分悲痛！

　　同济海外校友会数任主席在微信群中发布了哀悼："校友黄晓珠，因病在美国加州逝世，她同济本科78级，硕士85级，师从同济医学院病理学专业车东媛教授，一直从事呼吸系统疾病研究（肺动脉高压，慢阻肺，哮喘/气道阻塞），卓有成就，是UCSF哮喘基础研究中心的教授。英年早逝，太可惜了，大家保重！"

　　也许出自校友危难时刻同舟共济的心灵感应，前不久我才撰文《娶一位医生舞者回家》提及我们与晓珠在湾区团聚的情形，没想到自那一别又5年，今日校友竟然阴阳相隔！

　　时值圣诞、新年前夕，国内外一些校友沉浸在贺岁片《芳华》的议论中，无论褒贬如何，充满理想和激情的一群芳华青春者的人生命运故事毕竟唤醒了一代人对20世纪七八十年代的记忆。每一代人，都有属于自己的芬芳年华。同济医人的"芳华"是在母校种下的，她不会离世，她的芬芳香飘世界，她的华彩映照天涯！

　　黄晓珠是我的妻子耿北玲的同班同窗，也是同济文工团舞蹈队的舞者之一，当年在母校读书时就是有名的勤奋学习者。总见她一人背着书包在小树林晨读外语，夜深还坐在空旷的大教室里如饥似渴地记忆医学知识；高校会演的舞台中央，她与张晓静、王萍等身材高挑的舞伴翩翩起舞，亭亭玉立……36年后，我们在旧金山重逢，她还是像在母校读书时那样自信矜持、芳华依然！她与先生开车带我们到驻地超市，购买了虾、蛋、蔬菜、水果，说因职场忙碌，家中冰箱已空空如也，一周一次购买生活用品是海外校友的习惯。走进他们的别墅，温馨祥和的家庭气氛扑面而来：每个角落、每件家具和墙壁饰物的细节处理都体现出医学艺术者科学严谨的生活风格。晓珠与我们一边交流，一边为先生帮厨，不一会儿工夫，竟然端上来一桌"满汉全席"！

　　晓珠工作在加州大学旧金山医学院（UCSF）的海湾校区，那里是医学科技人才济济、精英辈出的高地，其工作压力之大不言而喻。晓珠陪同我们参观了部分实验室和图书馆，她较少提及自己的实验工作细节，也许是照顾国内校友的专业局限——我们能够感同身受，她那美丽而聪明的大脑里载满了实验设计、数据处理和成果专利的知识与技能。

晓珠惜时如金，行走如飞，开车带我们去斯坦福大学校园参观，念念不忘"临时停车"的时间限定……"时空的窘迫感"是创业岁月里逐渐积累的，它饱含着对校友的真诚，对芳华的珍惜，对职业生活的态度。

生活中充满着喜怒哀乐，有艺术修养的人，有舞蹈功底的医学生，就能够把哀怒变为喜乐。

晓珠先我们而去了……她把生活理念、治学与为人之道留给校友，她用"化蝶"的方式，把生命献给世界医学事业，让同济人的芳华温暖人间！

安息吧，晓珠，校友们永远怀念你！

（二）同济桂子一路走好

2017年从早春到阳春，我一直忙于高考辅导和各类发展心理学学术活动与社会服务，同济医学院"78卫校友群"突然传出悲伤的消息：王礼桂同学竟然因脑溢血离校友而去，56年的生命年华刚刚绽放就早早结束了，我们为之痛惜！

今日得空提笔，追忆学界挚友，怀念同窗岁月，祈福同济桂子一路走好！

记得30多年前从同济医学院毕业时，礼桂同学留在了卫生学院儿少卫生教研室，我被选拔到医学院教务处医学教育研究室。尽管同窗职业起始平台不一样，但我们30年来一直同舟共济，殊途同归，都成为青少年儿童教研领域的学者。

儿少卫生教研室在公共卫生学院一直处在"小儿科"地位，尽管不在"主流"位置，但几代学者前赴后继，硕果累累，英雄辈出：朱文思和崔伊微教授是我出国学习的推荐人，吴汉荣和余毅震教授是我在湖北省心理卫生协会的学术同道，马晶这位小组同窗现还在哈佛医学院发扬光大妇幼卫生事业，还有77级的张静，青年蒙衡老师，妇幼统计专业的刘教授、石教授、杜院长（请谅解我记不全儿少卫生团队成员）……礼桂同学正是在这些英雄们陪伴下，度过了30年艰苦卓绝的职业生涯！

礼桂同学治学刻苦，擅长计算机统计技术，曾帮助我使用SAS程序分析调研数据。

礼桂同学为人厚道，一直把我和我妻子当作兄嫂，逢人便夸耀校友的才华与美丽。

礼桂同学个性谦和，常常成为最好的科研伙伴，在湖北省妇联的项目研究中，他与我愉快合作，指导研究生分析资料，从不计较个人得失。

礼桂同学献身济世事业，热心社会服务工作，创办了多期"心理咨询师""健康管理师"职业培训班，常常邀请我承担教学工作。

礼桂同学注重修身，在名列全国第一的卫生专业团队工作压力下，努力进取，担任多门课程的教学任务……

同济的桂子虽然去了，但更多的桂苗在成长！微信群中看到礼桂的儿子依然沿用"王礼桂"名在校友群中怀念父亲和感谢叔叔、伯伯和阿姨的援助……校友们的内心一阵阵感动！我们为校友的离去而惋惜，更为后继有人而欣慰！

同济医学院110年校庆在即，我们不会忘记今日之成果来源于同济人百年的努力，来源于几代师生的前赴后继！我们希望海内外校友分享母校历史和那些创业者的家国情怀，继续弘扬母校同舟共济精神，治学修身、济世天下！

谨以此文纪念同济桂子！

（三）天堂里的琴声

大年初五，原同济医学院乐团小提琴手吕琪发微信消息给我，与他同台演奏的另一小提琴手翦必希在阿拉巴马伯明翰逝世，希望我这位曾经的乐团指挥撰文表达对同济乐手的思念。为了更好地追忆，我向王钢和张晓静等77级三大班校友询问详情，但校友们所获翦必希的信息甚少，一天后才得到确认：

翦必希终因长期身患多种疾病，于2月18日在阿拉巴马伯明翰逝世，终年63岁，为武汉医学院77级本科，84级硕士。

正如吕琪描绘的那样，翦必希在同济读书时就是一个"习惯沉默"的学子。从他那双略带西域风采的瞳仁中，闪烁出智慧与敏感！多次同济乐团的排练和演出，让首席小提琴手与指挥的关系有不言而喻的亲密……有时也有争执，那只是青少年的成就动机与才华的碰撞和交融！

翦必希与吕琪都曾经师从中央音乐学院毕业的高毅老师，而高老师又是我的音乐启蒙老师沈锦锋的琴友。这样的艺术教育经历和"艺术细胞的遗传与变异"，使我们这些青少年乐手进了大学后成为同济乐团的骨干。

77级三大班的小提琴手翦必希带着琴声先去了，同济乐团又失去了一位优秀的乐手……当年的同济乐团何时再来合奏一段同济交响乐章？

我曾经撰文《拉斯维加斯的中秋》，为翦必希生前的同济医学院77级三大班校友声援，是同济学人对生与死的最好诠释：

2017年中秋前夕，校友群传来信息：同济医学院77级三大班的数十位校友团聚在美国西部拉斯维加斯，经历了一场真实的"枪击案"……连续几天，校友们为无辜的受害者与伤痛者祈祷，为同济的旅游团队幸运无恙而宽慰，为生活在海外的游子们的身心安全而担忧！

77级三大班校友的美国团聚是同济医学院同舟共济精神传承的见证，曾经有一百多人的大班同学超过半数的校友在毕业了35年后，又团聚在太平洋彼岸的美国西部……这是极其不容易实现的梦想，得益于校友们的专业素养和创业能力，得益于同济的悬壶济世精神的种植，更得益于中美人民的友谊和当今趋向世界和平、向往幸福的美好愿望！

77 级三大班是同济医学院的一个班级代表，在同济 77—78 级人才济济、精英辈出的医学生中比较突出，该班的许多校友都是我的知己：康奈尔大学工作的王钢教授是我的好朋友，张晓静、王凤与我同在医学院艺术团，鲍敏、罗云、余跃华、臧爱华都是曾为我服务的优秀医生……这些同济校友都是帮助别人、救死扶伤的好医生、好学者！

张晓静的一段"九儿"之舞，唤醒了我对同济文工团的生活记忆，我想念那些同窗的岁月，那些舞台上曼妙的舞姿和乐队和谐的旋律……为什么校友 40 年还保持着青春的热力？为什么海外生活了 30 年的校友还怀念《红高粱》时代的乡土情结？

"枪击案"后的恐惧感笼罩了校友的心情，也促进了校友对生命的关心！我不相信校友们去拉斯维加斯城是为了"豪赌"，那里只是观察西方世界最典型的窗口。

校友们告诉我，他们今天就要离开拉斯维加斯，飞回各自的家园——包括美国和世界的东西南北中。我已在多个校友微信群中真诚地表达了中秋的祝福，希望校友们路途平安！顺利回家！十五团圆！

"枪击案"的评价和檄文已铺天盖地，作为心理学者，我无意发表政治评论与对"枪支泛滥"的社会控诉……但我相信，经历了拉斯维加斯"枪击案"的校友及其亲人乃至全世界爱好和平的人们定会有自己的思考：老年人的生存与生活方式、音乐会与博彩业的社会影响、民族与世界的和平相处、人类生活的幸福理念与精神追寻……

为无辜的受害者与逝者祈祷！为拉斯维加斯中秋之夜世界游客的平安而祈福！

翦必希因病没有参加拉斯维加斯的团聚，逝世后，同班校友代表参加了他的追悼会，带去了同济海内外校友的哀思与怀念。

天堂里的琴声永恒！

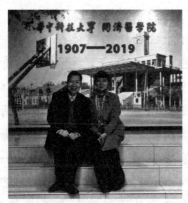

图 4-4　同济校友伉俪留影院史馆（2019 年）

五、医学艺术人生

2019 年 3 月 25 日注定是个不平凡的日子。经过"同济艺苑"微信群海内外校友的策划和华中科技大学同济医学院校友会及医科团工委的精心组织安排，"医学·艺术·人生——原武汉医学院文工团成员回访母校活动"终于在同济医学院学术报告厅隆重开启！医学院领导邓静萍书记、胡华成副院长、老年协会肖会长、办公室柳主任、校友办柯主任等莅临指导，同济医学院老教授代表崔伊微、余松林恩师与老年合唱团杨文杰、蔡荣泰副团长和百余名同济师生观摩演出。

这一时刻等待得太久……足足有 40 年！1977—1978 年，中国改革开放的前夕，一批童年有艺术熏陶的莘莘学子进入同济医学院（原武汉医学院）学习医学科学知识，在团委和学工部的领导下组建了同济文工团，他们曾代表同济医学院在省、市高校会演中获奖，在校园文化生活建设和同济精神的传承中有过突出贡献！今天他们又相聚母校，与师弟、师妹和恩师倾诉衷肠，展示歌舞，表达心声……这些从小习得艺术的医学生已成长为当代知名医生、教育科学工作者、企业家、管理者,母校的艺术特质对他们生涯发展的促进作用诠释了医学—艺术—人生的发展真谛!

猪年元宵节前,我们创建了"同济艺苑"微信群,为同济医学院爱好艺术的海内外校友提供交流平台,希望40年前的同济文工团校友积极分享艺术生活感受,也逐步邀请活跃在五洲四海舞台的同济校友加盟艺苑。该群的交流风格积极美好,艺术真诚,目标一致,促进校友微信生活幸福力!建群两个月来,同济医学院的艺术爱好者陆续团聚,他们来自五湖四海,通过微信平台重续同窗话语,回首芳华岁月,前瞻家园发展……童年艺术特质对他们的生涯发展影响如何?今日的"医学·艺术·人生——原武汉医学院文工团成员回访母校活动"就是见证!

医学院校友会和医科团工委周到安排会务,表达了母校师生欢迎老校友回家服务的真挚热情!参观、演讲、对话、演出四项环节把本次活动推向高潮!

下午,院史馆陈英汉老师带老校友们走进院史长廊,一起回顾同济医学院的百十年发展岁月,温故而知新,同舟共济的精神永远是同济人之魂!校友们相信今天的老校友服务师生活动和同济艺苑风采定会延续母校的历史!

漫步美丽的校园,万花争艳,书声琅琅。在图书馆前方的裘法祖老院长雕像前,校友们伫立沉思,缅怀同济创业先辈恩师们的丰功伟绩,感慨万千……我们已经长大!在创一流学科公共卫生学院的门口,俊男靓女们特意在78级卫生系毕业30周年赠送母校的纪念巨石前留影,红色的印章表达了77—78级一代学子的感恩之心:"济世同缘""同济世缘"!

晚会7时准时开始,青春靓丽的学弟、学妹主持人面对院领导和几代师生校友的热情掌声,首先邀请美国波士顿校友代表卢刚教授演讲。这位前同济海外校友会主席向师生们汇报了"海外生涯拓展与文艺交融"的成果,展示了海外校友们多才多艺的生活风格与职业境界。

我荣幸地代表"同济艺苑"群海内外校友分享了"40年生涯发展回顾与展望",隆重介绍了几位艺苑校友代表,汇报了几年来海内外校友为母校做的服务工作和发表的高人气论文,缅怀了几位已故于海外职场的优秀校友,展现了海内外校友仍旧活跃生涯舞台的风采靓照,为母校创建一流大学和学科提出了思考建议……

在对话环节,六位校友代表上台接受了医学生的提问。"如何处理好医学学习与艺术爱好的关系?"王萍与王凤主任医师语重心长、现身说法,解答了医学生的疑惑;来自美国的陶为科教授结合当年同济学习的体验和海外创业的经历,诠释了艺术爱好促进医学学习与职场发展的体验;我穿针引线邀请恩师崔伊微教授谈及这个问题,崔教授的感悟简明扼要:"艺术可以促进人的全面发展!"针对"艺术是否可以缓解考试焦虑"的疑问,来自波士顿的卢刚博士强调了未来医生救死扶伤的同时,也要学习自我治疗和提高抗压能力的要义;长期从事人事管理工作的危亚平校友分析了人才培养的深、广度和博与专的辩证关系,指出艺术修养可以培养和促进人的职场发展;我最后进行了简短小结:"'医学—艺术—人生'是一项重大课题,今天的讨论促进校园文化的发展,重温同济精神,回溯校史,环顾当前一流学科的创建,展望未来医学人才的生涯发展,医学与艺术同舟共济,医学生的生涯任重道远!"

文艺节目演出把活动逐步推向高潮。

《又见北风吹》的音乐响起,把观众带回40年前的文工团生活氛围,当年武昌实验中学的舞者王萍和十六中学的舞者王凤翩翩起舞,主任医师的风姿不减当年!来自美国波士顿的卢刚带来"北方的风",他的硬派舞姿显示了美国海外校友丰富多彩的生活情趣。贝斯手伴奏学妹夏亭立亭亭玉立,由于时间窘迫,他们未曾有过排练,上台前还在商议跳哪个版本的舞蹈和怎么谢幕……让人惊叹艺苑校友的童子功和敏锐的调适感觉!

圆号手王卫东的小提琴独奏《牧歌》很好地诠释了器乐门类

音乐艺术的相通之道，他曾经与钢琴手杨跃萍在湖北省高校会演中为同济医学院捧回圆号独奏表演奖！

　　同济78级知名伉俪耿北玲和郑晓边演绎的二胡太极扇《珊瑚颂》让观众品味中国文化与二胡的优雅，半个世界前郑晓边曾任江岸区红小兵乐团首席二胡手，后陆续担任同济乐团和教授合唱团指挥，长江爱乐乐团和海军工程大学交响乐团小提琴手……夫妻俩立业成家、同舟共济35年，回到母校又见芳华岁月中的一草一木、教室校舍和师生校友，好不感慨！

　　长笛手卢刚的一曲《乌苏里船歌》把校友们带回童年的时光，竹笛声声伴随着这位美国校友学习、创业发展，伴他成为中医学博士、美国计算机硕士，成为中西文化和医学交流的使者！

　　协和医院主任医师王萍的一段《沂蒙颂》使校友们窥见当年文工团舞者的风范，重温家园文化亲情！海外校友张晓静、汪元芳等舞蹈高手一致点赞！

　　师弟师妹越剧队表演的《织女下凡》五彩缤纷，把医学课程的学习过程变成飞翔的想象，歌舞颂扬了医学生的情操与艺术修养！

　　医学生笛箫协会的器乐合奏《瑶族舞曲》增加了二胡与小提琴，卢刚与王卫东临场加盟演奏，显示了同济代际校友的合作友谊与团结情怀！

　　快闪师生合唱《我和我的祖国》歌声响起，同济第三代指挥夏亭立指导师生合唱，危亚平与杨跃萍等领唱，把活动推向最高潮！

　　今夜无眠！老校友们陆续离开母校，带着祝福、带着母爱、带着梦想，又奔赴五洲四海……

　　三天来无眠！"同济艺苑"

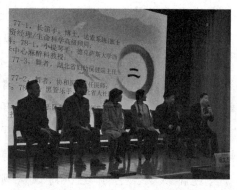

图4-5　海内外校友畅谈医学人生（2019年）

群传来世界各地校友的分享和祝福。有母校领导的嘱托，有校友会和团工委的指导，有 76 岁高龄吴人亮教授亲自摄制的晚会系列视频，还有更多的艺苑校友和海内外同窗一片点赞！我制作的动感相册"同济文工团 40 年"一天超 600 人点击分享！

我们等待更多的海内外校友回家服务母校的计划。我们相信，同济人一定会在一流学科的创建中有更多的成果，培养出更多的国际化一流英才！

六、兰丁花开

2019 年盛夏，同济医学院 77 级孙小蓉和汪键夫妇邀请部分在汉的"同济艺苑"微信群校友团聚"兰丁高科"（武汉兰丁医学高科技有限公司）。8 月 2 日，部分艺术爱好者在兰丁高科团聚，活动后我发了 3 个新媒体报道（动感相册、美篇、彩视），一天就有千余校友分享传播，从这些报道中可以管窥童年艺术特质对人生涯发展的影响，感受兰丁高科这一企业对人类健康事业的贡献和同济人对社会发展的贡献。

孙小蓉夫妇谦虚地向校友们展示了他们 40 年的创业成果和海内外生活体验，兰丁高科的事业深深打动了同济医学职业人，也显示了童年的艺术习得对小蓉学医、海外攻博和回国创业的可持续发展影响。

武汉兰丁医学高科技有限公司成立于 2000 年，由孙小蓉博士为首的留学归国人员团队创建，坐落于武汉市东湖新技术开发区医疗器械园，公司主要从事人工智能癌细胞诊断研究和临床筛查服务等业务，其自主研发的人工智能宫颈癌筛查诊断技术与互联网结合，已为中国千万妇女提供高质量、低成本的宫颈癌筛查服务，兰丁高科率先在世界范围内将宫颈癌筛查引入"AI＋互联网"的新时代。兰丁高科的宗旨是创新世界一流肿瘤早期诊断技术、产品及服务模式，兰丁高科的团队是以海外归国留学人员为核心的多学科专业创业团队，兰丁高科的服务是以创新的人工智能技术及产品提供第三方高质量细胞病理诊断服务。小蓉特别嘱咐我：少宣传企业，多凝聚校友聚会……其实校友们都能够感同身受医者仁心的社会职责，都希望传统的个体医学能够为当代更广大的社会公众服务！

小蓉的公司团队向我们伸出友谊之手，为校友活动制作了精彩的美篇视频作品，"同济艺苑"校友也制作了动感相册与彩视以兹纪念，在此选择部分校友的感慨，以表达"同济艺苑"兰丁花开之貌！

晓边（同济医学院78级，乐队指挥）

我赞同舞者晓静的说法："万年不只等一回"，还有"万万回"！回归家园、回归生活……是人生幸福成长的向往！

40年"同济艺苑"同窗岁月又回归兰丁高科！感谢孙总夫妇与团队，感谢海内外艺苑校友回家分享童年艺术时光，感谢同济海内外校友热情洋溢的分享点赞！

钢琴伴奏下的二胡《茉莉花开》优雅旋律表达了同济校友的家国情怀，这些好医生、好教师、好企业家、好父母用心表达出同舟共济的母校精神和艺术与科学的联姻彩霞。

再次感谢世界各地校友与亲人分享家园的音乐叙事……盛夏时光的清凉不仅仅来自北方，还有黄河与长江……在水一方！

晓静、元芳回家给艺苑再添彩霞！

又见北风吹！同济医学院文工团的校友们半个世纪后再试童年身手！这些优美的舞者和乐手多是知名主任医师和专家教授，没有排练时间，其想象力与创造力来自童年的艺术习得和同济同窗浩瀚医学知识的汲取。医者仁心需要艺术与科学的融合积淀……为"同济艺苑"的海内外校友们再特别奉献彩视新作！对校友怀念，对生活珍惜，对未来期盼。再次感谢同济海内外校友分享！

晓静（同济医学院77级，舞者）

感谢郑指挥记录下这一幕幕难忘的瞬间。40年后，再和校文工团的兄弟姐妹欢聚一堂，开心愉快，重回风华正茂年代……

短暂一聚，惊喜地得知大家如此这般的多才多艺。同济乐队的校友太厉害了！不光会多种乐器，声乐、戏曲、舞蹈也都达到相当高的水平。佩服佩服！

欣赏了项楠的《霸王别姬》以及和大明、娅丽的《智斗》，想去学习京剧；聆听了娅丽的《天边》想去学唱歌；看见小蓉演奏钢琴、手风琴，又想是时候该练琴了；北玲的太极和舞蹈有许多贯通之处，从她的行云流水的动作中，我又体会到古典舞的呼吸提沉、柔韧张弛；非常高兴见到元芳、张萍、王凤、亭立，愉快地和大家起舞。谢谢你们带我跳保留节目《北风吹》。

初次见周姐，印象非常好，和蔼可亲。感谢郑指挥、周姐的联络组织，感谢小蓉、汪键的盛情款待，周到舒适的安排，让我们有了这么愉快难忘的欢聚。

总之，见到大家非常高兴，学习了很多。

@晓边如歌@gbl：照片、视频和短片制作非常好！

@周凝珏 周姐：元芳说得对，只要想学，任何时间都不晚。真理是，今天就比明天早。国内条件多好，可以找专业的老师学，事半功倍。

王萍（同济医学院 77 级，舞者）

@天涯共此时（晓静）：舞神文字功底了得！总结到位，概括全面，最重要的是将我们的实时状况，包括亢奋心情、闻乐起舞、听曲吟唱、即兴吹拉弹奏跳唱，都描述到位，当然，孙总夫妇和郑指挥组织领导有方，且费心、费力、费财啦，还有很多人的努力，不一一重复说了，开心快乐大本营继续吧！我们的芳华永存！

此次聚会真是一篇文章难诉尽，回味无穷尽，都是将聚会美篇看了一遍又一遍，要感谢的人太多啦！同时庆幸我们赶上了好时代，渡过了好光阴！

周大姐，第一次见到你哦，非常和蔼可亲，令人难忘！

小蓉（同济医学院77级，乐手）

感谢张小静和汪元芳为我们这次聚会提供了借口，谢谢周大姐和郑指挥夫妇的努力使得聚会欢乐圆满！

我和汪键非常荣幸地作为非文艺校友体验了同济文艺校友的优秀，我们愿付学费欢迎各位经常来展示你们的风采。

谢谢各位！

王凤（同济医学院77级，舞者）

兰丁聚会的余音缭绕，时不时地看着那些视频、照片舍不得放下，所有感激的话语都无法表达感激之情，只希望有机会再相聚！

最后还是要再次感谢孙小蓉、汪键，感谢周大姐、郑晓边，感谢张晓静、汪元芳，感谢大家的到来！

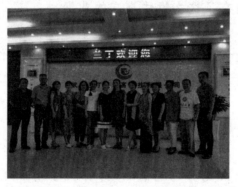

图 4-6　同济校友团聚于兰丁高科（2019 年）

参与聚会的同济校友：孙小蓉、汪键、张晓静、汪元芳、周凝珏、王萍、王凤、鲁亚莉、郑晓边、耿北玲、夏亭立、朱建明等。再次感谢孙小蓉兰丁团队！感谢海内外艺苑校友回家分享童年艺术时光！感谢同济海内外校友热情洋溢的点赞！

七、红梅赞

2019 年 12 月 29 日腊月初四是个"会友"的吉利日子，在北美生活的同济85级校友刘红梅和郝莹莅临寒舍看望我们夫妇。校友的届别相聚七八年，丝毫未影响同济人的同缘济世情怀！

年初我与卢刚创建"同济艺苑"微信群，有加拿大三位美女校友为群风添彩：冯小虹是我在武汉的童年"发小"长健之妹，即艺苑舞者晓静的内妹，她是加拿大多伦多中国高校联合春晚的总导演；杨永琛是与胡培怡重唱的女高音美声歌唱者与活跃的舞者；刘红梅是同济医学院预防医学的高才生，成功转轨为加拿大注册会计师，并担任《同济医学院海外校友总会会刊》主编。今天，加拿大多伦多的红梅和美国加州的郝莹从天边飞来中南，使咱家蓬荜生辉、暖意融融。

在网络上仰慕红梅很久了，我感同身受《同济医学院海外校友总会会刊》主编的文采、审稿眼光的锐利、编辑的风骨和胸怀。在她与几任同济海外校友主席的关怀下，五年来我在那个会刊平台发表过一些北美生活心得……77—78级校友陆续走进耳顺之年，大家纷纷开启了丰富多彩的生活叙事，同济母校的精神传承和海外校友的创业成果展现需要红梅这样承前启后、兢兢业业主编者的贡献，向红梅的品格致敬！

记得上半年红梅在微信中发了一组回归平遥的探亲照片，勾起我回忆那年与妻子观看歌舞剧《又见平遥》的现场体验：赵家公子垂帘选媳妇、女子为镖局汉子搓背、从世界各地回家园的海外游子挥洒白面的家国情怀……舞台印象难以精确诠释山西青年的气质。今日的交流中，才知晓山西籍的红梅从小生活在大武汉的海军工程学院，军旅大院的童年生活才是红梅品格最佳的培养基！那所大院有不少同济校友，"同济艺苑"群中的才女陈敏也是那个大院玉立翘首的"红梅"！

由于"文革"的原因，我比这些年轻的学弟学妹们年长十载。我曾经撰文《亚特兰大的红梅》，回顾了中学校友早期赴美建家立业与培育孩子的历程。一代又一代的"红梅"从武汉跨越太平洋到北美绽放！她们是武汉人的骄傲，是母校创业者的楷模，更是当代中国文化与世界文化交融的传播者和促进者。

3 年来我与红梅等校友参与了《同济叙事》的编写，向母校奉献巨著以示感恩。海内外校友感同身受地看到，同济人正放开自己的胸怀与眼界，传播科学之理，传扬艺术气质之风，从个体诊治转型社会大处方，从海外象牙塔治学回归家园故里服务，继承老一辈医者仁心的品格，同舟共济、传承幸福。

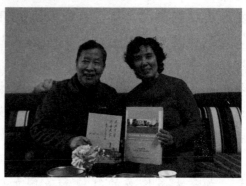

图 4-7　作者接待同济海外校友刊物主编刘红梅（2019 年）

今天来访的同济医学院 85 级的"医疗—卫生组合"红梅和郝莹使我感叹：临床医学与预防人才的成长离不开艺术。同济海内外校友的生涯发展路径表明：那些曾在医学院浩瀚知识海洋里刻苦学习、展露艺术才华的校友，至今仍带着艺术气质在职场和生活舞台上叱咤风云。

2020 新年来临之际，希望通过"同缘济世红梅赞"，给同济海内外校友送去衷心祝福！

参考资料

①胡克勤主编，向惠云、刘红梅、邓玲共同主编：《同济叙事》，同济医学院海外校友总会，2019 年。

八、半世纪重逢

应老张夫妇邀约，半个世纪前生活在江岸区的一批"发小"终于重聚在大武汉元龙太子酒店。

来自武汉实验学校、八中、十六中、黄石路中学、二十一中以及四十中的热爱艺术的童年校友和宣传队员们现在已成长为知名油画家、艺术评论家、心理学教授、研究员、企业家、科技管理学家和美国好医生……他们是江岸区"发小"的代表，在60年的生活磨砺中没有沉沦，在大浪淘沙的职场中拼搏前行，今天的团聚真不容易，令人浮想联翩。耳顺之年的老马识"图"，然精确回忆60年漫长的人生岁月有些困难，风风雨雨，喜怒哀乐，快乐多于苦涩，幸福超越失落……

　　50年前的1967年，我作为四十中学宣传队乐队队长和二胡乐手，被选拔到武汉市江岸区红小兵乐团，驻扎在市十六中。我与十六中才华出众的董建国、八中的鲁虹和王小宝以二胡为伴，结下了深厚的友谊。在"文革"岁月里，没有书读，没有吸引人的课程学习，我们四位少年沉迷于弓弦世界，遨游艺术江湖，自得其乐。那时我们切磋技艺，相互欣赏，学习演奏了很多喜爱的乐曲，如《子弟兵与老百姓》《豫北叙事曲》《三门峡畅想曲》等。1971年，我们各奔东西，鲁虹和小宝作为知青下放咸宁茶场，建国留城生活，我也下放到农村广阔天地。1978年我终于有机会从工作岗位考进同济医学院，自此忙于紧张的学习，后来毕业留校，又专注职场的忙碌和生涯发展、出国学习，偶尔听到艺术同伴的片段信息——鲁虹和小宝上了美术学院。2016年，我与妻子去武汉南湖的"合美术馆"，在一幅画展作品中猛然看到"鲁虹"的名字，才知道他早已成为知名的美术评论家。2017年，通过多方打听，鲁虹和油画家小宝终于与我建立了微信联系，传来了他们的成就与历史信息。

　　当今的网络时代正在改变当代人的生活方式，也改变着校友们的沟通途径和生活质量。我们很高兴当年的"发小"重聚微信朋友圈，大家认可采用微信平台交流生活。当年的武汉"发小"已身处五洲四海，"发小"们不再挑剔彼此的街坊生活圈，不再拘泥孩提时代的纠结与彷徨，少年壮志未酬、天涯海角相望，两小无猜的童年时光永存！

　　今日大武汉"发小"重逢亢龙太子酒店，兄弟姐妹回归童年、同叙家常……我举起茶杯，表达了校友的感慨：

衷心感谢老张夫妇的盛情邀约，把我们漂泊的心灵拴在一起，我们庆幸遇见这对重情有义、优雅慷慨的知音伉俪！

终于见到同济文工团舞者晓静的先生、美国北卡冯医生，英俊潇洒的气质透出教师之家特有的风范。

遇见二十一中学的宣传队长爱国，企业家的儒雅使我回溯起母亲50年前在那所学校课堂中的教学风格……

社科院老王的豪气散发出文学家与书法家的味道，历史的翻腾陶冶出人的坚毅品性。

很难想象秀丽的李总也步入企业家行列，在男权社会中能够执掌一方的女性常常是那些最有融合力的巾帼姐妹。

老鲁刚出版的巨著记载了"发小"的生活，也诠释了知名美术评论家的自我成长岁月。他贤淑妻子的明亮慧眼使人联想起四川美院院长为她专作的栩栩如生的速写画……

油画家小宝用透视的目光为校友们的愉悦添彩，看得出他席间心里依然惦记着"小宝对应画"，这位公认的画痴是勤奋的化身，是一代"发小"学习的楷模。

"发小"们共同举杯，祝贺60年的重聚，感叹童年的艺术习得，回顾半世纪的职场风云，展望家国与世界发展和未来生活……正可谓：夕阳无限好，漫天映彩霞！

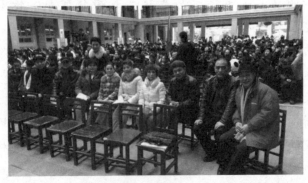

图 4-8　回归童年母校育才中学（原四十中）（2016 年）

九、艺术教育丰富生涯

（一）画家的视角

早就期待去油画家小宝的画室一睹画家的天地。那天，小宝用画家的笔触，以一张细腻的平面交通图引导我走进他的画室——江汉大学美术教授的生活世界。

到了小宝的画室，高潮扑面而来：一位美丽的妻子手捧着新生儿，洋溢着母亲的幸福期待——与人同高的油画作品《新生》放在凌乱的进门走廊处，给"发小"和校友们强烈的视觉冲击；接着是"小宝对应画"，把传统油画与抽象画匹配，呈现出艺术发展的历史与心灵结合的美妙联想；那些被铁丝镂着的"锅碗瓢勺"透出民以食为天的朴实情怀；还有那些非艺术者羞于直视的人体美、"秋色"与"玫瑰"……

《静静的故园》原作躺在小宝家的主卧室里，与画家朝夕相伴。这件2011年完成的油画代表作品荣获"日中友好会馆大奖"、首届中国美术奖、第十一届全国美术大展油画铜奖、第七届湖北省屈原文艺创作奖、湖北文艺突出贡献奖、湖北美术创作成果奖。作品占据了卧室的半壁江山，是画家小宝职业生涯目前的巅峰作品，也是令"发小"和校友们为之自豪的精神产物，是荆楚学子对自然灾害与人类生存关系的洞察与警示。

小宝的画案设置在顶楼，画家画室的凌乱是众所周知的，初冬的画室虽然寒冷，但那里有一颗滚烫的心灵，画家用犀利的目光从人间的丑陋中发现真、善、美，从黑色的苔藓里追寻光明。

油画《生死牌》曾在中国美术馆展出，获第九届全国美术大展铜奖、湖北省美展铜奖。这些屡次获得的"铜奖"在"发小"街坊心目中与"金奖"有一样的分量。我曾有与小宝一样的感受："抗洪抢险早已印刻在大武汉市民的记忆里。作为一位见证了60余年武汉抗洪抢险的普通百姓，看到武汉人民一次又一次在龙王庙闸口立下生死碑的时刻，心潮难平！"我惊奇地发现，"发小"们童年的二胡艺术习得审美和对家园生死碑的体验竟然如此相近，感同身受、心心相印。作为多次参与各类成果评审工作的学者，我深深理解评奖过程中的遗憾和规则。画家小宝告诉我，有些评委居然把他的作品看成了图片制作……我的感受是：把油画作品画成照片般逼真与栩栩如生，这才是油画家的真正功底与娴熟技能。为了完成这样的力作，小宝如痴如迷，竟然亲自体验扛沙包的痛苦，将重百十余斤的几十袋沙包搬运到六楼画室，赤膊上阵、挥汗如雨，用体力和心力投入创作，难怪获得了"画痴"的雅号！

画家小宝通过几段故事，叙述了中西美术史与生活的关系：如达·芬奇《蒙娜丽莎》的开篇意义，《坐江山》的美好联想，中国画家的谦虚签名，林肯肖像的创意投射；还有作品《儿子》的专注读书、半遮半掩的痰盂和喜庆，有对弟弟画作的真诚赞美……能够把小学生和爷爷奶奶同时吸引的叙事真不多见！使我这位国家精品课程的主讲教授心悦诚服。

记得小宝的"闺蜜"、著名美术评论家鲁虹在《王小宝多视角绘画》（湖北美术出版社，2003年）前言中的叙述：他俩因二胡琴友相识，在武汉市八中办黑板报结缘成"哼哈二将"，两人同去武汉歌舞剧院报考却因非"红五类"而被拒，揣着画家梦想到茶场下农村……半个世纪的创业，他俩都成了全国知名的艺术家！他俩是兄弟情谊、比翼双飞的典范，是我在大武汉社区生活时代"发小"团队中最亲密的才华横溢的美术家弟兄！

小宝送我一本早期成果《王小宝多视角绘画》，在中国红扉页给我留下亲笔题词："晓边学友雅正"。把"郑晓边"分开成一句题词的画家心思缜密，用意良苦。我感同身受，当晚从画室回家后浮想联翩，随即在微信朋友圈发一组小宝作品，写下一段感悟："发小小宝的画，鲁虹的画……终于呈现在眼前！一个不平凡的画室里云集了大武汉社区生活的后裔：画家、美术评论家、教育家、科学家、管理家、敬老院院长，那些50年前的知青岁月又纷呈脑际……用画笔叙事，表现社会生活与人性善恶，是美术家的创意贡献！"第一时间点赞的竟然是全国各地飞行、忙碌美展事业的"发小"鲁虹，真是心有灵犀一点通啊。

《大十字——苍天》是震撼世界的作品，那里面记录了人类世界的战争与和平。小宝说，创意之一来源于童年"发小"的建言。我能够理解，这些生活在大武汉社区的街坊"发小"，尽管成长的学校不同，岳飞街小学、黄兴路小学、八中、十六中、三阳路中学，外延到四十中学、实验中学、外语学校、华师一附中……但他们都有一颗火红的心，在这片热土上有在水一方的柔情，有对童年和青春的记忆，有幸福老年的回归和团聚的期盼！

我注意到立体油画作品《大十字——苍天》中的一幅《911事件》画面，唤醒我1988年留学北美的记忆，那天我伫立美国纽约"双子塔"楼顶端，看到一片火柴盒式的海洋，感慨万千！在曼哈顿中心林立的高楼之上，你会感受到人类智慧的奥妙，感受到世界和平与文化交融的珍贵。

"发小"画家的视角与童年二胡的习得相关。当年习得二胡的天才少年并不知晓二胡的魅力，直到耳顺之年我们才理解，二胡在中国音乐历史的长河中，经历了漫长的岁月，是由古老的拉弦乐器——奚琴、马尾胡琴不断演变、发展并派生出来的一件发音柔和优美、音乐表现力强、民族民间音乐风格浓郁的拉弦乐器。随着时代的发展，现今的二胡演奏艺术蜚声国际乐坛并越来越受到国内外人民的欢迎和喜爱，少年二胡乐手的五十载生涯发展是艺术教育影响人终身发展的见证。我与美术评论家鲁虹常常以拉二胡为乐，油画家小宝用二胡韵律在十年间创作出两幅代表作，描绘生与死、红与黑的自然与社会生态……正是因为"发小"同伴们坚守二胡艺术，古为今用、洋为中用，师法传统而不墨守成规，借鉴西方而不全盘西化，与时俱进，弘扬荆楚文化，探求作品与人生的和谐统一，才有如今硕果累累、殊途同归的高峰体验。

(二)化蝶的彩虹

1970年,我在武汉市江岸区红小兵乐团结识了二胡同伴鲁虹。2016年,我与妻子去武汉南湖的合美术馆,在一幅画的评论栏目中惊喜看到"鲁虹"的名字,才知道他早已成为知名的美术评论家!

与我同年出生的鲁虹现已成为国家一级美术师,四川美术学院与湖北美术学院的兼职教授,深圳美术馆艺术总监,深圳美术家协会副主席,是知名的美术评论家,擅长中国画,作品《在知识的海洋里》参加1982年第二届全国青年美展,《凉山印象》参加1989年第七届全国美展等;他出版学术专著多部,如《鲁虹美术文集》《现代水墨二十年:1979—1999》《为什么要重新洗牌》《越界:中国先锋艺术1979—2004》《蜕变——鲁虹艺术批评文集》等。其著作《中国当代艺术史》作为许多高校美术专业使用教材已加印多次。

2018年1月14日,鲁虹邀请我们夫妇和老校友小宝、小慧到访他在"东湖之上"的画室和工作室,一进门就见一扇巨大的落地玻璃窗,东湖山水尽收眼底,室外烟波浩渺的自然水墨画与室内书架上挤满的鲁虹专著的彩色交相辉映,烘托出"发小"数十年来的创业硕果与艺术修养。他送我一部足有一寸厚的专著《中国先锋艺术1978—2008》(台湾艺术家出版社,2011年),图文并茂的评述给我补了30年乃至半个世纪的中国美术历史课,我在1988年去美国国家美术馆东厅看不懂的一些新潮作品似乎到今天才获得部分答案,原来美术与音乐、与人的行为和内心、与社会文化如此相关!

有人说画家视野独特才能出成果,"变态"才能吸引众人的眼球,对于那些具有创造力的想象作品进行筛选和评论无疑是一份艰巨而困难的工作。但鲁虹将美术评论和画展策划的技术掌握得炉火纯青,策展和评析时举重若轻、深入浅出……这恐怕不仅源自他早期美术素养的训练、担任中学美术教师的体验以及创办多种美术期刊栏目和画展的职场经验，肯定还饱含着他的生活磨砺与勤奋。

在他高产的作品目录里，用得最挑眼的关键词是"跨界"与"蜕变"。尽管鲁虹对这些词的表达出自美术历史与评论的视角，但给我带来的是心理学联想：跨界与蜕变都是化蝶的过程，它们不仅仅描绘了中国当代美术史的数量进程，还包括美术评论家的成长质变，对自我、家庭、学校和社会的认知情感与精神追寻……化蝶的意义在于化成彩蝶翩翩飞舞，溶入多彩、自由的天空。

鲁虹给我微信传来一幅他美丽妻子杨克宁女士的肖像写生，是四川美术学院庞茂琨院长的力作。我在回他微信中点赞："从模特的瞳仁中读出了作者对鲁虹智慧的欣赏……"鲁虹询问我"为什么"，其实我明白，"发小"是明知故问，感同身受和心心相印是夫妇和朋友交流的基础，当然也是艺术工作者的创新源泉。

《中国先锋艺术1978—2008》作品使我感动，因为它正好描绘了我进同济医学院到成为心理学教授的蹉跎岁月和动荡时代，那里贮存着我们这一代人的梦想与芳华。其中几幅作品带给我无限遐想：

刘春华1967年的油画《毛主席去安源》与钢琴伴唱《红灯记》同时推出，影响了一代少年对英雄的认同……20年前我曾经到江西萍乡一中作高考辅导报告，安源的红色文化给这所邻近的美丽校园带来各路人才，从这所学校曾走出国民党几十位将军、一位中共将军、一位新中国教育部副部长。记得"发小"鲁虹和小宝在童年就学习画这幅油画，他们并不知晓它的发表的内涵……懵懵懂懂的少年成名成家后再回首评价这些影响人生的作品，能不感慨？

罗中立1980年的油画《父亲》放在图片部分的首页，用悲剧性的震撼力表现生活在贫困中的老农形象，父亲不仅是罗中立的，也是作者与读者的！它反映人民主体意识的觉醒……只是耳朵上的那根铅笔放得有点意外，正好说明了那个时期的伤痕美术！在作品《蜕变——鲁虹艺术批评文集》的受访稿中，鲁虹刊用了自己父母的照片，描绘了税务官和检察官组建的家庭之家风和家训，表达了对父母的深切怀念。

徐芒耀1984年的油画作品《我的梦》的录入表达了鲁虹对老师的感恩，也许这位现任上海师范大学美术学院教授最重要的作品不是这幅受弗洛伊德影响的《我的梦》，而是鲁虹、王小宝……这些青出于蓝的美术学生和后起之秀。前年我接受美丽的心理学教授正云的邀请，去上海师范大学为师生分享幸福力报告，谁承想那个优雅的校园里早已生活着艺术大师！

看不懂的是《中国当代艺术史》的封面图像，为方力钧1993年的油画《1990年系列之三》。从鲁虹书中的评价，我才略知一二：作者从青少年时代的光头叛逆行为开始，创作了光头农民，再由农村包围城市，创造光头"泼皮"的艺术标志符号，成为"玩世现实主义"画派重要代表。我想，反叛社会的青少年不一定都会成为社会"累赘"，若有自身的修养和勤奋努力，同样会成为社会弄潮儿。

我从鲁虹的作品介绍中领悟到，多数画家似乎走了一条共同的成长道路：他们不满足平庸的习俗和环境，勤奋学习并迁移习得的技能，对创新和创造充满兴趣和自信……遗憾的是许多才华横溢的画家都流落海外或成为"北漂"游子，他们的成家立业充满了惊涛骇浪和新奇的故事，他们的作品越来越超现实主义、

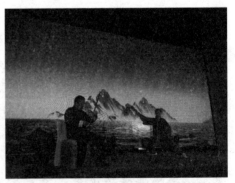

图4-9　作者夫妇在华中科技大学校友新年聚会上表演（2018年）

"另类"、"血腥化"……中国的当代艺术向何处去？能否唤醒民众

的幸福追寻意识？能否成为化蝶的彩虹？我们拭目以待！

鲁虹的《中国当代艺术史》正在走进高校课堂，我坚信，大武汉生活的"发小"一定会传承荆楚文化艺术的风范，用创新与创造的成果向世人描绘化蝶的过程和彩虹的美丽！

十、拨动心弦的记忆

2020 年是不平凡的一年，扛过新冠肺炎疫情磨难的老年朋友即将迎接新年。今天，生活在珠海、85 岁高龄的原武汉市四十中恩师沈锦锋老师戴着两个助听器与我通话 51 分钟……学生为恩师的积极生活态度和艺术长青风采而深深感动。沈老师用历史学家和音乐家的眼光，邀请艺苑校友们协助他老人家整理一些生活历程视频资料……我与校友书婷商议后决定：以沈老师的传记作品《往事琐忆》为蓝本，以视频相册和微信平台发文两种形式，努力完成恩师的嘱托。随即在艺苑群号召各位校友，积极参与献计献策，促进母校师生校友生活常青。

沈老师在《往事琐忆》前言中写道：

> 从 1996 年退休至今，已有 15 年没有动笔写些东西了……人们常说人老了容易怀旧，我心动了，已 75 岁了，在世的时间也不会太长，虽然一生并未做过大事，也未遭受过严重的挫折，但是在这个万花筒似的世界——特别是生活在中国这块土地上，发生过地球上少有的振荡与变化……从抗日战争、解放战争、新中国成立后的土地改革、"三反五反"、三大改造等都有所见所闻，更有亲历的整风反右、"大跃进"、反右倾、三年严重困难、"小四清"及"文化大革命"，直到今天的改革开放……林林总总、可以回忆、值得撰写和探讨的内容实在太丰富了。作为学过历史且又长期从事历史教学和地方史志编撰的老头子，也不揣冒昧想来试一试，凑凑热闹。我想写的不全是按年编排的自传式回忆录，将书命为《往事琐忆》，原设想为三篇：上篇为"似水年华"，中篇为

"结缘音乐"，下篇为"随想随笔"缓述待续（摘选自沈锦锋：《往事琐忆》，2013年）。

作家姜弘（江汉大学教授）为《往事琐忆》写了一篇引人深思的序——《沙漠里的一股清泉》：

"文革"时期沈锦锋和他的宣传队队员们沉浸于音乐艺术……中国100多年前，李叔同、丰子恺就开始引进西方音乐了，后来的萧友梅、黄自、聂耳、冼星海，也都是从这条路上走过来的。沈锦锋有幸早生了十几年，小学时期就接受了新音乐的启蒙教育，中学阶段又得以见识苏联的艺术成就，这才有可能在"文革"时期有那么一番作为……沈锦锋凭着一股傻劲干出了这番事业——年轻人的心里是干枯而又饥渴的，让他们学习西方音乐，欣赏《田园》和《梁祝》，无异于在沙漠里为他们找到一股清泉，在他们心里播种美和爱。同时，让他们组成管弦乐队，接受另一种集体生活训练……十分重视个人、自我，允许自我实现，成功的演出正是每个人自我实现的和谐统一。由此可见，音乐既能陶冶人的性情，又能规范人的行为。爱因斯坦就说过："没有早期的音乐教育，以后做什么都会一事无成。"当年沈锦锋所从事的，不就是这种早期音乐教育吗？正因为有过这样的教育和训练，当年四十中宣传队的同学们才会有那样的青春。几十年后，当他们回首往事时，绝不会忘记那段时光，他们的健康成长，后来能取得成就，都与那种早期音乐教育有关，比之为"沙漠里的一股清泉"，不算过誉吧？……最后，我还想说几句题外话以共勉："潇洒一点，清醒一点，老有所思，老有所为。"——独立自主，无所顾忌，回忆我们曾经有过的青春，如实地记录下来，留给后人。（姜弘：《序·沙漠里的一股清泉》，沈锦锋：《往事琐忆》，2013年）。

沈老师在《往事琐忆》中把我写的《拨动心弦的记忆》编入书的后记中，唤醒了一代学生校友的童年记忆：

在学兰之家，我翻开《往事琐忆》，顷刻就被恩师的情愫深深感动，那双灵动的双手又一次拨动学生的心弦……

中学毕业知青下农村离开恩师时，我正值十六岁豆蔻年华，而沈先生已是三十而立的优秀教师了；40多年后的今天，我追随先生的足迹终于成为师范大学耳顺之年的学者，而近耄耋之年的沈先生仍旧神采奕奕、斜挎着书包出现在学生面前，真可谓宝刀不老、夕阳无限好！

《往事琐忆》中的"似水年华""结缘音乐""随想随笔"生动地叙述了沈先生的人生三部主题曲：生涯、兴趣、感悟；描述了一位浙江名医后代带着沈师桥镇的痕迹，从华夏东部主动奔到中部，又被动流到南部的立业成家历程；记载了国家的发展与变迁，城乡二元结构的文化差异，教师的喜怒哀乐，以及中国知识分子在那个年代的屈辱、悲愤和追寻幸福的八十年蹉跎岁月……

最令人印象深刻之处在于，沈先生以党外人士身份与视角、一辈子讲授着中共党史的伟业，以一个被"文革"影响至深、边缘化的教师小角色，领导了一大批音乐舞蹈天才学生去载歌载舞。曲线救国救民，往事不堪回首。昔日华东师范大学历史系毕业的师长之感叹"昔日情愫、往事悠悠，珍惜历史，拒绝遗忘"已成为序曲，唤醒学生的回忆与遐想……

记得初中时任学校宣传队乐队队长，我希望跟随沈先生学小提琴，遗憾没有机会，但沈先生指导的师弟师妹们的小提琴齐奏和系列演出给了我激励和鞭策。我带着彷徨与惆怅，与母校宣传队的师生告别，知青下放农村，在农耕、回城、工作、学习的漫长岁月里，我逐渐圆了自己的音乐梦，习得了小提琴部分技能，在舞台表演独奏、合奏并获奖，还担任了医科大学教授合唱团与乐团指挥……虽然我最终没有成为专业的音乐人，但恩师传授的音乐素养却成就了学生成为一名大学心理学专业工作者。

《往事琐忆》使我顿悟，原来人生就是这样变化莫测、似曾相识！沈先生早年的音乐老师也是二胡手，沈先生的父亲也是民乐、中医的知音，沈先生的历史专业选择也有中学历史老师的教学方法和行为影响。岁月无痕，之所以沈先生作为少数教师代表被保存在同学们的记忆中，是因为他的言传身教和潜移默化，他的浙江腔调普通话是一段段打动人心的美妙音符，从他家那扇窗飘出来的优雅琴声久久流淌在学生心田……

学生和先生作为跨越了"文革"的两代学者，经历了同一个时代的洗礼，殊途同归！然而学生只是在步先生的后尘，很多时候，学生依然只能望其项背：先生对生活的态度、对学生的热情、对生涯发展的眼光、对兴趣爱好的执着、对教育事业的坚守、对社会与政治的洞察力……都是学生效仿的典范。

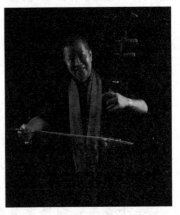

图 4-10 作者的艺术记忆
（2021 年）

《往事琐忆》中没有关于我的多少笔墨记载，但被列入"有才华的队员"一句中，我心足矣！还有好多同学校友和我一样，他们曾领受沈先生的关怀和鼓励，也在华夏五洲创业发展并成就斐然，虽然没有被提及，但请相信，恩师心中永存"雄兵百万"！如果希望向恩师倾诉，不妨留下自己的"随想随笔"，为《往事琐忆》锦上添花！谨此，用千字拙文延伸《往事琐忆》之旋律，期盼更多校友参与合作，伴随老师的琴声，共同奏响音乐—教育—人生的辉煌乐章！

十一、青岛之声

2021 年 7 月 29 日，中国心理卫生协会青少年心理卫生专业委员会（简称"青专委"）第十六届学术大会在青岛大学召开。青专委自 1988 年成立以来，已走过辉煌的 33 年！我从 1989 年留学加拿大归国后，一直伴随青专委成长，从委员到副主任、再到荣誉委员已 30 年余！在青专委三十而立之年的 2018 年上海会议上，全国委员们纷纷用诗篇讴歌青专委的 30 年，我的感叹至今记忆犹新：相逢相知青春河，同道同舟行如歌，唯真方正育人格，立心健心绘百合。这次青岛会议，我连续撰写了 5 篇文章并通过"搜狐教育"发布，获得全国中小学教师的热赞。

　　青春之河载着青专委这艘小船砥砺前行、乘风破浪，在中国科学院心理所宋唯真、方格和张建新三代研究员的指导下，将科学与人文社会整合的心理学传承发展，在学校、家庭、社会的土壤中播种、开花、结果！

　　医学院校毕业生如何更广阔地悬壶济世、促进生涯与社会的共同发展？这一直是我这位同济医学院校友的家国情怀！1983 年我毕业留校同济医学院医学教育研究室工作，两年后我终于明白：医学教育必须从青少年儿童开始，必须更新社会公众的生物—心理—社会医学观念和行为，才能创造出人类可持续发展的幸福生活！我主动调离同济医学院去华中师范大学从事学校心理学的教学和研究，再赴北美留学和归国服务青少年儿童 33 年！我常常戏谑自己的职场变化：学习鲁迅和郭沫若，放弃医学"铁饭碗"，走上"救国救民"之路！

　　中国学校心理学已有百年发展历史。我在青专委和中国学校心理学分会的团队支持下，主笔撰写了《中国学校心理学学科史》。在中国近 30 年的学校心理学发展历程中，青专委作出了卓越贡献。青专委团结全国各界科学工作者开展青少年心理健康教育，培养儿童青少年的健全人格，预防心理疾病和心身疾病，促进心理卫生科学技术的普及和推广，取得丰硕成果，包括国家自然科学基金研究、教育部重点课题研究、各省市重点课题、教育科学重大研究成果、教育部规划重点课题以及国际合作科研项目的多项优秀研究成果。青专委在全国陆续建立了多个示范和实验基地，其先进经验与心理健康教育模式推动了全国学校心理学的研究应用实践。

中国学校心理学历经百年发展成果累累，青少年积极心理健康教育任重道远。中国学校心理学必须倡导积极情绪、学习投入、良好的人际关系、生活意义、成就体验等幸福理念与方法，强调健康促进和预防为主重于治疗，关注人的全面发展，从家庭与学校起步，提升儿童青少年的心理素养，培育自尊自信、理性平和、积极向上的社会心态，追寻可持续发展的蓬勃人生。

2021年，青专委终于迎来了青岛会议的高光时刻！由于疫情影响，会议从去年一直延期到今年的青岛啤酒节开幕期。谁承想，天有不测风云，烟花台风、病毒变异、出行受限……山雨欲来风满楼！好像又要回到2019年！一年半的抗疫，中国人民走过艰难岁月，取得一定收效。当大灾大疫再来时，我们理解郑州、南京、湖南……多地的限行应对措施和越来越敏感的天气预报，感同身受父老乡亲与孩子们与日俱增的生活恐惧感和未来不确定感愈加沉重。当代生活需要什么？积极心理学者认为，驱散身心阴霾不能仅依靠生物药品，更需要心理的免疫力和幸福力。

在这个时点上，中国心理卫生协会青少年心理卫生专业委员会第十六届学术大会在青岛大学召开，意义非同凡响。"八一"建军节前夕，全国委员、会员和师生同行穿越烟花台风，来到美丽的青岛，又见大海与蓝天白云。我在朋友圈中陆续群发了荣誉委员的感慨：难忘人生职场，陪伴青专委成长，喜看青出于蓝而胜于蓝。中国青少年心理健康促进事业方兴未艾！面对疫情与台风的挑战，青少年与家庭需要心宁安康与社会心理保障。33年弹指一挥间，中国科学院心理所三代研究员领导的青专委团队，向全国同行展示研究教学和社会服务成果。前瞻事业发展，人才济济，学有所为，青春有续，代代相传！

我与新任青专委委员党波涛代表华中师范大学北京研究院华

大新父母教育研究院表达心声，向全国同仁学习，艺无止境。党波涛向全国同行介绍了华大新父母教育研究院"家庭教育立法下的新父母教育"研究，以探索《湖北省家庭教育促进条例》实施后的家庭教育与学校教育整合模式，促进家庭教育的立法和提高家庭教育质量。2021年《湖北省家庭教育促进条例》发布，该条例作为我国家庭教育立法的先行代表之一，诠释了家庭教育的意义、政府推进、学校指导、家庭实施、社会协同、法律责任等方面的要求。华中师范大学北京研究院根据条例要求，通过整合校内外资源，创建产教融合、科教协同、校际共享、校地协同、国际合作新机制新模式，努力将华大新父母教育研究院建设成为全国一流的新时代家庭教育新型特色智库，成为具有明显华中师范大学特色的推进家庭教育的思想库、智囊团。

我们感谢青岛大学陶明达教授团队的卓越组织工作。我代表荣誉委员即兴感叹：陶冶情操美感，明德达成共享，学习常态化抗疫抗灾，保持有效生活，同舟共济，心安民安与国安，青少年心理健康与家庭教育事业必将幸福发展！

《青岛日报》及时推送了会议报道：会议以"新时代青少年心理健康：提升心理素养，培养积极心态"为主题，包括主旨演讲、专题论坛和免费工作坊。来自全国各地近300名专家代表参加本次会议。本次会议是中国心理卫生协会青少年心理专业委员会历届年会中人数最多、规模最大的一次盛会。与会专家代表一致认为，本届学术大会内容丰富，观点新颖，既有理论深度，又有实践温度，让大家受益匪浅。张建新主任委员致闭幕词，回顾青专委三十三年发展历程，希望继续为全国青少年心理健康教育工作者搭建高端平台，希望青专委能够秉承人文与科学结合精神，在新台阶上取得更大成就。大会隆重举行了青岛大学与第十七届承办单位南京晓庄学院的交接仪式。最后，在华中师范大学郑晓边教授的指挥下，青专委委员、参会代表与志愿者共同演唱《军港之夜》和《我和我的祖国》两首歌曲。在深情的歌声中，大会圆满闭幕。通过百余场学术讨论和经验交流，会议最终达成"青岛共识"：青少年心理健康教育要高举科学与人文的大旗，践行理论与实践的结合，努力实现心理学的自然与人文的有机融合，把心理学扎根在服务祖国的大地上（摘自《青岛日报》"观海新闻"，2021年8月2日）。

百合，是一种从古到今都受人喜爱的世界名花。在中国，百合具有百年好合美好家庭、伟大之爱意，是幸运之花，有深深祝福的象征——百年好合。用百合意喻青专委团队的科学与人文特质和凝聚力，是我30余年委员生涯的感叹。青岛会议前后，我通过"晓边如歌"

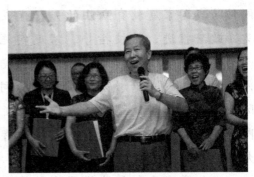

图 4-11　作者指挥合唱
（青岛大学，2021年）

视频号及"动感相册"在朋友圈连续群发了"军港之歌""青专委之声"，海内外专家和师生朋友点赞，一天视频号分享者逾千！

感谢资深心理学家宋唯真与方格研究员第一时间分享青岛之声。感谢建新研究员代表青专委表达的信心：高举科学与人文的大旗，践行理论与实践的结合，努力实现心理学的自然与人文的有机融合，把心理学扎根在服务祖国的大地上！

十二、五好需要

青岛会议讨论，当代青少年健康成长之心理需要是什么？我的体会是"五好"：好校长、好教师、好家长、好教练、好社会幸福力。

一是需要称职的好校长。北京第二实验小学校长芦咏莉博士毕业于北京师范大学心理学专业，留校工作数年后又投身基础教育实践，在小学教学平台上学有所用，把青春和智慧贡献给孩子们和家长，运用所学的心理学理论和知识，将人的全面发展理论转化为有效的学校管理机制，促进教师的职业发展和孩子们的快乐成长，自己也成长为"全国教育系统先进工作者""全国三八红旗手标兵"。这些荣誉不仅仅是给予她个人或恩师的，也是国家对好校长代表的鼓励，是对那些顶天立地、扎根家园、发展自我和职业投入的青年学子最高的褒奖。每位资深的导师都明白：博士的成长不完全依赖导师，而是被期待青出于蓝而胜于蓝。芦咏莉把百年名校"爱"与"智慧"的育人理念进一步丰富，被业内评价为把小学办出了"大学味道"。芦咏莉把理性的思维和行为方式融入小学，同时保持用充满爱和温暖的育人环境，为孩子一生的幸福成长奠基。她认为健康是一切的基础，率先提出"体育是第一学科"理念。她认为，培养出一个身心健康、有担当、懂感恩的孩子，才足以迎接漫长人生中的种种挑战。真正的好教育，要帮助孩子找到自己的特点，找到属于他的人生坐标和定位，并激励其不断努力达到顶点。"社会有分工，只要认真、爱动脑筋，干一行爱一行，最后做到行业的极致，他的人生就会幸福。""学校不能仅仅从成绩和分数上评价孩子，而是要把立德树人放在人才培养的全过程。"应送给孩子终身受益的三个礼物——一副健壮的体魄，一颗聪慧的头脑，一个远大的梦想。家庭、社会也要调整对教育成功与否的评价标准，让更多孩子成长为"有能力带给自己和别人幸福的人"。这些名言金句在博士答辩会上鲜见，只能生长在基础教育实践的土壤中！我为高校心理学专业培养出这样称职的好校长而歌！

二是需要"四有"的好教师。有幸福力的教师就是"四有"教师：有理想信念，有道德情操，有扎实学识，有仁爱之心。青岛学术会议中我们似乎感受到一线教师的教学课堂正在发生巨变，不少教师充满激情和幸福力品质，他们的幸福力必将提升学生、家庭与社会的幸福力。

三是需要行动的好教练。校园"心理教练"是百花园中的又一朵奇葩。青岛会议举办了校园"心理教练"高峰论坛工作坊。为培养中小学生积极人格，促进师生和谐关系，赋能班级高效管理，实现校园身心健康，中国科学院心理研究所青少年人格与健康促进中心史占彪教授心理教练团队举办高峰论坛，主题是"动力 活力 学习力 自然 自如 自主性"，采用现场结合线上直播的方式向大家呈现一场学术盛宴。张建新研究员说，把"心理教练"带进校园，让学生和家人多一点放心，这是"心理教练"的最大价值。希望校园"心理教练"秉承科学精神、人文精神，惠及学生、校园、家庭、社会，希望"心理教练"能够在临床心理学中独树一帜，发挥作用。上海学生心理健康教育中心的李正云教授谈道，国家重视学校心理健康工作，需要更多的社会科学家、精神科医生携手学生、老师，共同促进学生心理健康，她表达了对后现代理念的欣赏。对话打开空间，叙事创造空间。青岛大学的陶明达院长说，"心理教练"进校园，体现了"心理教练"团队对青少年心理健康的情怀，祝愿校园"心理教练"高峰论坛结出硕果，希望今天也是校园"心理教练"的一个新起点，推动"心理教练"进校园，促进青少年心理健康。在《校园心理教练理念、技术与实践》主题报告中，史占彪教授指出，校园"心理教练"需要有坚定的理念、笃定的信念、不一样的观点，聆听学生的声音，读懂学生的想法，慢一点、等一下、退一步、想一会儿、沉下去、跳出来，让学生成为自己生命的专家、解决问题的专家，激发学生的内在动力、活力、潜力、学习力，用生命影响生命，让孩子开心、老师省心、家长放心。他从"指导、辅导、引导""训话、讲话、对话""事、人、心"几组关键词的区别让大家对"心理教练"有了初步的认识；通过故事案例分析，给大家呈现了"心理教练"的理念和工作方法；通过"心理教练"现场对话演示，向大家展示了"心理教练"在中小学生心理健康促进中的实际应用，呈现校园"心理教练"实用、管用、好用、受用的成效和价值。这样接地气的行动研究和体验分享特别受到参会代表的认同和称赞，也促进了科学学术界和高墙深院专家们的思考：在青少年心理健康生活的前沿，需要更多善于引导行动的好教练！

四是需要陪伴的好家长。家庭是青少年儿童的第一所学校。促进青少年健康发展需要什么样的好家长？千言万语，用一个关键词描述就是：心理陪伴。亲子互动、分享生活与共同成长应该是家庭教育的最终目标，家庭教育正日益受到全社会关注。华中师范大学北京研究院华大新父母教育研究院在本次会议上表达心声，向全国同仁介绍"家庭教育立法下的新父母教育"研究，以探索《湖北省家庭教育促进条例》实施后的家庭教育与学校教育整合模式，促进家庭教育的立法和提高家庭教育质量。党波涛代表研究院作了题为《家庭教育立法下的新父母教育》的主题报告，华大新父母教育新模式受到与会代表的关注与好评。他从家庭教育新时代背景、华大新父母教育研究院的建设内容和发展模式三个方面作了详细介绍。他指出，新时代父母教育具有很多新趋势、新特点、新需求。作为教育部直属的重点师范大学，华中师范大学高度重视家庭教育的研究和推广，率先成立新父母教育研究院，开展新时代家庭教育的研究。研究院已经走出一条新时代父母教育的新模式，即"大学＋基地＋示范校＋学习中心"的创新模式。大学指的是华大新父母教育研究院，以研究院为核心在各地级市建立新父母教育示范基地，以示范教育为依托共建新父母教育示范校，以示范校为发射点与社区共建新父母学习中心。这种模式能够有效提升家庭教育的水平，助力共建学校的发展。华大新父母教育新模式必将成为新时代父母教育的标志性成果，让更多的家庭和父母受益。

五是需要好社会幸福力。一年半的抗疫，中国人民走过艰难岁月，取得一定收效，也给青少年发展带来机遇和挑战。当大灾大疫再来时，我们感同身受千家万户家长与孩子们与日俱增的生活恐惧感和对未来的不确定感。当代生活需要什么？积极心理学者认为，驱散身心阴霾不能仅依靠生物药品，更需要心理的免疫

力和幸福力。社会幸福力是指一个地区、一个国家的心理素养和
康强文化力量。好社会就应该向世界和平与共同体繁荣、人类幸
福发展福祉迈进。当前我们更需要同舟共济的好社会幸福力。中
国学校心理学百年发展成果累累，青少年积极心理健康教育仍旧
任重道远。学校与家庭、社区发展密切相关，与自然—心理—社
会因素的影响不无关联。为了促进青少年的健康发展，中国学校
心理学者必须团结更广泛的社会团体，高举积极心理学大旗，向
构建好社会幸福力进军：培养学校师生—家长—社区民众的积极
情绪，提高学习和工作投入的精神和内在动力，构建良好的人际
关系，促进学习、工作和生活的意义，增进成就体验，把握幸福
理念与方法，强调健康促进和预防为主的防疫防灾行动，关注人
的全面发展，从家庭与学校起步，提升儿童青少年的心理素养，
培育自尊自信、理性平和、积极向上的社会心态，追寻可持续发
展的蓬勃人生。好社会幸福力目标宏大，需要你、我、他的努力
行动！

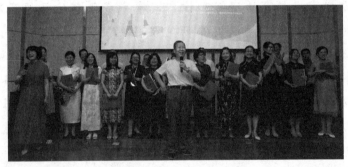

图 4-12 作者感慨发言（青岛大学，2021 年）

十三、青出于蓝

　　青出于蓝而胜于蓝。青专委第十六届学术会议的 300 多位参
会代表中青年学者过半。作为青专委荣誉委员，我万分感激组委
会对我这位老年学者的邀请，让我重新回归青春，与众多青年师
生相聚美丽青岛，在大会闭幕式的众目睽睽与欢笑中发表感言，

并接过青专委主任张建新研究员代表组委会馈赠荣誉委员的雅物——烫金宝扇。老年学者在这样的情境下容易老泪纵横……但在青春的簇拥下，变成了热泪盈眶！我想得很多，却言语很少，我希望留下"联想"时空给青年一代。我也相信，人人都有机会亲历感受从朝阳到夕阳的生涯彩虹之美！

青岛会议的学术报告多是由青年才俊完成的，他们对于青少年心理健康教育的研究和服务心得不亚于心理学家。初生之犊不惧虎，从他们的研究报告和言谈中，你会体验到朝阳的气息和事业的兴旺，也更加深了对高墙深院学术八股的反思。

不少青年研究生是作为研究报告第一作者来参与会议的，尽管有的导师在"垂帘听政"，有的导师是因为实在太忙碌而未能参会，但青年学生很好地表达了研究之目的、意义、方法、结果数据分析、讨论和结论、思考建议……他们把自己置身于毕业论文答辩的舞台，认真思考、参与代表的互动。令人深深感受到高校专业教育对塑造青年学者的巨大功能与影响。

成就与成功的背后会有遗憾和倾诉。一位来自私立高校的青年教务工作者，谈及自己的求学动机与实际工作环境格格不入的经历时，几乎落泪。也许她千里迢迢来青岛开会也是自费？我鼓励了她的求学动机，相信她能够把握学习时光、绽放青春的活力。她开心地笑了，加了我的微信，似乎找到阳光。

在一个专题报告中，我遇到一位研究生报告者，她是替代同学来"宣读"论文的。10分钟的发言时间限制了她对研究方法与数据的呈现，但她仍旧充满自信地宣读了同学论文中的文献综述与结论……这样"就轻避重"的报告现象在高校答辩季的学术舞台上司空见惯，指导学生论文的导师会如坐针毡！我对她依然作了肯定评价："你能够协助同学完成论文报告，说明你有良好的同学关系；避开不熟悉的数据分析，说明你能够扬长避短，选择自己能够驾驭的任务去完成；你在论文报告中没提及导师的名字……是否在保护导师的声誉？"这3句话不都是表扬，但都是积极心理学朝向的，她若有所思地点点头。看来，青出于蓝的学术传统还需要师生双边的思考与磨合。

青专委在 2020 年开启了"疫情（中）高考，共渡时艰"项目计划，与广大的考生和家长同舟共济、共克时艰！全国一大批青年心理学者通过网课视频，提供及时心理援助和学习考试方法，助力考生们跨越中考和高考，放飞青春梦想。青专委已通过多种媒体平台推送"共渡计划"网课，获得全社会的热赞。参与该项活动的青专委委员都是青胜于蓝的代表，李新影、周明洁、王斌，壹点灵心理服务平台副总裁朱浩亮……他们都是中科院心理所资深心理学家指导出来的心理学新秀，他们把高深的心理学科学研究成果转化成社会心理服务应用方案，使"青"不同于"蓝"，增加了中国红！作为青专委荣誉委员，我也随青专委团队参加了这项服务活动，年青的陈岩老师感同身受我的 30 年高考辅导心得，用温馨话语录播声频，传达青专委服务社会的爱心，十多分钟的语音表达出青专委团队 30 多年来为全国青少年儿童身心健康成长所付出的努力与成果。今天的青专委人才济济，蓬勃向上。青岛大学的青专委会议给我们"青青"气息和霞光万丈的联想。当前疫情防控形势严峻，关心下一代工作非一朝一夕，需要朝霞与晚霞的融合，需要全体人民满怀爱心，人人参与、持之以恒！

青岛会议恰逢其时。会议自青岛大学师范学院陶明达副院长 2016 年首次提出申办学术年会以来，已历经了五年时光。从四川绵阳新兴崛起的西南科技大学，到充满欧式建筑风格的上海理工大学，再到秀丽热情的青岛大学，委员们已经充分领受到中国东西南北大学的魅力，能够举办青专委学术会议的校园一定有靓丽青春和温馨的校园风气！五年来，青专委南征北战，为推进青少年心理健康教育与时俱进、成果累累。翻出三届学会会议的相关照片，看到自己从满头秀发到两鬓斑白……有些伤感，但更多的是欣慰。人人都会变老，但内心的青春可以永恒！

记得五年前，青岛大学师范学院陶明达副院长邀请我去青岛为教师们服务，我与青春洋溢的全市学校教师代表分享了题为《教师职业发展与幸福力》的报告。那时青岛大学图书馆的两座塔楼才刚刚兴建，五年瞬间过去，如今已成为会议中心的双塔楼含蓄地伫立在图书馆后面，成为青岛大学的标志！

记得清华老校长梅贻琦1931年说过："所谓大学者，非谓有大楼之谓也，有大师之谓也。"90年后中国大学今非昔比，大楼、大师都有！青岛大学里的教学楼不算宏伟，但布局有道，整洁通达，印象深刻的是那个荷花池塘，既有江南的园林风光，又有"我爱青大"的logo（标志）！

青岛大学充满了浓郁的时代气息。学校办学历史可追溯至1909年创办的青岛特别高等专门学堂。百十余年来，学校教授学问高深，养成硕学闳才，应国家之需要，薪火相传，砥砺奋进，从这里走出了40余万优秀校友，为区域经济社会的发展和人类文明进步作出了重要贡献，进入2021软科中国大学排行榜百强。学校根植齐鲁大地，立足青岛而发展，在融合发展中形成了医学教育区域优势明显，工科教育行业特色鲜明，理科、人文社会科学等学科扎实推进，师范教育快速发展，新材料、新能源、新一代信息技术及文化创意新兴学科加快孕育的多学科协调发展的新格局。青大人正肩负着新的社会责任和历史使命，秉承"明德、博学、守正、出奇"的校训精神，坚持以立德树人为根本，坚持走高质量发展道路，全面开启建设综合性研究型大学的新征程。

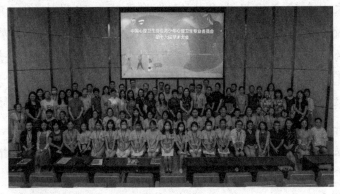

图 4-13　青专委与青岛大学师生合影（2021 年）

十四、同舟共济

2021 年 7 月 31 日，中国心理卫生协会青少年心理卫生专委会（简称青专委）第十六届学术会议在青岛大学胜利闭幕。青岛大学副校长姜宏教授在学术大会上介绍了青岛和青岛大学心理学专业的发展成果：青岛大学办学起源于 1909 年的青岛特别高等专门学堂，是青大医学的起源。近年来心理学科建设取得突破性进展，先后获批心理健康专业硕士、心理学一级硕士和应用心理专业硕士学位授权点。学校心理学科在军队及人防心理防护、灾害及危机心理干预、抑郁症和自闭症病因机理及干预、大学生心理健康教育、校园欺凌防治、基础和心理健康教育、骨干教师培养、企事业员工帮助等方面开展了扎实研究和服务，取得了良好的社会评价和社会影响。

中国心理卫生协会副理事长王力研究员在致辞中，代表总会对大会的顺利召开致以诚挚祝福：梁启超先生的《少年中国说》，少年智则中国智，少年富则中国富，少年强则中国强。此次大会瞄准青少年……是为了国家未来的富强和繁荣，需要去面对和解决问题。通过这次盛会，我们能够进一步交流，共同解决面临的青少年心理健康问题，促进他们的健康成长，这是本次大会的重要目的。

本次大会的主旨报告让大家受益匪浅，陶明达的《青少年心理健康教育之青岛经验》，李新影的《青少年的情绪发展进展》，庞维国的《家庭结构对儿童创造力的影响》，杨海波的《青少年问题性智能手机使用与心理健康的关系》，芦咏莉的《中小学心理健康教育模式探索》，孔燕的《中国拔尖创新人才的教育探索——基于中国科大少年班 43 年教育实践》，贾美香的《构建家、校、社会多元保障体系，帮助家长与特殊儿童共成长》等主题报告给大家带来了很多启发。

青专委主任张建新研究员在闭幕式上特别强调：这次青专委

所搭建的学术大会平台是一个高水平的学术交流平台。我国的青少年心理健康研究和服务已经到了一个转折点。西方的理论、概念、模型等技术应用到中国青少年身上的过程中，会因社会经济政治文化等各方面的差异而出现"水土不服"的现象。各位专家和参会人员面临着的问题就是，如何去回答历史提出来的挑战，如何将青少年心理健康服务做到实处、取得实效。研究和服务都要实际去"做"。一是要去实践；二是要将相关的理念转化成为行动方案，让青少年在行动中开心高兴起来。中国青少年心理的工作者一定要在中国的伟大实践过程中，创造我们自己的理论、学说和实用技术。青专委这个平台走过了三十三年的发展，希望青专委在未来发展过程中，能够继续为全国青少年心理健康工作者搭建这样高端的平台。不仅在学术研究、创新思想上面，而且通过在提供多元化的可操作性方法方面，着重于让老师家长和学生们如何在互动过程中达到教与学的目标，从而促进青少年的心理健康，也培养出良好的师生与亲子关系。在实践中创新和发展，在动中学，在动中创新，在动中共同成长，是青专委未来发展重要的推动力。科学与人文携手共进，理论与实践引领落地。青专委将继续沿此方向前行，不忘初心，搭建平台，牢记使命，服务未来。

青岛会议后，我连续撰写了5篇文章通过"搜狐教育"平台发布，并采用了"晓边如歌"视频号与"动感相册"推出"军港之歌""心中的歌""青岛传声""献给八一建军节"等图文音乐作品传给海内外朋友与专业同仁，获得全国的热情分享与点赞！

青岛大学陶明达教授感慨："郑教授画龙点睛，作了完美的总结，助推青岛会议超级完美闭幕，为大会增色，留下珍贵资料，进一步升华和发酵青岛会议精神，感觉会议仍然在进行。感谢！期待青专委在张主任带领下为中国青少年心理卫生奉献更多的惊喜。""感谢郑教授对青岛大学的深情厚谊和对青专委的热爱，对大学风气鞭辟入里的剖析，包含了老一辈心理学家对大学及青少年的热切期盼和灯塔导引，校风学风是一校之灵魂，这灵魂深处是师生对知识、社会担当、民族命运的孜孜追求和奋斗，感谢各位专家和代表一起举办了一次成功的青岛会议，它必将在青岛大学的校风建设和人才培养中起着重要的激励和促进作用。""夕阳无限好，彩霞映满天！只要心中有阳光，人生总是美好的。向郑教授学习，永远拥有一颗年轻有激情的心。""感谢郑教授的无私奉献和精彩呈现青岛会议，尽管闭幕，但青岛会议的成果却在继续升华和发酵，青少年心理健康教育方兴未艾，青专委，一个青字与青岛、与青岛大学、与青少年有缘，让我们从青出发，怀揣激情，努力帮助青少年实现他们的梦想，也成就我们青专人一代一代的使命与担当。"

烟台葛毓瀛感叹："郑老师的青岛大学会议随想一、二、三犹如喷薄而出的泉涌！似滔滔江水延绵不绝！一次又一次的收获满满！学习！回味！心有多大舞台就有多大！这次青岛大学之行真是收获太多太多了！"

武汉大学张春妹博士："作为第一次来参加青专委的会议的人，印象最深的是这别开生面的大合唱，全体其乐融融的共振，老、中、青如一个大家庭共有一颗年轻的心，共有传递幸福的能力！作为晓边老师的学生，更为郑老师逾20年不变的轻盈、幽默感到震撼，深受感染！我想，每个人都会受到感染，都深受吸引，愿做这样有幸福感染力的人吧！再次感谢！"

青岛会务组史娟老师："谢谢郑教授，我们也被郑教授的才华和活力感染着。郑教授的到来让我们这次大会充满了无限生机，给我们这个大家庭带来了欢声笑语。郑教授一定要常来青大哦！"

青岛会务组王海燕老师："谢谢郑教授，能够为您和各位参会老师服务，是我们的荣幸，您太多才多艺了，学生要好好学习，期待和您再次相聚，欢迎您常来青岛！"

星辰大海："童心郑教授，跟随您的文字重温青岛会议，感动感恩！"

孙秀丽："感恩您带来的精彩创意视频，太赞了，难忘的时刻，美好的记忆，带着童心，充满活力，青春永存！"

包头陈岩老师："晓边老师，谢谢您从不同视角解读青岛会议的内涵和外延，让我们不断有新的认识，为晓边老师点赞！晓边老师，您是咱们青专委珍贵的宝藏！"

曹慧："点赞晓边老师文章'我对她依然作了肯定评价：你能够协助同学完成论文报告，说明你有良好的同学关系；避开不熟悉的数据分析，说明你能够扬长避短，选择自己能够驾驭的任务去完成；你在论文报告中没提及导师的名字……是否在保护导师的声誉？这3句话不都是表扬，但都是积极心理学朝向的'。"

南京脑科医院陈一心："积极心理学，活学活用！"

温州大学朱浩亮："向郑老师学习！"

北京郭松："您这练笔的文章，简直就是一堂学校心理教育讲座！"

青专委主任张建新研究员："四轮随想，四道大菜，配上青啤，醉人自醉。"

中科院心理所朱廷劭、史占彪、天津荣誉委员张嫦、东北师大郭娟、西南科技大学辛勇、上海李正云等委员纷纷发来点赞并收藏与转发……

很明显地体会到，青专委这个团体都是由那些具备感同身受、温馨助人特质的兄弟姐妹专家组成的！他们给老少群体与家庭社会兴旺带来愉悦和希望！

抗疫年的青岛会议充满压力，校园正常生活秩序能够继续的条件是"同舟共济"，这也是笔者母校同济医学院的灵魂，也应该是当前全球共同体抗疫的至理名言。实施健康中国战略也离不开世界。尽管中国的抗疫形势向好，但全球疫情蔓延形势窘迫，覆巢之下，焉有完卵？在疫情危机下的全球共同体更需要同舟共济，积极行动，共克时艰。面对全球新冠病毒的变异和防疫形势的反复，人类的生活方式和心理期待正发生巨变。民众需要什么样的生活？青少年需要什么样的心理教育和成长准备？这是每一个家庭、每一所学校、每一个社区都需要考虑的课题。

临床抗疫决胜期待特异性疫苗，疫苗的问世需要基础医学研究，科研的人才开发需要生命医学与健康教育，青少年的健康教育质量和社会对公共卫生专业的认同必将决定着人类健康发展的优劣。

筑建个人与家园的免疫力和幸福力就要立心，只有心立，才有民安与国兴。积极心理学认为，获得幸福的途径主要是提高生活满意度，从满意的生活到蓬勃的生活，目标是使人生更加丰盈蓬勃。未来要获得持久的幸福，就要进行有效的积极心理学练习，如学习感恩，多做利他利民利国的好事，学习增长自己的突出优势，用积极心理疗法改变不合理的认知，学习反驳技术和科学归因解释成败，促进愉悦、投入、意义、人际关系和成就相结合的完整人生。

我期待与青少年朋友和全国同行同舟共济，再次分享自己的格言：学有法则灵，情有诉则乐，行有志则远，心有望则福！

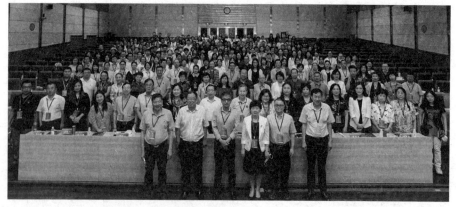

图 4-14　中国青少年心理卫生专业委员会青岛会议全体代表（2021 年）

第五篇　心理教育　老有所悟

　　笔者从事的"老有所为"工作除了老年心理学研究、教育教学和社会服务外，还包括华中师范大学教育督导工作。中共中央、国务院印发的《深化新时代教育评价改革总体方案》，提出改进高等学校评价工作和本科教育教学评估，突出思想政治教育、教授为本科生上课、学位论文（毕业设计）指导、学生管理与服务、学生参加社会实践等。探索建立本科教学评价标准，突出培养专业能力和实践应用能力需要列入创新课评审中。制定"双一流"建设成效评价办法，突出培养一流人才、产出一流成果，改进师范院校评价，把办好师范教育作为第一职责，将培养合格教师作为主要考核指标……这些要求对师范大学的教育督导工作提出了新挑战。当前华中师范大学已经处在新的历史起点上，为贯彻落实习近平总书记重要讲话精神和教育部要求，编制好学校"十四五"发展规划，校领导提出学校工作要求（赵凌云：《构筑学校事业新格局，开创华师发展新阶段》，华中师范大学"先导之声"微信公众号，2020 年 10 月 11 日）："要办师范为本的华师，使华师成为有情怀的大学；要办师德为魂的华师，使华师成为有灵魂的大学；要办大地为根的华师，使华师成为有根基的大学；要办创新为品的华师，使华师成为有活力的大学。要通过理念创新、专业创新、课程创新、体制创新、科技创新，办有活力的华师。"创新精神与创新课程的建设已成为华中师范大学发展的主要目标之一。学校教育督导们深知责任重大，决心在督导、学习评审创新课的过程中与师生同舟共济，携手奋进。本篇汇集了笔者近 5 年来在教育教学督导工作中的相关工作成果。

一、创新课之我见

2020 年 10 月 19 日，华中师范大学第六届教学节"聚焦新时代本科教育高质量发展"隆重开幕，学校领导与教育督导们交流学校发展与教育质量管理心得，使白发苍苍的教育督导们深感重任在肩，提高教育质量、培育世纪英才已成为"桂子"和"桂花"们的代际追寻目标。在高校教育督导、学习评审创新课的过程中，笔者发现了一些印象深刻的好课，由此随笔谈谈教育心理学视角下的创新课。

（一）创新课与师生创造力

教育心理学者重视教学模式对创新的影响。只有创新教学模式，才能提高课堂教学质量。教学模式由教育主题、功能目标、结构程序及操作要领构成，在教学过程中，教师有意识地将教学目标、教学理念、教学方法和策略组合起来综合运用，以达到特定教学效果。从实践角度可以将课堂教学模式分为以教师为中心的教学模式和以学生为中心的教学模式。

创新课改变了传统的课堂教学模式，不再以教师为中心。如管理学院的一堂"公共经济学"创新课，让学生分成若干个小组，模拟"某县养老院公私合作招标会"，开展以学生为活动主体的情境讨论教学，极大激发了学生的学习参与积极性。其间有教师和聘请专家的指导和分享，使教学内容充实，师生互动情绪活跃，尽管教师话语不多，但学生得到了锻炼，拓展了思辨能力，实施了课程思政，促进了青年大学生探究社会实践问题，学习满足老年人的生活需求与医养结合领域的科学人文经济管理策略，获得了师生和督导们的一致称赞。

与创新课相比，目前许多高校的教学课堂仍以传统的课堂教学模式为主，教师习惯将知识学习作为教学目标，学生处在被动消极地位，教学手段相对简单刻板。有的教师自顾自地面对电脑屏幕照本宣科,学生埋头各自的手机屏幕猎奇,缺乏教师主导和学生主体的语言交流,少见教学艺术和深度思考,没能感受到学生的内心成长。不少课堂教学设计缺乏变通,教学过程死板;忽视学生思维和个性的发展,忽视学习过程的引导;只重教学结果的标准化,忽视学生个别差异,评估学生方法单一;对课程掌控欲望过强,忽视学生主体和师生互动的价值;片面追求"翻转课堂"表面形式,让学生用手机操作取代课堂面对面的生动交流……这样的课堂教学显然已远离了创新课的要求和意义。

创新是指以现有的思维模式提出有别于常规的见解为导向,改进新事物、方法、元素、路径、环境,并能获得一定有益效果的行为。创新课培养学生的创新能力,包括学习、分析、综合、想象、批判、解决问题、实践、组织协调、整合等能力。创新课的最高目标应该是培育学生的创造力,它是产生新思想、发现和创造新事物的能力,是成功完成某种创造性活动所必需的心理品质。创造力的行为表现出变通性、流畅性和独特性。创造力与人格特征有密切关系,高创造力者兴趣广泛,语言流畅,具有幽默感,反应敏捷,思辨严密,善于记忆,工作效率高,从众行为少,自信心强,社交能力强,抱负水平高,态度直率坦白……这些特质对于教学时师生的双边活动都有极高的要求。创造力的培养一般是通过激发学生求知欲和好奇心,培养敏锐的观察力和丰富的创造性想象,培养善于变革和发现新问题或新关系的能力,重视思维的流畅性、变通性和独创性,培养求异思维和求同思维等方式进行的。学生创造力的培养以创新课为重要途径。

参与创新课实践的教师其积极精神是值得肯定的,他们的谦虚好学、主动探索、教学相长的教学态度令人难忘。音乐学院的一位教师把"简易乐器制作与演奏"创新课堂当成社会实践工厂,将培育学生动手、动口、动心的人人参与过程与社会服务紧密结合起来,用自制教学视频呈现往届大学生到大山深处进行音乐教育扶贫实践的收获和与留守儿童的心灵互动及其成长故事,还让学生用日常生活中的吸管和饮料瓶制作发声乐器，师生采用课堂上制作的简易乐器合奏一段流行音乐曲，其乐融融，展现了教师的教学特色，很好地显示了创新课的成效与推广价值，堪称一堂创造课。难怪音乐学院能培养出华雨辰这样入选"最美教师""疫情防控最美志愿者"，登上"助人为乐好人""中国好人榜"的毕业生。

（二）创新课的本质特征

目前多数高校课程教学模式基本上还是以教师为中心，以讲授模式、直接教学模式和概念教学模式为主，主要目标是指导学生掌握基本理论，形成知识系统，在调动学生主动性和自觉性、培养学生个性和能力方面显得不足。积极的创新课教学模式要求学生不但要成为知识的接受者，还要成为知识的探索者、创造者。创新课的推广迫在眉睫。

课堂教学如何创新？部分学校编制了教学创新奖评审细则，为教师提供参考。笔者的体会是：把握先进的教学理念、内容、方法和评价方式等创新要素，用自己的教学特色提高教学效果和推广价值，准备一套完整规范的创新教学资料……这些都是创新课实施的基本要求。教育心理学者的共识是：要构建开放性、动态性的教学模式；鼓励教师在课堂教学改革方面的积极尝试，注意总结师生共同探索、创造出来的教学经验，积极探索，不断完善；教师要把握不同专业大学生的学习与课程特点，将多种教学模式有机结合起来，使学生得到多方面的训练和开发；要改进课堂教学质量评估工作，改革、创新考试方式；还要支持学生的学术创新活动，鼓励学生参与教师的科研项目，开展多种形式的实习、科技创新、社会调查等实践活动，将创新成果引进课堂。

教育家叶澜教授指出，做创造性的工作才会让教师有尊严。一堂好课没有绝对的标准，但有基本的要求：一是有意义，即扎实，应该是一节扎实的让学生有收获的课；二是有效率，即充实，学生都有事情做，都发生了一些变化，整个课堂能量很大；三是生成性，即丰实，有师生真实的、情感的、智慧的、思维和能力的投入，有互动的过程，气氛相当活跃；四是常态性，即平实，有思维的碰撞及相应的讨论，师生相互生成许多新的知识，不是有多人帮着准备然后才能上的课；五是有待完善，即真实，有问题才有进步，不能把自己装扮起来、遮掩起来。生活中的课本来就是有待完善的，正是在这样的一个追求过程中，教师的专业水平才能提高，心胸才能博大起来，同时也才能真正享受到教学作为一个创造过程的全部欢乐和智慧的体验。

创新课肯定是一堂好课，一堂好课并不排斥传统的教学形式。华中师范大学文学院的晓苏教授是湖北省作家协会副主席，在繁忙的教学、科研和社会服务同时，依然认真对待课堂教学。他在"写作"课堂教学中批评了那种拘泥于 PPT 教学的广告推销商式的教学方式，言传身教，用一支粉笔板书与一连串校园与社会生活叙事，生动地实施了课程思政教学，让立德树人润物无声，促进大学生对写作方法和社会扶贫意义等的思考，使拥挤在满满课堂中的颗颗心灵感动、升华。这样珍贵的课堂教学既是课程思政的典范，又是创新课尝试。传承文化、推陈出新、于无声处听惊雷……这些都是创新课最本质的特色。"打铁还需自身硬"，只有那些具有创新能力的教师才能培养出具有创新和创造力的好学生。

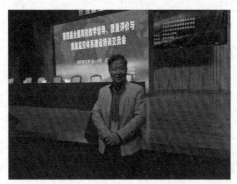

图 5-1　作者在全国高校教学督导会（2017 年）

二、课程思政化

全国高校思想政治工作会议上强调，要用好课堂教学这个主渠道，各类课程都要与思想政治理论课同向同行，形成协同效应。目前提倡的课程思政是指以构建全员、全程、全课程育人格局的形式，将各类课程与思想政治理论课同向同行，形成协同效应，把"立德树人"作为教育根本任务的一种综合教育理念。从关注思政课程到课程思政普及，它已成为高校管理者的共识。目前高校教育改革工作强调，必须从高等教育育人本质要求出发，充分发挥课堂教学在育人中的主渠道作用，发挥所有课程育人功能，落实所有教师育人职责。

笔者在教学督导工作中看到，申报"课程思政示范课堂"和"创新课堂"的多数教师能够很好地实施课程思政与创新策略，把学生的全面发展和职业规划紧密结合起来。尤其是在2020年前半年的抗疫期，我们武汉高校的教师们通过网络教学平台积极推行课程思政化，出现了一批责任心强、教学方式创新、课程思政风格突出、教学互动状态和效果良好的教师教学案例，他们借助信息技术，集图、文、声、貌于一体，将课内课外及线上线下教学相融合，实现了与课堂教学等效的优质教学。

督导员在督导评审"课程思政示范课堂"时执行的是以下初步要求：

（1）申报材料、教学材料规范完整，能够根据学生特点制订教学计划、设计课堂教学活动。

（2）课堂教学内容有利于增强大学生对课程学习的获得感，能够结合学生的思想特点和发展需求深入挖掘思政元素，合理选择教学内容，发挥课堂教学在育人中的重要作用。

（3）遵循教学规律、思想育人规律和学生成长规律，坚持以学生为中心，能够灵活运用教学方法、科学设计教学环节、创新教学模式，突出教学过程中的价值导向，评价方式科学合理。

（4）课堂教学育人成效显著，能够较好地体现知识传授、能力培养与学生品格养成的有机统一，课堂教学风格突出，特色鲜明、感染性强、学生评价良好，对其他同类课堂具有可推广性、可借鉴性的教学改革经验。

如何拟定不同高校、专业、课程的课程思政化标准，还需要深入研究，以上督导评审的初步要求还会根据高校教育改革的不断深入而逐步完善。教育心理学者关注教学过程的心理机制和学生的学习兴趣与动机。笔者认为，一个好的课堂教学评价标准至少有三点要求：教师符合教育心理学基本规律的传知与解惑，学生知情意行和人格的健康发展，师生的感动、互动、内省和共同成长。课程思政化的教学督导不仅关注教师的教，更要关注学生的学，关注学生的积极内省与健康成长。教学效果的评价不仅仅是填写课堂教学评估表，还应包括教学过程、追踪和终结评价，还有师生自评和他评等。教育督导在课程思政化的督教、督学和督管的过程中加强学习教育心理学、思政课程原理和方法，是完善高水平课程思政化教育督导功能的学理基础。

某学院师生研究团队开展了"大学生乐读"项目研究，作为教育督导，笔者积极支持。因为乐读可以促进课程思政化的探索。

在接受"大学生乐读"项目师生访谈过程中，研究生们提出了有关红色经典的阅读问题，引起笔者的联想。红色经典一般是指有关中国革命题材的书籍，包括小说、诗等。我们这些与新中国建立同成长的一代人记忆最深刻的红色经典还真不少，有《红岩》《红日》《青春之歌》等，这些红色经典深深嵌入了一代人的成长过程。笔者的看法是，红色经典应该超越时代和历史，还应包括促进人与家国健康和积极发展的浩瀚作品，它们充满人性的光辉，鼓舞着人们生活的勇气。

对大学生进行调查后发现，绝大部分学生都认可红色经典的价值，但实际上很少阅读，因为觉得这类书比较严肃、"高大上"，有距离感。笔者的阅读体会是，红色经典源于中国历史，源于生活、高于生活。如《黄河大合唱》由光未然（华中师范大学校友张光年）作词，冼星海作曲，1939年首次演出，歌曲慷慨激昂，在中国抗日战争中起到鼓舞人斗志的作用。至今人们聆听钢琴协奏曲《黄河》时依然心潮澎湃。

阅读红色经典的主要作用是建立健康积极的世界观、人生观、价值观。"三观"是人行为的心理基础。心理学是研究人性的科学，也研究人的"三观"，研究人的信念、动机、态度等因素对人的行为之影响。从红色经典中挖掘人性的积极因素必将有利于青年人逐步形成健康的"三观"。

从大学课程思政化与生涯发展的教育督导实践案例看，红色经典的阅读显然具有引领作用，它促进了人的生涯发展，使人顶天立地，有家国情怀，传承文化，服务家园。

华中师范大学一直重视思政课程与课程思政化的建设发展（赵凌云：《应对疫后教育变革的思考》，参见华中师范大学官方微信公众号2020年6月17日文），提出丰富立德树人的内涵——爱国、爱集体，这是接班人和建设者的根本，教育学生应涵养三个情怀、立三种品德：家国情怀——接班人之德，人类情怀——人类公德，社会情怀——公民之德，华师学子应该是大爱之人、大雅之人、大气之人，也即华师"忠诚博雅、朴实刚毅"精神的化身。疫后立德树人怎么做？构建"三全育人"（全员、全程、全方位）体系，五育并举，做实课程思政，每一门课都承担立德树人的职能，承担双重职能。一课双责，既是知识教育，又是道德教育、思政教育。

互联网的发展和电子产品的普及，大大占据了学生们的阅读时间，在这样的背景下，如何才能将红色经典推送到大学生的书桌上呢？互联网有双刃剑作用。教育心理学者认为，满足大学生的成长需求，培养和激发他们的求知欲和学习动机是必由之路。"大学生乐读"项目就是这样的创新尝试，项目通过网络合作交流、分享阅读红色经典的读书体会，让来自全国的大学生积极参与学习、延伸课堂教学、服务社会实践……取得了显著成效。前不久笔者与华中师范大学新闻传播学院师生合作录制的"大学生乐读"视频节目，由中宣部"学习强国"推送，一天阅读量达 7 万人次，3000 人点赞。

　　艺术能否促进"大学生乐读"？笔者的观点是，艺术是提高学习效率的手段，艺术也能促进学习兴趣与学习动机的激发和培养。红色经典被改编为电影和音乐形式以后，常常能够获得更多的社会反响，让阅读者乐于分享。

　　目前中小学德育与大学德育有些脱节，受到人与教育环境的发展因素影响，需要多学科的合作研究。中小学德育常常是被动灌输的，而大学需要主动积极地学习。我国教育管理部门历来重视立德树人的教育，出台的系列政策文件是需要认真学习的。红色经典的阅读与生涯成长有关，与学生发展核心素养"治学、修身、济世"的目标相关。幸福都是奋斗出来的。个人的幸福源自家庭与国家的幸福，而幸福的获得需要脚踏实地去奋斗，需要读好书、会读书。

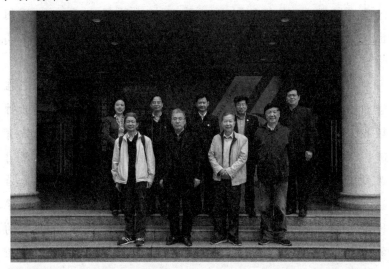

图 5-2　华中师范大学教学节校领导与教育督导（2020 年）

　　何为好书？红色经典多为经过实践检验的经典好书。教育心理学者认为，好书一定是能够与读者实现心灵沟通的健康生活作品；"会读"，是学习者带着兴趣阅读，"乐读"，是大学生要善于选择愉悦身心、促进成长的书去消化吸收并运用。支持"大学生乐读"的意义明显：通过代际读书人传承文化，让智慧快乐、健康乐读回归生活。

"大学生乐读"推进了高校课程思政化的进程，红色经典的阅读促进了立德树人的探索，该领域还需要多学科、方法、文化、理论和实践的综合深入研究。

（感谢华中师范大学新闻传播学院"大学生乐读"团队合作！）

三、教师的幸福力

在课程思政的督导、评审和讨论中，笔者一直在思考一个问题：课程思政的关键因素是什么？是外部要求和强化，还是师生的核心素养需求满足？回答这个问题并非易事。

2020年新冠肺炎疫情打乱了传统的课堂教学模式，高校的教学课堂在网络平台上大展拳脚，课程思政五花八门，考验着教师的政治素养、学生的求知兴趣、管理者的监督水平……如何评审一堂优质的课程思政网课教学和真实课堂教学，已经摆在高校师生与管理者面前。

当前提出的课程思政是为深入贯彻落实习近平总书记在全国高校思想政治工作会议和新时代全国高等学校本科教育工作会议讲话精神，以立德树人为根本，以社会主义核心价值观教育为主线，进一步挖掘各门自然科学课程的德育元素，充分发挥自然科学类课堂教学主渠道在知识传授、能力培养的同时实现价值塑造的功能，构建"三全育人"大思政格局。学校管理部门对课程思政进行了诠释：将高校思想政治教育融入课程教学和改革的各环节、各方面，实现立德树人润物无声，寻求各科教学中专业知识与思想政治教育内容之间的关联性，挖掘、发挥各门课程自身所蕴含的思想政治教育元素，并将其有机融入教学中。把价值观的培育和塑造，通过基因式融入所有课程，将思政教育贯穿于教育教学全过程，将教书育人的内涵落实在课堂教学主渠道，让所有课程都上出"思政味道"、都突出育人价值，让立德树人润物无声。

这些外部要求和强化措施已历时数年，为什么年年重提？为什么鲜见润物无声的课程思政范例？看来课程思政的关键因素应该从教学过程的主导方——教师的核心素养视角来审视。

早在2017年教师节之前，笔者就撰文探讨过教师的核心素养（郑晓边：《做一名有幸福力的教师》，《中国教师报》，2017年9月6日）。笔者认为，核心素养（治学、修身和济世）是基于中国学生发展核心素养的研究提出的教育目标，对教师发展具有相同的意义。幸福力是教师核心素养的重要组成部分。有幸福力的教师就是习近平总书记说的"四有"教师：有理想信念，有道德情操，有扎实学识，有仁爱之心。他们的心理在不断成长，具有对人生和教育的积极心态，有先进的教育理念与价值观，情绪能够自我调控与管理，有解决问题的心理辅导技能；他们亲和、开放，知道自己的局限、边界清晰、善于觉察且能正向表达；他们能够培养出治学、修身和济世的好学生。

一位大学生问我："幸福力与幸福感有什么关系？"我的回答是：幸福不仅是感觉，更是一种能力，是一个人内在的心理素养，包括人的情感力、认知力、健康力、意志力、抗挫力、微笑力和德行力，心理幸福不仅是个体主观的感觉，还是社会康宁的表征。人们可能因为忙碌、一目十行而遗漏了内心体验，或是身在福中不享福，教师的幸福力是教师心理学的热门话题。有人带着不幸福的自我体验，数落非幸福的理由，哪会有幸福力的觉知？有人充满希望、追寻幸福，积极看待自我的成长和社会发展的关系，给学生和社会带来的幸福感有目共睹。

近期在本科与研究生课堂教学督导过程中，看到不少教师充满激情和幸福力品质的教学，感慨万千。他们都是追寻幸福的好教师，他们把教师的传统角色——园丁变为现代辅导师"导游"，在"智慧教室"里"翻转课堂"，在网络平台上把课堂教学扩展到教育云探索……他们的幸福力必将提升大学生和社会的幸福力。教师的幸福不是物质的奖励和自恋，教师的幸福应该是一种精神的追寻和传承。

学校在开展课程思政的讨论中强调了核心任务和育人重点、主要内容（家国情怀、责任意识、健全人格、科学精神、唯物主义、团结协作）、教学手段和方法以及教学过程管理和质量评价。课程思政的讨论必将促进高校教育改革，促进师生思考与成长。学校教育督导们责无旁贷，我们有义务把课程思政的好传统与校园文化史、专业发展史、代际教学、科研和社会服务精神乃至教师幸福力传承下去。

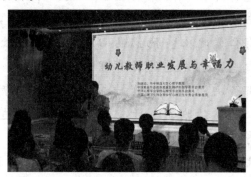

图 5-3　作者参于辅导教师（2019 年）

四、谈高校创一流

笔者曾根据美国八所高校的访问观感撰文，谈及世界一流大学之魂（郑晓边：《世界名校之门》，《中国社会科学报》，2012 年12 月 5 日）：大学的精神支柱稳固，每个学校都有自己朴实的校训；大学的教育宗旨明确，为学生服务，为国家和世界服务；大学的学术氛围宽松，师生互动，课堂内外气氛活跃；大学的教学过程强调科学与创新精神，鼓励学生独创和实现梦想；大学的校园开放，没有围墙，与社区和实业紧密结合；大学教育质量评估科学，有完整的评估体系，人人忠于职守；大学的办学特色鲜明，在竞争与合作中各具个性，不追求完美；大学发展的趋向国际化，招募世界一流教师和学生，为世界培养人才。这些讨论对促进当今中国高校一流大学和学科的创建不无裨益。

作为高校教学督导员，笔者撰文参与学校"双一流"学科建设讨论（郑晓边：《高校双一流建设中的教学督导功能》，《华大在线》"办学思想大讨论"，2017年12月8日），建设世界一流大学和一流学科是党中央、国务院作出的重大战略决策，目的是提升中国高等教育综合实力和国际竞争力，为实现"两个一百年"奋斗目标和中华民族伟大复兴的中国梦提供有力支撑。自2017年9月21日教育部公布42所世界一流大学和95所世界一流学科建设高校及建设学科名单以来，"双一流"大学建设给各类高校师生带来压力，也给教学督导工作带来挑战。在高校"双一流"创建和督导工作中笔者发现了不少问题。

一是缺乏科学标准的教学质量评估导致师生不良互动。目前实施的课堂教学质量评估注重的是同行教师的听课记录，记载的是"断面评价"而非"过程评价"，缺乏学生与教师的自我评价与互动反馈评价；死板的数量化评价制度带来师生的不良互动，如教师为吸引学生选修自己的教学课程，讨好学生，考核简单，考勤占20％，发言加分，期末写一篇文章即合格；有的教师给70％的学生评"优秀"；学生也要求老师评高分，否则退选课程或给教师评低分。

二是教学过程不规范，师生沟通肤浅，管理反馈缺位。督导发现，教授无故缺课迟到，学生在课堂空等半小时；教室电脑出现故障后教师不会处理，照本宣科自读讲义，全然不顾学生心不在焉、迷恋手机游戏；部分老教师不善于运用现代信息技术手段；部分青年教师中外语言混杂，教学过于花哨，缺乏系统的知识体系；课堂师生沟通肤浅，搞笑而非内省和感动；督导发现的问题反馈到教学管理部门后却修正迟缓；院系一级的教学管理者怕得罪教师，缺乏严格的教学管理评审制度，被动应付学校的教学巡视与督查。

三是"双一流"带来马太效应——两极分化，"贫富悬殊"。"双一流"学校学科的选拔标准中教学质量不是主要依据；少数高校被评上的学科财大气粗、沾沾自喜；未被评上的学科是大多数，原本不足的学科发展资金支持被削弱，教师人才外流，学科间恶性竞争，想方设法瓜分一流学科资源，无暇顾及教学质量，教学好坏并不影响职称的升迁；马太效应使两极显著分化，"富人更富，穷人更穷"，科研工作的利益与重奖机制驱使教师更加重视科研而忽视教学。

笔者认为，加强教学督导工作是高校"双一流"建设的关键环节，希望为创建中国的"双一流"大学和学科而进谏：

第一，要建立科学的教学质量综合评价指标体系。

高校要指导师生正确理解与贯彻"双一流"教学改革精神，扎扎实实从观念与行为上创一流学科，凝聚共识，开展教学改革和创新教学思想的讨论，举办教学主题报告会，促进教学思想更新。要结合不同专业的一流创建目标，采用质量与数量相结合、结果与过程评价相结合、师生良性互动评价为特点的评价方法；全国"双一流"大学和学科建设采用动态管理办法，定期实施淘汰与补进制。

第二，要加强教学全过程的巡视与督导工作。

高校要赋予巡视组与督导组更多的权利和独立的监督职能，对发现的问题要及时通报，敦促管理部门和当事人改进；教学管理部门除了抓好同行听课外，对各类教学观摩、调研活动、社会实践与小组讨论都应该建立相适应的教学质量评估标准。

第三，要搞好教学、科研与社会服务的平衡。

把教学质量标准作为评聘教授的基础指标，将教学论文的发表等同科技核心期刊的成果一样奖励，鼓励教学创新，听取学生的教学改革建议，注重学生学习能力提升与职业生涯的追踪发展，建立相应奖惩制度，促推一流学校和学科建设良性发展。

第四，高校要建立严格的学科带头人培养和引入机制。

控制恶性竞争和挖墙脚式的人才流动，拟定学者的道德标准，建立和完善系列合理的奖惩条例、项目资助申请和审查制度。

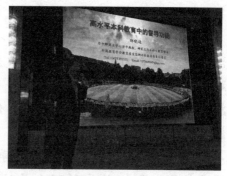

图 5-4　作者在全国高校教学督导
会议上发言（2019 年）

五、SCI 对中国高等教育的影响

美国科学家校友传我一条信息："SCI 被 237.3 亿元抛售"，才知悉汤森路透公司（Thomson Reuters Corp.）将知识产权业务和科学信息业务（IP & Science）出售给 Onex Corp. 和 Baring Private Equity Asia 公司。这件事对大学教授和科学知识界的影响太大了，因为汤森路透公司的科学引文索引（SCI，科学引用指数）和影响因子（IF），影响着每一个中国科研人员从毕业到晋升职称的职业发展道路。

科学引文索引（Science Citation Index，简称 SCI）是由美国科学信息研究所 1957 年创办的引文数据库。SCI、EI（工程索引）、ISTP（科技会议录索引）是世界著名的三大科技文献检索系统，被称为国际公认的进行科学统计与科学评价的主要检索工具。

SCI 包括自然科学、生物、医学、农业、技术和行为科学等，主要侧重基础科学。所选用的刊物来源于 94 个类、40 多个国家和地区、50 多种文字，有美国、英国、荷兰、德国、俄罗斯、法国、日本、加拿大等，也收录一定数量的中国刊物。SCI 涵盖很多分类，有医学、生物、自然科学、物理、化学、金融、艺术等类别。中国科学技术信息研究所统计结果显示：2007 年，SCI 收录的中国科技论文数达 94800 篇，占世界份额的 7.5%，排在世界第三位，仅处于美国和英国之后。

SCI最重要的功能是帮助科技人员获取需要的文献信息，很快了解某作者的某篇论文是否被他人引用过，通过引文次数以了解某一学科的发展过程。这对科技工作者查阅最新文献、跟踪国际学术前沿、科研立项以及在具体的课题研究中及时了解国际动态有很大帮助。

20世纪80年代末，国内科学界将SCI引入科研评价体系，目的是用量化指标引导科研人员注意在国际学术期刊上发表论文，提高学校的学术竞争力。SCI因其相对客观的评价标准，迅速被国内科学界当成一个可以避免人为因素影响的科研评价标准，并逐步拥有了权威地位。近20年来我国自然科学研究的发展历程是一个SCI在国内落地生根、枝繁叶茂的过程。SCI收录的论文主要出自自然科学的基础研究领域，所以SCI指标主要适用于评价基础研究的成果。如何针对基础研究、应用研究、科技产业化等不同类型科学技术活动的特点，确定不同的评价目标、内容和标准，采用不同的评价方法和指标成为一个现实命题。

从以下相关报道中，学者们很容易体验到"SCI伤害"或"SCI获益"的感受。

SCI被卖第二天，美国微生物学会（ASM）期刊总编和领导层决定，以后将不在ASM期刊网站上公布影响因子（IFs），认为使用影响因子来评估发表论文的重要性并不妥当，反对将影响因子滥用于出版、求职、项目申请和职务晋升等各种科研环节。

两家公司之所以收购SCI，主要看中的是其中国业务的增长预期，不仅因为中国和亚洲对科学研究的投入大幅攀升，还看中SCI和影响因子等在中国科研界极大的影响力……

期刊的影响因子是期刊水平的度量标准，而不是一篇文章水平的度量标准，将其用于决定一篇文章的影响力是存在统计缺陷的，可能因少数文章的高引而推高了杂志的影响因子。

高影响因子期刊限制出版物的数量造成人为的稀缺性观念，

通过限制发文量追求高影响因子是有害的。这一行为在经济学中被称为公地悲剧，个人总是自发参与到那些有利于自己但不利于社会大众的行为中去。

个别科学家因为在高影响因子杂志上发表文章而获得不成比例的奖励回报，科学价值扭曲，结果被杂志延迟发表，导致了不正当或不诚实的工作产生。

用影响因子甚至 SCI 评价科研成果是一种扭曲，目前有很多国家实行在某些期刊上发表文章与金钱奖励相挂钩，造成扭曲。

美国加州大学伯克利分校的谢克曼认为，影响因子的高低对知识含金量并没有任何意义，影响因子是数十年前图书管理员为了决定其所在机构应该订阅哪些期刊而设立的，其目的从来不是为了衡量知识价值。

中国科学院院士钟万勰表示，对于 SCI 的过分迷信，表明我国的科研评价体制并不完善，也反映出国内科研人员缺乏走自己的路的决心和自信。

读一读上述科学家们表达的人文评价，那些追求 SCI 的大学校长和教育管理者们未必能够停止那台巨大的"科研评价懒人做法"的战车惯性。

笔者从事大学健康发展心理学教学和科研 30 多年，深刻领略"SCI、SSCI、CSSCI、EI"这些"I"对大学教师与科研人员的意义与价值，尽管此"I"与彼"爱"风马牛不相及，但这些数据化的检索指标影响青年教师的专业发展与成长，影响中年教师的成就与职称晋升，影响老年教授老有所为的幸福力。面对 SCI 的数量化评估，人文科学与社会科学的学者已被严重边缘化。大量在高校教学、科研、社会服务职场中工作年久的中老年教师力不从心，出现了职业倦怠感。与多数"眷念"SCI 和教授职位已达耳顺之年的同行不同，我庆幸自己正在走出误区，终于能够从"SCI、SSCI、CSSCI、EI 教授"的困境中解放自我，去从事科学普及的服务工作，去与青少年儿童分享健康发展、积极学习的奥妙,去寻求人间生活中的真爱、真美、真善。

科研成果评价的确需要科学方法和客观数据指标。创新一种综合的、基于自然与社会人文学科都能接受的评价方法还很困难,比如期刊的语言和作者的民族文化、身份认同……这些诸多人文学科元素的影响,对于一位青年学者的成长究竟有何作用?如果硕士和博士的学位论文只是为了应对五位七位教授的答辩,国家课题的评审只是要通过三位五位匿名评委的圈阅,将扶老携幼促进家庭社会幸福力发展的重大项目投标交由社会传媒"招标创新"、给大众"盲投点击"和"路演",人民好医生的选拔交给青少年"手机控"去刷票、排序……这样的科学研究成果还有什么人文社会价值?

霍华德·休斯医学研究所委员会和美国国立卫生研究院在选拔人才时,要求申请人递交一定时期内发表的 5 篇最重要的论文。美国国家科学院院士评选时,每个人提交的材料仅仅两页纸,简要说明职业生涯中最重要的贡献,略微详细地对细节和亮点作出诚信介绍。谢克曼认为:"有论文发表在《自然》很好,而非常糟糕的是不关注论文内容,影响因子看起来客观,实际上那些数字是错误的,其本质还是个人在作判断。"

中国的科学工作者对此心知肚明,避免发中文期刊而选 SCI 是被动之举。管理者心中认知的中文期刊档次似乎离 SCI 十分遥远,中国学者都希望中文可以成为国际学术交流的主流语言,但这还只是梦想。重视 SCI,培养国际化人才仍是中国教育的奋斗目标。明智的个人体会是,评价学术水平要立足研究内容,不能只考虑杂志级别。就心理学而言,顶级杂志上的论文有多少老百姓去看?多少普通人能够看懂?而应对大众和媒体针对热点问题的采访,几句感同身受、时弊分析、心理分享的言辞却能随着新媒体和"级别卑微"的生活副刊日发行几百万份,迅速传播、家喻户晓。

当今 SCI 和影响因子被专业的传媒集团抛弃了,换了一个并不专业的东家，这对中国乃至全球的科技界和学术期刊出版商来说应是利好消息。近年来不少学界指出要打破对 SCI、影响因子的盲目崇拜。我们暂且不去杞人忧天地担心其业务易主是否能够适应中国快速发展的科研市场，至少可以促进人们反省，SCI 只是一个检索工具而非评价工具，影响因子只是评估期刊的一个指标而非评价个人。汤森路透的知识产权与科技业务变更易主的影响可以促使人们反思：中国科研界所遵从的博士毕业发表论文必须被收录进 SCI 的要求可能是伪科学的，应思考和研究新的评价理念和方法，解放青年学生的创新力，缓解中年教师的事业压力，延长老年学者的智慧能力，使科学真正回归人类真、善、美的生活中。

参考资料

①郑晓边：《SCI 易主，中国科技人员怎么办》，《今日科苑》，2016 年 9 月。

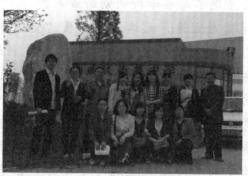

图 5-5 作者指导研究生开展学校心理辅导实践（2011 年）

六、绿色评价挑战学校教育

2015 年，笔者受邀参加了教育部中小学教育质量综合评价改革实验区的指导工作。该项工作由教育部基础教育课程教材发展中心组织，2013 年启动，2015 年在全国实验区开展指导、检查工作。指导工作由教育部领导带队，专家分别来自全国高校的心理学和教育学研究领域，赴全国 30 个实验区开展指导和检查工作。2013 年教育部出台《关于推进中小学教育质量综合评价改革的意见》，全国中小学教育质量综合评价改革已顺利实施两年。此次改革将用一套全新的绿色评价体系为中小学校进行全面体检，这样的新机制将会改变家长以及社会对学校好坏的主观评价。《中小学教育质量综合评价指标框架（试行）》包括学生品德发展水平、学业发展水平、身心发展水平、兴趣特长养成、学业负担状况 5 个方面共 20 个关键性指标。

在指导过程中，专家组和广大师生与评价研究人员进行了充分的交流和经验分享，对评价的宏观价值和意义以及微观方法、工具、指标体系进行了充分讨论。评价指导工作有力地促进了当前基础教育的改革和传统应试教育向素质教育的转变，减轻了中小学生的学业负担，促进了学生的全面发展及教师的专业技能和工作绩效的提升，也促进了家长和全社会教育观念的转变。实验区的许多好经验呈现了基层学校的创新成果。

2016 年，笔者赴大连、天津等地开展"全国中学有效课堂管理方法与策略"专题培训活动。面对来自教学一线的优秀教师，笔者深知，这些与青春和讲台打交道的辛勤园丁已超越"三尺讲坛上的蜡烛"功能，他们是"火炬"，与考生相聚一年又一年，把职场的发展与青春一起"燃烧"，点亮华夏孩子、家庭与国家的梦想！笔者曾经专程赴沈阳和平区教育局为广大教师分享《教育质量综合评价改革中的教师生涯发展与幸福力》报告，到东北中山中学与教师座谈，到沈阳二十中为高考学生互动辅导《健康发展自我、学会积极学习》，欣喜地看到广大基层学校师生正逐步更新教育质量综合评价的理念，积极摸索评价要求与方法，结合本地学校的课改工作和师生发展需求，尝试探索研究，取得了不少成效。

教师探讨"有效课堂管理方法与策略"的前提，应该是对教育质量评价的把握和自我职业发展上的幸福力建设。研究课堂之外对师生发展的影响是学校心理学者最困难的课题。如何把握评价方法？这里，笔者提出观点，与教师们分享。

首先，教师要熟知绿色评价内容。教育部发布《关于推进中小学教育质量综合评价改革的意见》，启动全国中小学教育质量综合评价改革，用一套全新的绿色评价体系为中小学校全面体检。新的评价内容既关注学生的学业水平，又关注品德发展和身心健康；既关注共同基础，又关注兴趣特长；既关注学习结果，又关注学习过程和学习效益。

其次，教师要学会扬长避短。前几年课程改革体现了能力为重的指导方针，缺乏对素养的明确界定和系统阐述，对跨学科素养相对忽视，要求的核心素养与课程内容相脱节。学生的核心素养包括三个方面：第一是自主发展，包括培养和发展身体、心理、学习等方面的素养；第二是社会参与，包括处理好个体与群体、社会与国家等之间的关系；第三是文化素养，包括掌握应用人类智慧文明的各种成果。因此，实施教育质量综合评价，对修正前一段课程改革的缺陷具有重要价值。

再次，教师要学习心理学评价方法。这类评价不仅针对课堂和学生，还要研究自己。基础教育质量评价是一项复杂的系统工程，现今的质量监测与传统的统考统测，从功能、目的、内容、工具、组织方法、结果上看都有明显的区别。高考考试

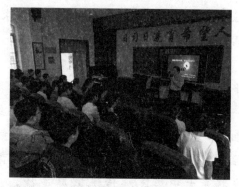

图5-6　心理教育课进课堂（2019年）

评价是指挥棒，指挥棒用得好，科学合理、张弛有度，则国家意志得以体现，教育方针得以贯彻，校长教师服气，家长学生满意；指挥棒用得差，则会让社会不公平，教育入歧途，学生受损害。应该树立创新、协调、绿色、开放、共享的发展理念，按照教育

教学规律、学生成长规律和各地的实际情况，制定更为合理的考试评价政策，建立更加科学的考试评价体系，把中小学考试评价工作做得更好。

最后，教师要不断促进职业发展与幸福力，这正是中小学学校教师研修活动的目标之一。除了把握中小学教育质量绿色评价要求，教师还要系统学习人的健康发展相关理论，如生涯发展规律、心理健康与保健要诀、职业压力与压力管理方法，解决面临的难题，优化教师能力、爱心与人格，加强职业生涯的发展与调适，克服教师的职业倦怠，加强自我心理保健，与管理者沟通互动，强化家校合作，对学生深入开展心理辅导等。

七、家庭教育之春

2021 年 1 月 22 日，湖北省第十三届人民代表大会常务委员会第十二次会议通过并公布了《湖北省家庭教育促进条例》，自 2021 年 5 月 1 日起施行。该条例作为我国家庭教育立法的先行代表之一，诠释了家庭教育的意义及政府推进、学校指导、家庭实施、社会协同、法律责任等方面的要求，预示了家庭教育的春天来临了！

中华民族历来注重家庭、家教、家风，天下之本在家。习近平总书记多次强调：家庭是人生的第一个课堂，父母是孩子的第一任老师；家风是社会风气的重要组成部分；家庭是社会的基本细胞，是人生的第一所学校；我们都要重视家庭建设，注重家庭、注重家教、注重家风，紧密结合培育和弘扬社会主义核心价值观，发扬光大中华民族传统家庭美德，促进家庭和睦，促进亲人相亲相爱，促进下一代健康成长。

荆楚文化中的良好家庭教育之风传承已有上下五千年。1998 年，我与华中师范大学教育科学院的老师们共同合作撰写了 10 册家教丛书《家庭育才小百科——小学生素质教育与家庭辅导》（华中科技大学出版社，1998 年），受到家长朋友们的广泛关注。丛书作者们都是大学讲坛的专家学者和建家立业的"新父母"代表，他们用多年的教研和社会服务感受撰写了家庭教育的新理念、新方法和新成果，展现了华中师范大学学者关注家庭教育的家国情怀。

2011年，我主持了"湖北省妇联家庭教育立法调研"项目，了解全省城乡家庭教育的现状，探索亲子互动和家庭教育方式，促进家庭健康发展，采用问卷、访谈、网络等调研方式，对湖北省11个市州城乡的5～17岁学生及其家长共计近万名对象进行调查发现：家长重视家庭教育，对孩子期待很高；家长的家庭教育理念重智育、轻德育；亲子关系和父母受教育程度与孩子的行为问题相关；父亲期待、母亲监控和父母心理控制影响孩子的成长；城乡差异和特殊儿童的问题凸显。课题组建议：发挥政府的主导作用，确立家庭教育的法律地位；发掘资源，构建家庭教育指导服务体系；深入家庭教育科学研究，发展家庭教育工作者队伍；加强家长和监护人的指导培训，转变家长家庭教育理念；重视特殊儿童的家庭教育，促使城乡家庭教育统筹均衡、健康发展。

什么样的家庭教育才算好？在我30多年的心理咨询、家长学校培训工作中，接待过无数的家长，他们所困惑的是：孩子有吃、有穿、有玩、有人呵护，为什么还不满意？为什么出现行为问题？家长们反映，孩子的主要问题前三位是"贪玩、注意力不集中、依赖"，家长希望他们做"有用的人、全面发展的人、积极上进的人"，家教最大的困难是"没有时间、不懂方法、家人意见不一"。调查结果至少有三点启示：

一是家长要建立素质教育观念，改善教养方式。从心理学的观点出发，素质教育是一种个性教育，孩子良好个性的培养是从家庭开始的，家长有着不可推卸的责任。家长们的教育观念亟待更新，必须把孩子的身心健康素质培养和主动发展放到家教的首要位置，正确看待孩子们贪玩的特性，努力改善教养方式，少一些干涉与过度保护，多一点温暖与理解，让孩子从小学知识，学做人，自理、自强。家人对孩子的要求和教养态度要一致。只有这样，才能使孩子健康发展，成为对社会有用的人和全面发展的人。

二是家长对孩子要建立合适的期望值，要创设良好的家庭与社区环境。对孩子的未来充满希望，是父母的平常心。但期望值要适合孩子的特点和实际能力，还要考虑家情与国情。"孩子成绩总能名列前茅"和"多多获奖"的期望近乎苛求，使孩子为了分数和奖励斤斤计较、疲于奔忙、自负或自卑、身心素质发展失衡。因此，家长要根据孩子的实际情况，建立合适的期望值，重在创设良好的家庭心理环境，为孩子树立学习的榜样。笔者的调查结果间接说明，经济收入可能不是家庭教育环境的决定因素，金钱不是万能的，家人只要注重情感的维系，相互提供心理支持，善于学习，就能够克服收入少、文化水平低等不利影响，优化家庭教育环境。

三是努力办好家长学校是提高家庭与社区教育环境质量的重要途径。家长学校是家园同步保教的有效方式。本调查反映出家庭教育环境存在一定问题，"没有时间、不懂方法、家人意见不一"已显示出父母目前面临的主要困难，这些都可以通过开办家长学校这一途径来解决。以往家长学校实践表明，接受过培训的父母，并不需要为孩子投入很多时间，而是把健康成才的钥匙交给孩子自己掌握。这里面既有教育观念问题，又有家教原则和方法学问题，通过家长学校的系列培训，可以较快地提高家教水平，改善家庭环境和教养方法，加强家园联系，从而促进孩子的健康发展。办家长学校是学校与社会加强联系的重要途径，是一项艰巨的系统工程，需要方方面面的关心和投入，广大的教师将在家长培训和家园家校联系工作中担负重要的任务。

今年，正是在全国上下重新关注家庭教育立法和积极行动的大好形势下，《湖北省家庭教育促进条例》开始正式实施，华大新父母教育研究院正式成立，可谓恰逢其时。华大新父母教育研究院是华中师范大学北京研究院设立的产教融合机构，是开展家庭教育父母培训和培养家庭教育指导师的重要平台，是118年华中师大教育创新再发展的表征。华大新父母教育研究院提出的总体目标是：以习近平新时代中国特色社会主义思想为指导，深入贯彻落实党的十九大精神，坚持面向社会和家长需要，全面提升学校服务家庭教育的能力。通过整合校内外资源，创建产教融合、科教协同、校际共享、校地协同、国际合作新机制新模式，努力将研究院建设成为业界领先、全国一流的新时代家庭教育新型特色智库，成为具有明显华师特色的推进家庭教育的思想库、智囊团，成为全国重要的家庭教育理论研究基地、决策咨询中心、家长培训基地和课程建设基地。华大新父母教育研究院将围绕重点工作内容进行建设：开展家庭教育课题研究，做好决策咨询服务，编撰出版系列《新父母家庭教育指导手册》，开展家长学校建设、家长培训、家庭教育指导师培训服务，建设家庭教育大数据平台，建设新父母学院，开展全国家庭教育公益活动。研究院将在"五个一"（一所好大学，一批好领导，一个好团队，一个好时代，一个好平台）优势基础上，努力建设一支团结合作的研究与服务队伍，也欢迎全国基层一线优秀教育工作者、家长和各行各业关注家庭教育的人士加盟团队合作。

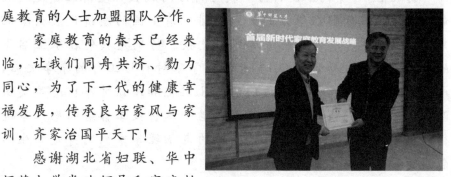

家庭教育的春天已经来临，让我们同舟共济、勠力同心，为了下一代的健康幸福发展，传承良好家风与家训，齐家治国平天下！

感谢湖北省妇联、华中师范大学党政领导和家庭教育各领域专家的指导和支持！

谨此祝贺华大新父母教育研究院成立！

图 5-7　作者接受华大新父母教育研究院院长聘书（2021年4月28日）

参考资料

①郑晓边、耿北玲：《家庭身心保健》（"家庭育才小百科"丛书之一），华中科技大学出版社，1998 年。

八、我与科协同成长

2018 年 9 月 28 日，我有幸成为中国心理学会全国征文选拔出的唯一代表，参加了中国科协组织的"我与科协同成长"演讲比赛，我的论文《科协工作促进人的发展》获得中国科协优秀征文奖，我的演讲《科普育才、幸福立心》最终获得二等奖。

回看演讲的部分语音和图片，我仍激动不已。来自全国各大科协组织和专业学会的精英们比翼争飞，使我这位与中国科协同成长了 60 年、仁立大学讲台 40 年的心理学教授经受了一次重大事件考核与精神洗礼。

不是因为教授的演讲颜面和奖状荣誉产生的压力，而是惑于60 年生涯发展与新中国同步、与中国科协同舟的一位普通医科学子如何表达心理学人的心声，如何展示中国科协 60 年发展历程中心理学人的贡献——我诚惶诚恐。

好在 2018 年的中国科协"我与科协同成长"演讲比赛是一次创新尝试，我理解组织方的设计安排，请全国的演讲代表云集北京，让老、中、青三代演讲者同台竞技。特别是我处在承上启下的年龄段，不仅感受到 80 岁老物理学家对科协工作的拳拳之心，也欣赏到科协组织青年才俊们的非凡记忆和演讲才华！一等奖由两位青年美女获得，她们通过讴歌老一辈科技工作者的感人事迹得到评委认同，我与那位八十高龄的老物理学家感同身受的生活叙事获得二等奖已相当知足。

中国科学技术协会于 1958 年 9 月创立，是中国科学技术工作者的群众组织，是党和政府联系科学技术工作者的桥梁和纽带，是国家推动科学技术事业发展的重要力量。中国科协下属的全国学会有 210 个，中国心理学会是其中一个比较小的学会，它创建于 1921 年，是由中国心理学工作者组成的公益性、学术性社会团体，是中国最早成立的学术组织之一，是中国科学技术协会团体会员。中国心理学会设立了 12 个工作委员会、36 个专业委员会，累计发展个人会员约 13000 人，其中青年研究生约占三分之一。中国心理学会的宗旨是：团结广大心理学工作者，开展学术活动，进行学术上的自由讨论，以促进中国心理科学的繁荣和发展，促进心理科学知识的普及和推广，促进心理科学人才的成长和提高。这与中国科协的基本任务一致。健康心理学者比较认同这样的表述：心理学"为天地立心，为生民立命，为往圣继绝学，为万世开太平"。

中国科学技术馆是中国科协的窗口，坐落于北京奥林匹克森林公园一侧，在那里，可以看到中国的科技如何普惠民众，看到民众对科学技术的热情与期待。

中国科学技术馆的建成史见证了科学家们对科普工作的重视与代际努力。那天清晨赶到中国科技馆已是上午 9 点，门口已经排满了从世界各地来参观的队伍长龙，由于正值暑期，好多家长带着孩子来参观，不少青少年机构也组织学生来此开展科学普及集体活动。学习科学技术已经成为人们社会生活的主题之一。

中国科学技术馆造型新颖，风格简约，整座建筑呈现为一个由鲁班锁构成的巨型魔方。今天的青少年真幸运，赶上国强民富、国兴民盛的好时候啊！

中国科学技术馆的科普教育活动作用显而易见，可让公众参与其中，对科学情境、科学现象、科学概念等有更深了解。

作为中国科学院武汉分院科学家报告团成员，我对科技场馆的科普手段早有提案，无奈地方与首都相距甚远，科普资金缺乏，科普观念尚未普及，科普场馆甚少，科学报告进校园的意义还未被疲于应对应试教育的校长们所认知……科学家们依然用苦口婆心的方式与公众分享科教兴国的价值。

人们羡慕首都的科技资源，青少年更向往北京的科技馆场。

科教兴国需要科学普及，实现中华梦想需要科学普及。科学普及不仅仅是大兴科技馆场，更需要公平合理的科技资源分配和竞争机制。

优秀的科普来源于自然与人文社科领域的科学研究成果。科学成果究竟是为了发表论文、继续获取资助，还是惠及大众？科学知识究竟是学者的专利还是民众生活的必需品？阳春白雪与下里巴人能否联姻？如何嫁接？看来科学需要普及势在必行。

要完美回答以上科学哲学命题似乎很难，但从国家自然科学基金中标的项目主题词来看，可以窥见一点奥妙。从五彩缤纷的项目主题中，百姓生活能够得到哪些改善？青少年对于科学的兴趣与求学动机得到哪些提高？自然科学项目的评审过程如何结合国民素养的提升以及对未来世界的适应与发展来完善遴选机制？如何引导百姓热爱家园、放眼世界、科教兴国、促进世界和平与人类幸福力？科学家与科普学者任重道远。

1978年我考进同济医学院，毕业后留校工作；1985年我放弃医学院的工作，主动调到华中师范大学从事教师职业，1988年我作为儿童心理卫生高级访问学者赴加拿大康考迪亚大学心理学系学习儿童青少年病理心理学，从此开始了一条儿童青少年健康发展心理学的教研生涯之路。1992年，我结识了著名的科技工作者宋维真、张遥、李心天、郭念峰还有陈学诗、许又新、李雪荣等教授，在前辈们的支持下，我开始在医学与心理学的交叉领域耕耘，参加了中国心理卫生协会青少年专委会团队，2015年荣获"专委会突出贡献奖"。30年前，我曾为医学与心理学的门户分隔而郁闷，而今当代心理学的发展表明，我早年的"走家串户"竟然是人类社会健康发展的明智之举。

作为湖北省科普作家协会、武汉市科学普及研究会理事、科学家科普团团员，我参与"院士专家进校园"活动数年，到中小学作科学普及讲座年均十多场，为青少年儿童科学普及做了些工作，深感杯水车薪。武汉科学家科普团建于2010年，由中国科学院武汉分院各研究所、大专院校等单位的科学家组成。"院士专家进校园"活动由中科院武汉分院、武汉市科协和武汉市教育局于2013年共同创办，由武汉科学家科普团、武汉科学普及研究会负责组织实施。科普团在近7年的时间里，走进学校、机关、社区等地作报告1000余场次，受众达40余万人次，为公众科学素养和创新能力的提高作出了积极贡献，受到青少年儿童与社会公众的喜爱。科普团传播科学、精益求精，言传身教、服务人民，为提升公民科学素质无私奉献。

真心期待全国科普工作者的科普报告成为科技惠民的"活动馆场"，紧密结合当前人们的生活实际，融合科学知识、人文关怀和心理辅导于一体，与听众互动体验，在顿悟中共同成长。

科协的工作服务必将普惠于人的发展，科学的理念成果必将转换成社会人类的健康行为。

积极心理学者认为：幸福不仅是感觉，更是一种能力，幸福是可以学习的。幸福力是人的内在心理素养，包括情感力、认知力、健康力、意志力、抗挫力、微笑力和德行力等综合体现。"幸福都是奋斗出来的。"党的十九大报告提出："加强社会心理服务体系建设，培育自尊自信、理性平和、积极向上的社会心态。"国家的发展，本质上是人的发展；人的发展，离不开心理的健康发展；只有注重心理建设，才有民安与国兴。这也许就是中国科协讲坛上心理学人发出的最具个性的声音。

希望全国科普工作者继续贯彻实施"全民科学素质行动计划"，提高公民的科学素质，推动形成全民学习、终身学习的学习型社会，促进人的全面发展。

莫道桑榆晚，为霞尚满天。中国心理学会全国老、中、青同仁将继续前赴后继、同舟共济、科普惠民、幸福

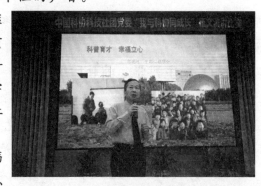

图5-8　作者在中国科协演讲比赛中获奖（2018年）

立心。

我的格言是：学有法则灵，情有诉则乐，行有志则远，心有望则福。

九、科学民主、教育立心

31年前的1990年，我留学回国，经苏文芳教授和张友杰教授推荐、介绍，加入九三学社，追寻民主与科学精神。

76年前（1945年），一批文化教育和自然科学学者继承发扬五四运动反帝反封建的爱国精神，以民主、科学为宗旨，发起民主科学座谈会。1945年9月3日，为纪念抗日战争和世界反法西斯战争的伟大胜利，民主科学座谈会更名为九三座谈会，1946年5月4日，改建为九三学社。

110年前（1911年），辛亥革命发生，革命党人打响了武昌起义的第一枪，旨在推翻清朝专制帝制、建立共和政体，开创了近代民族民主革命，结束君主专制制度，传播了民主共和理念，推动了中国社会的变革。

再上溯千万年的中国史和世界史，人类社会的发展就是一部科学民主、教育立心的发展史。

回顾这些时间节点，重温民主科学精神与教育立心的征程，前瞻人生与社会的未来发展，无疑是纪念九三学社成立75周年最有价值的探索。

（一）民主科学、前赴后继

入社那年我便知晓：九三学社是以科学技术界高、中级知识分子为主的具有政治联盟特点的政党，是接受中国共产党领导、同中国共产党通力合作的亲密友党，是中国特色社会主义参政党。

改革开放以来，九三学社创新推动履行参政议政、民主监督和政治协商职能，为建设中国特色社会主义事业作出了显著成绩。九三学社中央历任主席许德珩、周培源、吴阶平、韩启德……都是民主科学精神的弘扬者，九三社员中有中国科学院院士 175 名，中国工程院院士 27 名，其中邓稼先、王淦昌、吴阶平、周培源、王选、严济慈、张光斗、茅以升、黄昆、潘菽、王家楫、师昌绪、伍献文、刘建康、潘建伟等科学家的名字闻名遐迩！无论在世与否，这些民主科学斗士前赴后继、同舟共济，为国家和世界的发展作出了卓越贡献。

九三学社社员前辈中有两位心理科学家，是教育立心之楷模。

一位是潘菽教授（1897—1988 年），中国现代心理学的奠基人之一，1920 年毕业于北京大学哲学系，1926 年获芝加哥大学博士学位，从事记忆、错觉、汉字知觉等实验研究，提出心理学既不同于自然科学，也不同于社会科学，而是具有二重性的中间科学的观点，将心理活动分为意向活动和认识活动，区别于传统的"知、情、意"三分法体系，对意识、身心关系、个性等心理学中的重大问题提出了深刻而独到的见解，也是一位有社会影响的社会活动家（摘自九三学社网）、杰出的教育家。他的专著《教育心理学》一直是我教学工作的蓝本。

另一位是陈立教授（1902—2004 年），著名心理学家和教育家，我国工业心理学创始人，曾任中央研究院心理研究所和清华大学工业心理研究员，浙江大学教授、教育系主任、文学院院长，浙江大学理学院心理与行为科学系博士生导师，浙江师范学院院长，杭州大学校长，中国人类工效学会理事长，全国行为科学名誉理事长，浙江省科协副主席、名誉主席等，是一位坚定的科学探索者，他把一生都献给了心理学研究，是一位民主革命执着的追随者，青年时代参加过进步思想宣传，还为营救五四运动中被捕的共产党人四处奔波。我还记得 1985 年我去杭州学习人体工效学时与他率领的心理学团队合作的情景，陈老师平易近人的风格使我记忆犹新。

如今的九三学社中国心理学界精英辈出，老、中、青社员不忘初心、前赴后继，特别是面对 2020 年突如其来的新冠肺炎疫情，中国和世界的正常生活遭遇挑战，社员们在后疫情时代将重新思考人与环境的关系，思索民主科学和教育立心对于社会健康发展的意义。

（二）三十而立、精忠报国

加入九三学社 30 年，社员生活使我逐步领悟：九三学社倡导的民主与科学精神需要与时俱进。只有提倡民主管理，才有社会健康的基础；只有遵循科学精神、教育立心，才能确保人类的长久幸福。教育立心就是通过公众心理教育筑建个人和社会的幸福力。

教育立心源自我童年"精忠报国"的梦想。童年有一段时光我住在汉口，1840 年至 1949 年间，西方列强恃坚船利炮纷纷涌入，在一个小的区域划分了英、俄、法、德、日等国租界，当时汉口的法租界有一条霞飞将军街，新中国成立后更名为岳飞街，与其垂直的黄兴路以中国近代民主革命家黄兴命名，马路南端是个闹中取静的社区，我在那里度过了人生起步的 5 年。6 岁时，我随父母从武昌都府堤搬到黄兴路，一家人住在玉华纱厂老板张家对街楼的顶层，透过窗口，目睹张家宽大的凉台上尽情嬉闹飞舞的信鸽遐想飞翔梦。父母送我进岳飞街小学读书，希望我传承贤良孝道。我的童年随新中国一路风雨兼程，"精忠报国"的信念一直萦绕我的生涯 60 年！

30 年社员生活经历和童年"精忠报国"信念强化了我对民主科学精神的追寻。我与华中师范大学基层组织社员合作，通过九三学社省委咨询工作委员会、文教医卫委员会撰写了不少提案，为国家和社会改革建言献策，如武昌八一路延长线建设，中小学开展心理健康教育……这些提案付诸实施后大大促进了公众的生活环境质量和教育立心的效率，也发表了不少论文，获得九三学社组织的多次奖励和肯定，我深深感受到九三学社是"精忠报国"

的好平台。

我深知"三十而立"只是起步。一百多年前张之洞主政湖广，大兴实业，后来的辛亥革命、百十年来的风风雨雨，今日武汉不再只有国耻租界的印迹，而是成为千万人口的全国中心城市，这里是我报效国家、40年职业生涯发展的舞台和家园。2020年新冠肺炎疫情蔓延的初期，武汉关闭离汉通道给居民带来严峻挑战，习近平总书记说："武汉是英雄的城市，湖北人民、武汉人民是英雄的人民，历史上从来没有被艰难险阻压垮过，只要同志们同心协力、英勇奋斗、共克时艰，我们一定能取得疫情防控斗争的全面胜利。"今天的抗疫形势向好得来不易，来自科学的抗疫和民主的参与，来自全国人民与英雄的同舟共济、精忠报国。

（三）改革开放、学医济世

教育立心需要民主科学与改革开放导航。人的心理资本（希望、自我效能感、韧性、乐观）是一种积极心理状态，来自科学知识的学习。1978年我考进同济医学院，开启了自己的科学专业化职场之旅。我的全册医学课堂笔记清晰地记录了青春岁月与师生互动的过程，记录了医学生学习科学的辛劳和智慧，记录了老师们的谆谆教诲与民主师德师风。1983年我毕业留校，被选拔到医学教育研究室工作，两年后我调到华中师范大学教育科学学院和心理学院任教。我常常戏谑自己是学习鲁迅放弃医学"铁饭碗"，走向"救国救民"之路。1988年我赴加拿大康考迪亚大学心理学系访学，与人类发展研究中心团队的合作体验、国际会议中心第49届加拿大心理学年会的交流给我留下难忘印象且培养了世界眼光。2016年夏，我冒着汛期暴雨的风险，奔赴岳阳的湖南民族职业学院，为"国培计划"的乡村幼儿园园丁们分享"教师阳光心理辅导"。在我5年前直接指导的优秀硕士毕业生春艳老师的陪同下，去了岳阳一中，领略了园丁的喜悦。该校创办于1903

年，倚岳阳千古名楼，临洞庭万顷碧波，秉百年办学传统，育万千社会精英。春艳老师谦虚地向我展现了学校的工作舞台，占据艺术教学楼二层约 300 平方米的心理辅导中心装修一新，会谈室、音乐治疗、阅读治疗、沙盘游戏、团体辅导、宣泄室、心理测量室应有尽有。这里与心理学有缘！这里是母校研究生绽放青春的职业舞台！那天我沿着父母的足迹，重登岳阳楼，看八百里洞庭，读百家诗词，寓情于景，吟诵一篇《重登岳阳楼》，与长江人共勉：风月惜边，天水多彩；浊流自清，家国仁爱；乐从心生，忧民为怀；楚风传承，继往开来。

（四）发展生涯、教育立心

受九三学社前辈潘菽和陈立教授影响，研究群体青少年儿童的心理教育已成为我的生涯发展目标，1992 年我开始在医学与心理学的交叉领域耕耘，1998 年担任华中师范大学心理咨询中心主任，2002 年起任中国青少年心理卫生专委会副主任委员和荣誉委员。40 年前，我曾为医学与心理学的门户分隔而郁闷，而今当代心理学的发展表明，我早年的"走家串户"竟然是人类社会健康发展的明智之举。作为中国科学院武汉分院科学家报告团专家，我参与关心下一代工作和"院士专家进校园"活动，赴中小学作科学普及讲座，为各类学校青少年儿童和教师作心理辅导报告，与听众互动体验、共同成长，获得师生与家长的高度赞誉。40 年职业生涯中我撰写了《学校心理辅导实务》《青少年儿童异常发展与健康促进》等学术专著近 30 部，发表学术论文和科普作品 500余万字。

教育立心者追求终身学习，提升幸福力。习近平主席提出："幸福都是奋斗出来的。"个人的幸福源自家庭与国家的幸福，而幸福的获得需要人民脚踏实地的奋斗。2016 年我积极投身老年心理学研究与服务，关注人口老龄化问题，关注老人的情感倾诉和自我发展，用生活叙事促进生涯发展，说自己、家庭和国家的故事。我主持的省老年心理学专委会获全国和湖北省老年学学会先进集体奖。2018年创编湖北省老年心理学专委会《枫林漫步·彩霞映满天　提升幸福力》心理访谈系列栏目，为湖北省老年大学创设老年心理学公共课程系列讲座。这些社会服务的幸福立心活动是弘扬民主科学精神，提高家庭与社会幸福力的努力探索。

（五）心理抗疫、老有所为

笔者作为九三学社湖北省委咨询工作委员会副主任，在今年的抗疫工作中积极建言献策，履职尽责，发挥了民主科学和教育立心之精神。笔者协助华中师范大学老年协会组织教授们做了大量的老年心理问题调查研究和社会服务工作；还兼任中国教育学会教育质量监测评价指导委员会委员，中国心理学会老年心理学和学校心理学专委会委员，中国老年学和老年医学学会理事和老年心理学专委会委员，中国心理卫生协会青少年心理卫生专委会荣誉委员，积极为全国高校学生的健康发展服务，参与各地学校抗疫指导和书目评审工作。笔者带领湖北省老年心理学专委会团队抗击疫情，创办心理访谈栏目，为老年人和社会公众家庭生活与危机干预提供心理援助。作为中国科学院武汉分院"院士专家进校园"项目的报告专家，笔者为学校青少年儿童撰写科普文章，还接受团中央未来网的采访，为全国青少年儿童提供抗疫指导建议。在全国抗疫的紧要关头，笔者陆续在"搜狐教育"平台上发表系列文章，在武汉疫情后取消出行限制之日，撰写文章鼓舞社会公众，获得广泛认同。

从预防医学专业上看，疫情需要综合防治，也是一项长期任务，不仅需要政府管理者和医护专业人员的全力合作投入，更需要人民大众以科学民主的精神积极参与、教育立心，提高自己的健康认知水平，改善不良的生活方式和态度，建立科学卫生的行为习惯。

谨以此文纪念九三学社成立75周年!

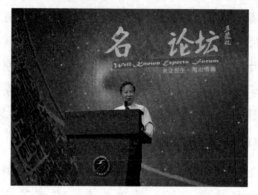

图 5-9　作者在武汉市图书馆作建设
家庭幸福力报告（2016 年）

十、学党史、办实事

今年时逢中国共产党成立 100 周年，近期华中师范大学老年
协会组织开展了"学党史、悟思想、办实事、开新局"的学习活
动，号召老年教授们谏言献策，老有所为。作为生活在桂子山校
园半个世纪的老年学者，我立马撰写了"学党史办实事、立德树
人、服务学生活动策划方案"汇报给老协组织，以表达关心下一
代的文化传承之心与华师人忠诚博雅、朴实刚毅之精神。根据学
校的工作部署和要求，学校离退休工作处将联合学校老协组织、
心理学院与湖北省老年心理学专委会专家团队，开展对大学生的
"立德树人、改善学风、促进生涯发展"师生互动报告会活动，其
目的是促进大学生健康心理培养，优化学风，积极成长。活动方
式是在周末学生点名后开展师生互动报告会，为各学院的大学生
与辅导员教师服务，湖北省老年心理学专委会教授团队将提供智
库支持。专题报告拟定的主题包括：未来教师的幸福力、网络时
代的校园生活、大学生的创新力、大学生的职业规划、大学生的
人际交往，等等。

华中师范大学 118 年的悠悠岁月，赫赫史册，精英辈出，桃

李满天下！学校老协组织一直关心青年大学生的健康成长和立德树人的工作。赵凌云书记提出：疫后教育变革是以人为主体的变革，华中师范大学应该勇立潮头，引领潮流！华师学子应该是大爱之人、大雅之人、大气之人，也即华师"忠诚博雅、朴实刚毅"精神的化身。这些要求也成为学校老教授们老有所为、关心下一代工作的主要任务。

快乐学习、健康发展是常态化抗疫时期的学习生活要求。学校老协组织鼓励大学生积极自主学习与合作学习，学会心理自助，促进身心健康，用心理科学方法有意识地调适、缓解、激发情绪，包括认知调适、合理宣泄、积极防御、理智控制、及时求助等。促进身心健康水平的关键在于增加心理资本（希望、自我效能感、韧性与乐观），缓解内外压力，提高自我强度，需要用积极心态管理传染源，用积极方法切断传播途径，用积极行动促进身心健康。大学生需要重新思考和学习，应对疫情后教育变革的挑战，提高自己的健康认知水平，改善不良的生活方式和态度，建立科学卫生的行为习惯。

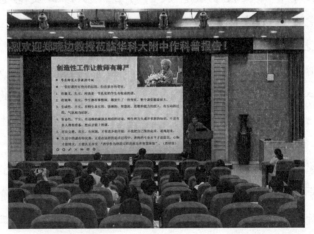

图 5-10　作者为华中科技大学附中教师作心理辅导报告（2021 年）

老教授们寄语大学生：积极参与防疫常态化工作和教育改革活动，要有理想，适应形势，投身社会实践，快乐学习，会读书、读好书，培养良好生活习惯，逐步学会治学、修身、济世的本领（学生发展核心素养），健康发展生涯。

习近平总书记提出："青年是国家的希望、民族的未来。"华中师范大学正在进行创建双一流大学和学科建设，学校离退休老年教师责无旁贷，希望学党史、办实事、老有所为，把关心下一代工作落到实处。我们决心与广大师生同舟共济、众志成城，为学校的发展与人才培养乃至疫情后中国和世界教育的变革增砖添瓦！

十一、老骥伏枥、志在千里

2021年5月19日，中国老教授协会第九次全国会员代表大会在北京召开。会议代表聆听了协会领导所作的《第八届理事会工作报告》和《修改协会章程的说明》，通过不记名投票，选举产生了中国老教授协会第九届理事会106名理事，林建华教授当选会长。作为湖北省老教授协会选派的会议代表，我与伍新木会长、李霞副会长等5位教授参会。我们与200多位白发苍苍的老年学者济济一堂，备受鼓舞、感慨万千。

"老教授"的称谓常常与年迈、衰弱相伴，其实不然。那些冒着风寒、踏着泥土、意志坚定的学术探索者有毕生发展的领悟，珍惜学术生命的时空，老教授协会会员人人都有精彩的职业生涯历史传记。这些耄耋老者，从全国各地会聚首都，向生命年华极限挑战。

新当选的第九届中国老教授协会林建华会长宣布了协会的工作任务，号召协会各级组织和广大会员提高对新发展阶段、新发展理念、新发展格局的认识，在围绕党和国家的中心工作、服务大局中，进一步凝聚广大会员的力量，发挥协会的整体作用和各级组织的优势，立德树人、建言献策、助力国家和地方经济社会的发展。蓝图已经制定，巨轮再次启航，全国各地的老教授们定会不忘初心、牢记使命。

笔者有幸结识了林建华会长（曾任北京大学校长）和一些知名学者，他们平易近人。有些50后、60后的学者与我有着相同的经历：新中国成立后70年的磨砺，历经三年严重困难、"文革"影响、知青插队、高考上大学、踏上改革开放快车道和海外学习探索历程……通过广泛交流，结识了朋友，扩大了友谊，推介了学校和单位的老年工作成果，老年学者们不再孤独，"第二次青春"已经来临。

记得今年4月，我接受中国老年学和老年医学学会老年心理分会委员的聘书，聘用年限是2021—2026年，同济医学院的海内外校友把"2026"用红色圈出，校友们都期待老年生涯的可持续发展，思考疫情常态化以后人类生命与生活方式的新目标，探索积极情绪、生活投入、人际友好、生命意义和成就体验与长寿的关系……这些积极心理学的课题。

笔者作为湖北省老年学学会老年心理学专委会主任、华中师范大学老年问题研究中心和湖北省老年教育理论研究基地副主任，近6年来我们开展了卓有成效的老有所为和关心下一代工作，特别是在抗击疫情的两年中，借助湖北广播电视台《老年天地》栏目，创办了《彩霞映漫天　提升幸福力》和《爱相随、心归巢》两个系列共88期的老年心理访谈节目，被"学习强国"转发推送了8期，获得社会的广泛赞誉。专家们还为湖北省老年大学开设了十多期老年心理保健系列讲座，并将"家庭心理生活"讲座以及家庭教育网课送到武汉市洪山区的十多个社区，与广大听众朋友分享，促进了社会心理服务进程，为老年和家庭的疫后心理康复作出了重要贡献。笔者撰写的《后疫情时期老年心理保健系列网课创新研究》获得全国第十四次老年教育理论研讨会优秀科研成果二等奖（2021），教育部"老干部之家"微信公众号发布专题文章：《教育部直属系统老同志在抗疫斗争中发挥独特优势和作用（十五）　安定民心　鼓舞意志——华中师范大学退休教授郑晓边的战"疫"故事》。笔者还获得"湖北省高校老年协会先进个人""湖北省老教授协会抗疫先进个人"等称号。这些荣誉都是华中师范大学组织支持以及专委会团队专家们共同努力的成果。

夕阳无限好,彩霞映满天。老年工作需要全社会全民的支持与关心,中国老教授协会的会员们一定继续发挥老有所为、老有所教的精神,积极参与关心下一代工作,为实现中华梦想贡献老年学者的智慧。

参考资料

①中国老教授协会:《中国老教授协会第九次全国会员代表大会在北京隆重召开》,《中国老教授协会》,2021 年 5 月 14 日。

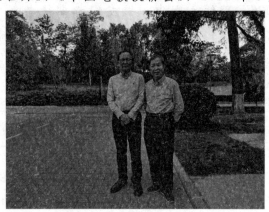

图 5-11 作者与会期间与林建华会长(2021 年)

十二、老年教育再发展

2021 年 6 月 10 日至 12 日,中国老年大学协会老年教育学术委员会《老年教育学大辞典》编写会议在马鞍山市召开,这是中国老年教育再发展的表征。

作为来自华中师范大学的参会专家代表,我很珍惜这次与全国同行的合作机会,深感责任重大、使命艰巨!有 118 年历史的华中师范大学在教育学和心理学的学科建设上已经积累了一系列成果,但在老年教育学和老年心理学的教学研究领域还有待更新提高、与时俱进。

2016年，华中师范大学老龄问题研究中心的教授们编写出版了《新编老年学词典》（李旭初、刘兴策主编，武汉大学出版社，第2版），中国老年学学科的创始人和奠基者、老年学家和人口学家、中国老年学学会名誉会长邬沧萍教授为之写了序言，该书曾获中国老年学学会学术成果奖。该词典将"老年教育"诠释为老年学和教育学相互交融而产生的一门新兴边缘学科和分支学科，研究培养老年人生存与发展能力及其规律，老年的教育方针、意义与目的以及老年教育的内容与方法等的学科，旨在解决对老年人进行身心健康的训练、知识更新和职业再培训等问题，以此满足老年人的学习要求，使老年人通过学习提高身心健康水平，更新知识，从而达到健康长寿，实现"老有所为"，为经济社会发展继续作贡献。

随着我国人口的快速老龄化、老年教育的需求急速增长，老年教育学的研究还需要深入。老年教育学的研究对象，老年教育的目的、意义，国内外老年教育的发展历程，老年教育的理论（尤其是教与学的理论），老年学员的身心特点与家庭心理生活需求，老年教育教师队伍的建设和教学艺术，老年教育的教学内容、课程设置，老年大学的管理体制、办学特色，社区老年教育的办学模式、管理体制……探讨这些老年教育学、心理学的基本内容与发展无疑会影响到《老年教育学大辞典》的编写质量与特色。

中国老年大学协会老年教育学术委员会计划编撰的《老年教育学大辞典》，是新一届学术委员会五年工作规划的重要目标任务之一。学术委员会成立了由陆剑杰教授为主编和张宝林教授为副主编的编写团队，2100条辞目设计已基本完成，本次马鞍山会议就是为了推进项目的开展。我高度认同主编陆剑杰教授的观点：通过大辞典的编写出版发行，引导大家懂一点哲学，懂一点教育学，懂一点教育心理学，懂一点教育史特别是成人教育、终身教育的思想史，进而掌握老年教育的本质、老年教育的实施规律、老年教育的发展规律、老年教育的教学规律（四"懂"四"掌握"），成为合格的老年教育工作者。

马鞍山会议表明，中国老年大学协会老年教育学术委员会编写策划的4个纲领性文件（工作指南、辞目总纲、范例、分工）完备，主编和学术委员会领导的指导要求明确，全国各地参编的代表们讨论活跃。大家分享了各地经验，提出了合理化的编写建议，是一次高效、务实、鼓劲、团结的会议。

我代表华中师范大学老年大学的专家团队作了积极表态，学校的教育学和心理学老、中、青团队将积极配合编委会和全国同行参与编写辞典工作，同舟共济，高质量完成所分配的任务。我们还可以为尚未落实辞目编者的部分任务做接手"兜底"补进工作。我们也认同主编陆剑杰教授的提议，在10%的辞目增减数中积极推进我们的最新研究成果。

马鞍山会务组织方对此次会议议程作了周到安排，让全国代表开阔眼界，创新思路。我们赞美马鞍山精神：聚山纳川，一马当先，它充分展示了马鞍山移民城市的特征、自强不息的民族精神，体现了开放、包容、和谐的时代特征，表达了马鞍山人坚持科学发展的满怀热情。

《老年教育学大辞典》编委们受邀观摩了马鞍山"第36届江南之花"开幕式，见证了马鞍山老年人生活的幸福品质！"赞歌颂辉煌、永远跟党走"文艺汇演把马鞍山老年工作成果推向高潮：《没有共产党就没有新中国》《唱支山歌给党听》《我的祖国》《保卫黄河》《党啊，亲爱的妈妈》……歌声再生青春，舞姿炫动激情，积极的艺术表达已成为老年生活的必需品！

《老年教育学大辞典》编写会议胜利闭幕了。离别马鞍山时，全国代表们依依不舍，纷纷赞美这座美丽的钢城！感谢马鞍山老年教育组织的卓越工作和周到服务！我们决心在中国老年大学协会老年教育学术委员会指导下，同舟共济，积极合作，编好辞典，为全国老年教育发展贡献绵薄之力！

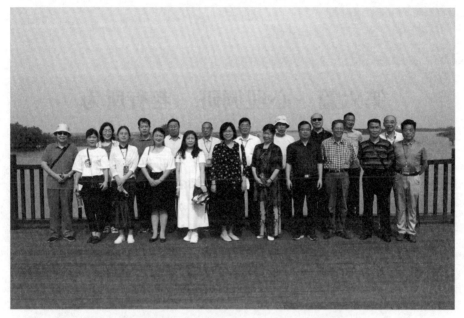

图 5-12　《老年教育学大辞典》编写会议全国代表（2021 年）

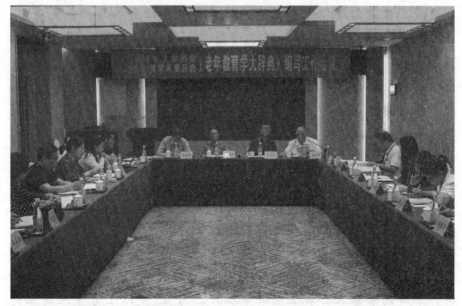

图 5-13　《老年教育学大辞典》编写讨论会（2021 年）

第六篇　心理调研　老有所为

在老年心理教育理论与实践探索中，开展老年心理学调研与服务干预尝试至关重要。习近平总书记在中共十九大报告中指明了老年心理与社会方面的工作要求："加强社会心理服务体系建设，培育自尊自信、理性平和、积极向上的社会心态。"加强老年心理学的研究与服务，将是实现家愿国梦的主要途径之一。我国老年人基数大、比值高、增速快，需要特别照顾的失能、高龄、三无、空巢人群的绝对数量高，"未富先老""未备先老"已呈趋势，目前湖北省老年人口已占其总人口的17.6％，老龄化问题十分严峻。养老需要"党委领导、政府责任、社会参与、全民关怀、自立自强"，湖北省老年心理学专业委员会牢记使命，不忘初心，五年来开展老年心理学专业的学术交流、科普教育、为老服务等公益活动，取得了一定的成绩。本篇汇集了笔者五年来参与中国老年学和老年医学学会学术大会的优秀论文和调查报告，管中窥豹地反映湖北省老年心理学的理论与实践研究发展趋势和成果。

一、老年心理教育

中国进入老龄化社会20年，健康中国战略重在实施，老龄健康促进重在行动。国家卫生健康委员会（以下简称"卫健委"）正在积极组织实施老年健康促进行动，包括面向老年人普及膳食营养、体育锻炼、定期检查、健康管理、心理健康、合理用药等知识，落实国家基本公共卫生服务项目，为65岁以上老年人建立健康档案，每年一次免费健康体检，并根据结果进行健康咨询和指导，重点做好老年人慢性病综合干预和防治工作，深入推进医养结合发展，完善老年健康服务体系，努力满足老年人日益增长的健康服务需求。中国老年学和老年医学学会 2019 年学术大会发布《新时代积极应对人口老龄化发展报告》，重点聚焦人口老龄化新国情背景下老龄健康的新形势、新政策、新挑战与新思路，并特别强调以创新老龄社会公共治理的视角，提出新时代提升老龄健康水平的总体思路与战略选择。中国心理学会会长韩布新团队有关我国老年人生活满意度影响因素的研究表明，生活满意度是标示心理健康的正性指标：经常读书、参加有组织的社会活动的老年人生活满意度和心理健康水平高；开设各类老年大学、开展退休前培训课可以提高老年群体的精神生活质量和生活满意度。实现积极老龄化，需要从个人、家庭、社区三个层面入手，开展符合国情、挖掘传统文化实践的身心健康调节技术功能，注意亲属与社会支持的积极作用。老年心理的研究问题比较多，对老年身心保健提出了挑战，各领域学者的共识是开展老年教育（包括老年心理与家庭教育）似乎更有利于老年人的健康促进和健康长寿。

（一）老年心理教育的社会服务研究

湖北省老年学学会老年心理学专业委员会课题组联络华中师范大学心理学院、湖北省老年大学、武汉市洪山区科学技术协会和科普大学、湖北广播电视台等多领域专家学者共同合作多年，撰写的研究报告《家庭心理生活课走进老年大学—社区—公众》等成果获得广泛的社会反响。该项目研究目标是引导老年教育把"促进健康、提升幸福力、丰富生活、增长知识、服务社会"作为其发展的基本理念，使老年教育融"学、养、教、乐、为"于一体，实现既符合老年家庭需求，又能"不忘初心、牢记使命"的老年教育工作发展目标。该报告以课题组开展的三项"家庭心理生活"创新实践活动，提出了研究结论："家庭心理生活"课程是老年人的必需品；"家庭心理生活"课程促进社区幸福力；"家庭心理生活"课程借助新媒体平台人人分享；"家庭心理生活"课程立心、安民、兴国。三项创新实践活动的具体内容如下：

一是在湖北省老年大学开设"家庭心理生活"课。湖北省老年学学会老年心理学专业委员会与湖北省老年大学合作，在老年大学的公共必修课程中特别策划了家庭心理生活系列课程，供老年学员选择学习。该系列课程打破了传统的老年大学学科局限，采用生物—心理—社会模式的理念，根据老年学员的家庭生活需求，设计的教学目标是：促进学习者获得心理保健的基本知识和方法，提升家庭幸福力建设水平。老年心理学研究表明，老年人许多重要心理功能没有明显衰退，集中体现在老年人的经验、智慧和主观能动性，是老年人在面对躯体衰老时保持生存意义、生活质量乃至尊严的主要依据，也是维持老年人心理健康的重要资源。我国数以万计的各级老年大学学员都是积极健康老龄化的代表，他们改变生活、展示智慧、参与集体和传承文化的意识都很强。我们有理由相信，老年人主动积极参与老年大学心理学类课程的学习，其身、心、社会交往三方面的良好状态容易形成良性循环。家庭心理生活系列课程正是从积极心理学的观念出发，超越传统老年心理学对老龄化和心理问题防治的局限认识，引导老年学员关注自身与家庭的心理健康促进，满足老年发展的高层次心理需求，成为老年大学学科建设与课程发展的必需品。

二是把"家庭心理生活"课程送进社区老年家庭。人人需要毕生发展教育，尤其有必要在居家养老模式下，把"家庭心理生活"课程从老年大学推广到社区和家庭，开展社区终身化老年教育，改变和消除家庭与社区环境对老年化和老年人的消极态度。笔者参与了洪山区科学技术协会和科普大学组织的科普进社区和学校的服务项目活动，主讲的"家庭心理生活与幸福力"课程走进十多个社区，广受老少居民欢迎，社区网站报道："教授分享了社区家庭心理生活的方方面面现象和实例，讲解了正确教育孩子的方式和科学观念，举例说明了家庭心理沟通的方法。此次活动不仅提高了社区居民群众的文化修养，普及了家庭心理生活知识和技能，加深了对沟通重要性的认识，也探寻了凝聚家庭幸福力的具体方法。居民们纷纷表示，老年人要以积极乐观的心态过好当下，幸福每一天。"老年家庭需要管理，家庭管理的专业知识技能可以通过老年大学的综合学科教育来习得。老年人学习"家庭心理生活"课程的主要目标是做好自我管理，做好对后辈的言传身教，经营幸福美满的家庭。家庭形式破坏、家庭功能解组、家庭冲突不断、家庭气氛恶劣，都是老年生活的创伤。因此，学习家庭沟通的方法，建立家人感恩的心与报恩的行为，以健康家庭的建构促进社会幸福力的增长，这种价值观的学习与建构，也是老年教育与家庭社会发展必须关注的课题。

三是借助主流媒体平台促进"家庭心理生活"课程的社会传播。"家庭心理生活"课程不仅仅可以从老年大学课堂走向社区学校，还可以通过主流媒体平台向全社会推广普及。湖北省老年学会老年心理学专业委员会与湖北广播电视台《枫林漫步》栏目合作推出了《彩霞映满天　提升幸福力》系列生活叙事心理访谈节目，得到了社会广泛关注，这是探寻社会幸福力的一种有益的创新尝试，目标是传承中华文化，促进社会关注人的生活品质和生涯的幸福发展。

（二）老年心理教育事业发展需要脚踏实地

老年心理教育传统的含义是，针对老年人的生活环境、社会地位、身体状况发生的变化，对老年人群进行生活指导、健康宣传和心理疏导，使他们能消除身心健康的障碍。这样的含义似乎未能顺应老年身心健康发展的需求。《健康中国行动 2019—2030年》（以下简称《健康行动》）在"老年健康促进行动"中指出，我国老年人整体健康状况不容乐观，其健康行动目标包括提倡老年人知晓健康核心信息，老年人参加定期体检等；在个人和家庭行动方面要求改善营养状况，加强体育锻炼，参加定期体检，做好慢性病管理，促进精神健康，注意安全用药，注重家庭支持；

在社会行动方面倡导全社会进一步关注和关爱老年人，构建尊老、孝老的社区环境，鼓励老年大学、老年活动中心、基层老年协会、有资质的社会组织等宣传心理健康知识，组织开展有益身心的活动；还对政府行动做了系列概括，包括开展老年健身、老年保健、老年疾病防治与康复等内容的教育活动等。《健康行动》涉及面广、愿景美好，但仍旧缺少全民健康促进行动方案、行动效益综合评估体系、各级卫健委如何协调健康行动的管理保障制度等关键举措。依据我们十年来对老年人的心理研究与服务成效分析比较，显示《健康行动》与"老年心理关爱项目"一样，仍旧是一个生物医学模式影响下的产物，需要改进。心理关爱是心理教育的组成部分，强调的是老年生活外部心理环境的改善，心理教育不仅包括环境的作用，还包括自我教育的方法和内心幸福力的成长。我们课题组提出的研究思路如下：

一是老年人心理关爱与心理教育理念要促进老年人群体的幸福获得感。党的十九大报告提出"为人民群众提供全方位全周期健康服务""积极应对人口老龄化""加强社会心理服务体系建设"要求，最终目标是促进全体老年人心理健康，老有所养、老有所乐、老有所为等。这项目标要求卫健委等相关职能部门走出医疗的狭隘视野，工作理念不仅仅是针对老年痴呆和精神障碍老人的鉴别和导医，还要联络、协调相关政府主管部门和涉老组织，齐心合力参与大多数老年人心理关爱与家园幸福力的建设事业。

二是心理关爱与心理教育项目选点需要科学布局，满足城乡老年人心理需求。卫健委的心理关爱项目常常采用"计划委托"或"撒胡椒面"分配方式，或采用网络投票和路演形式招标投标，项目的主要工作常常局限在流行病学调查和少数管理者的培训与教材编写，调查内容缺少对老年人心理与社会适应指标体系和相关管理干预的措施。全国不少地区在老年人心理关爱和心理教育领域已经取得多项研究和社会服务成果，完全可以用到健康管理项目的实施过程中，以便增加项目的实施效益，及时推动老年人心理关爱和心理教育的干预对策行动。

三是心理关爱与心理教育管理项目目标的评价应该聚焦老年人与家庭的幸福力增长。老年人心理关爱项目不能局限在老年痴呆和精神障碍的发现和导医程序，以及少数管理者的国家级培训和编写教材这些片面的医疗处置方面，还应该关注老年人的心理和社会发展方面的需求，举全社会之力促进老年人与家园的幸福力。

四是卫健委要切实担当起老年心理健康管理的职责。近几年全国组织机构改革，将过去各级老龄委的工作一分为二，民政和卫健委两个部门以及教育部门在实施规划老年人的心理关爱与心理教育服务工作中缺乏有机协调，管理者和组织机构的调整与磨合过程漫长。近两年来老年健康工作管理进展迟缓，相关老龄学会组织建设在卫健委系统得不到重视，与党中央"积极应对人口老龄化""加强社会心理服务体系建设"的要求尚有差距，需要及时改进。

现代生物—心理—社会医学模式认为，健康管理不仅仅是对人群的健康危险因素进行全面管理，还要关注人的自我人格建构与发展，关注人的心理需要和追寻幸福生活的动机，才能充分调动个人和群体积极参与管理过程，达到最大的健康促进效果。当今的健康管理服务要从消极医疗诊治转向主动预防和身心社会健康促进，从被动康复转向积极自我健康管理。由此建议：

第一，各级政府部门要协助卫健委切实担当起老年保健管理职责。老年保健等相关管理工作理念要突破传统的生物医学保健模式的局限认识，顺应生物—心理—社会医学模式的发展要求，在项目规划和实施方法设计中联络更多领域的专家学者共同参与公关，发挥专业学会相关组织的积极作用，制订促进群体老年人幸福获得感的可行计划。

第二，老年心理关爱与心理教育项目方案从内容和评价等方面要细化，充分借鉴已有的研究成果和各地的有益经验，重干预和社会服务，照顾城乡和地区差异，服务更多的老年人与家庭。加大财政投入力度，保证老年心理关爱与心理教育项目的顺利实施。项目采用社会公开招投标方式进行，统筹地区差异，项目招标要有经费的支持说明。

第三，加强老年健康组织管理者的培训，培养综合健康管理人才，优化老龄专业学会的组织建设，加强与民政部门、教育、妇联、企业等组织机构的工作联络。要突破医学院校卫生管理专业培训健康管理师的单一办学方式，利用综合大学或跨校联合办学项目，扩展健康管理学科体系，制定医学、人文、网络心理教育等多学科交叉人才培养方案，面向老年人乃至社区基层特殊人群的健康管理服务开展实验干预研究，并及时推广成果应用。

参考资料

①韩布新等：《专题报告三：我国老年人生活满意度影响因素》，中国老年学和老年医学学会：《新时代积极应对人口老龄化发展报告2019》，华龄出版社，2019年。

②国家卫生健康委：《健康中国行动2019—2030年》，2019年。

③国家卫生健康委办公厅：《关于实施老年人心理关爱项目的通知》，2019年。

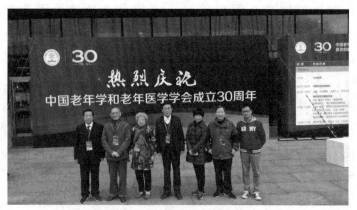

图6-1　代表华中师范大学参加中国老年学
学术会议的团队（2016年）

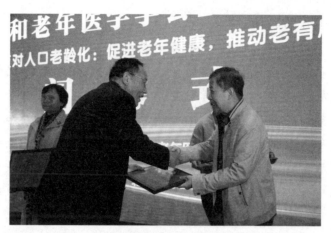

图 6-2 作者代表华中师范大学接受中国老年学学会
先进组织奖（2019 年）

二、创新老年心理社会服务

"新时代积极应对人口老龄化"主题对老年心理学的理论与实践研究提出了新要求。我们课题组通过开展两年的基于主流媒体的社会心理服务研究，尝试采用生活叙事和老年大学"家庭心理学"课程创新方法来推动老年健康，促进老有所为的进程，取得一定成效与良好的社会反响，为当前积极应对人口老龄化提供了一种创新工作模式。

（一）习近平对老龄工作的指示是老年心理社会服务工作的指南

心理学源于生活实践，也为人类的幸福服务，这些都是积极心理学的研究焦点。加强社会心理服务体系建设，培育自尊自信、理性平和、积极向上的社会心态，努力建设更高水平的平安家园，推进国家治理体系和治理能力现代化，加快实施健康国家战略，促进公民身心健康，维护社会和谐稳定，这些目标不仅是中国人的追梦目标，也是老年人的生活目标。幸福追梦、幸福养老理念渗透着习近平对老龄工作的指示，这些指示是新时代做好老龄心理学服务工作的指南。

习近平对老龄工作的重要指示包括：坚持党委领导、政府主导、社会参与、全民行动相结合，坚持应对人口老龄化和促进经济社会发展相结合，坚持满足老年人需求和解决人口老龄化问题相结合，努力挖掘人口老龄化给国家发展带来的活力和机遇，努力满足老年人日益增长的物质文化需求，推动老龄事业全面协调可持续发展。这些论述，对中国老龄工作中的心理学服务提出了要求，从中可以领悟习近平对老龄工作重要指示中提出的心理学议题：

1. 满足老龄心理需求是做好老龄工作的根本

习近平强调，人口老龄化是世界性问题，对人类社会产生的影响是深刻持久的。我国是世界上人口老龄化程度比较高的国家之一，老年人口数量最多，老龄化速度最快，应对人口老龄化任务最重。满足数量庞大的老年群众多方面的需求、妥善解决人口老龄化带来的社会问题，事关国家发展全局，事关百姓福祉，需要我们下大气力来应对。各地区各部门要加大投入、扎实行动，积极推动老龄事业发展，老龄工作的政策措施、工作基础、体制机制等还存在明显不足，同广大老年人过上幸福晚年生活的期盼差距较大。习近平总书记的讲话抓住了老龄心理需求的满足，抓住了心理学为老服务工作的根本。

2. 学习积极认知是老龄工作的心理教育目标

长期以来，社会漠视老龄问题研究，消极的老龄化氛围影响老龄生活质量。习近平指出，要着力增强全社会积极应对人口老龄化的思想观念，老年人仍然可以有作为、有进步、有快乐。毕生发展心理学的研究也表明，老龄的晶体智力还在发展，积极老龄化的观念和心理教育也开始普及。有效应对人口老龄化，不仅能提高老年人的生活和生命质量、维护老年人的尊严和权利，而且能促进经济发展、增进社会和谐。敬老爱老是中华民族的传统美德。要把弘扬孝亲敬老纳入社会主义核心价值观宣传教育，建设具有民族特色、时代特征的孝亲敬老文化。要在全社会开展人口老龄化国情教育、老龄政策法规教育，引导全社会增强接纳、尊重、帮助老年人的关爱意识和老年人自尊、自立、自强的自爱意识。要加强家庭建设，教育引导人们自觉承担家庭责任、树立良好家风，巩固家庭养老基础地位。习近平总书记的这些告诫为老年教育和家庭教育指明了方向。

3. 建立系列政策制度是老龄心理管理的有效举措

习近平就完善老龄政策制度方面指出，要加强老龄科学研究，借鉴国际有益经验，搞好顶层设计，不断完善老年人家庭赡养和扶养、社会救助、社会福利、社会优待、宜居环境、社会参与等政策，增强政策制度的针对性、协调性、系统性。还提出要完善老年人权益保障法的配套政策法规，统筹好生育、就业、退休、养老等政策。要完善养老和医疗保险制度、老年人监护制度，制定家庭养老支持政策、农村留守老人关爱服务政策、为老服务人才激励政策，促进各种政策制度衔接，增强政策合力。这些系列政策制度的建立，为老龄化创建了良好的制度环境，是老龄心理管理的有效举措。

4. 注重老龄供给侧改革扩展了老龄工作的心理资源

我国老年群体数量庞大，老年人用品和服务需求巨大，老龄服务事业和产业发展空间十分广阔。习近平强调，要着力发展养老服务业和老龄产业，推进养老服务业制度、标准、设施、人才队伍建设，构建以居家为基础、社区为依托、机构为补充、医养相结合的养老服务体系，更好地满足老年人养老服务需求。要着力健全老龄工作体制机制，适应时代要求创新思路，推动老龄工作向主动应对转变，向统筹协调转变，向加强人们全生命周期养老准备转变，向同时注重老年人物质文化需求、全面提升老年人生活质量转变，形成老龄工作大格局，保证城乡社区老龄工作有人抓、老年人事情有人管、老年人困难有人帮，健全社会参与机制，发挥有关社会组织作用，发展为老志愿服务和慈善事业。由此可见，为老服务将成为社会心理环境创设工程的重要组成部分。

5. 发挥老年人积极作用促进家庭幸福发展

习近平提出，要着力发挥老年人积极作用，发挥老年人优良品行在家庭教育中的潜移默化作用和对社会成员的言传身教作用，发挥老年人在化解社会矛盾、维护社会稳定中的经验优势和威望优势，发挥老年人对年轻人的传帮带作用。要为老年人发挥作用创造条件，引导老年人保持老骥伏枥、老当益壮的健康心态和进取精神，发挥正能量，作出新贡献。这些寄语对老龄家庭与社会的幸福力建设提出了明确要求。

综上所述，习近平对老龄工作的重要指示为课题组开展老年心理社会服务创新研究提供了理论基础。

(二) 老年心理服务的创新方法与成效

课题组两年来的探索研究表明，采用健康心理学的积极方式，分享人的生活叙事，从中探索人的生涯发展路径，追寻家庭生活与文化传承的关系，是每一位普通老人都能够参与的幸福奋斗之道。

1. 基于主流媒体的系列心理访谈

湖北省老年心理学专业委员会学术团队与湖北广播电视台《枫林漫步》栏目合作推出的《彩霞映满天　提升幸福力》系列心理访谈节目，得到社会广泛关注，这是探寻社会幸福力的一种创新尝试。生活叙事系列访谈的策划目的，是传承中华文化，促进社会关注人的生活品质和生涯的幸福发展。系列心理访谈由湖北省老年心理学专业委员会邀请来自各领域专家接受湖北广播电视台主持人的访谈，采用声频直播方式，与社会老年人分享生活叙事，主题包括：提升幸福力、彩霞映漫天；心理健康是长寿的基本要素；生涯如歌；老有所乐；书画表心意；老有所教；健康长寿奥秘；老人如何与子女相处；网络时代的老年生活；成功老龄化；空巢与留守老人的家庭调适；老年大学与文化养老；人际关系之沟通技巧；心理养生；老有所学，优化养老；网络时代与认知养老；生活叙事是促进老年幸福力的好方法；当代年轻人视角下的敬老爱老；积极心理学助力，提升老年幸福力；抑郁症的健康教育；对应画与老有所为；多感觉整合视角的健康老龄化；安放好我们的情绪；美术评论家的艺术人生；老年人照顾中的沟通；爷爷奶奶带孩子现象；婆媳关系的艺术；老年人的朋友圈；空巢老人的愉快生活；老年人的沟通艺术；老龄工作任重道远；隔代抚养的利弊；老年人注意力的转变与调节；如何预防老年痴呆症；老年夫妻沟通与生活满意度；如何给孙辈讲故事；辨别网络信息，远离网络谣言；积极养老，保持童心；隔代教养——如何管理孩子的手机使用；社会变迁背景下老年人如何调适和维持心理健康；老年夫妻的相处之道；如何摆脱老年刻板印象的消极影响；共同抚育也可以快乐起来；青年人如何与老年人交流；再谈隔代教养之共同抚育；退休后如何发挥社会价值；情绪中暑怎么办；等等。

　　《彩霞映满天　提升幸福力》心理访谈创意节目在湖北广播电视台播出以后，全国各地反响热烈，甚至海外地区也有华裔老人分享《枫林漫步》节目，给电台主持人和作者发来微信感慨。著名发展心理学家、中科院心理所方格研究员评价："《枫林漫步》生活叙事节目办得好，可喜可贺！老年阶段是个体毕生发展过程中的重要阶段，如何提高老年人的心理素质，使其老有所为、老有所乐，是专业工作者面临的重要任务。以创编人郑晓边教授领导的湖北省老年心理学专业委员会依据心理学理论，紧密结合我国社会老龄化的需求，和电视台合作推出这一心理访谈节目，找到了理论和实践结合的切入点，受到社会关注，这实在是一件大好事情。在此，为你们点赞，向你们学习。相信你们的节目一定会越办越红火！"

2. 在省老年大学开设心理学公共课程

　　为研究探讨老年心理教育、促进老年大学的课程建设和改革发展，湖北省老年心理学专委会在省老年大学开设"家庭心理学"公共课。课题组前期完成的家庭教育调查研究揭示了老年人参与家庭教育的可能性与必要性，采用问卷、访谈、网络三种调研方式，对全省11个市州城乡幼儿园、普通学校5～17岁学生和家长（两代）近万户家庭进行配对问卷调查。结果显示：老年人参与亲子互动和家庭教育可以满足家庭健康发展需求，两代家长都缺乏正确的家教方法训练，教养方式不一致；老年家长的传统经验与年轻家长存在代沟，在面对孩子成长的具体问题时常常无所适从，几代家长都需要家庭教育指导；居家养老的老年家长未能很好地参与家庭教育过程，成为家庭的"累赘"；在居家养老模式下，鼓励老有所学、老有所为，积极参与家庭教育、促进亲子互动和家庭健康发展具有重要作用。

正是基于这些研究，湖北省老年心理学专业委员会提出了"家庭心理学"课程开设计划，在湖北省老年大学公共课程的教学计划中开始了创新实践。课题组设计合理的教学目标，组建专家团队，实施互动式讲授、团队辅导活动、问题式教学与案例讨论等综合教学方法，已经实施的一学年系列讲座主题包括：心理保健、幸福传承；压力与情绪管理；快乐养老；老年人的心理沟通；空巢老人的生活调适；老年性痴呆的早期识别及预防；隔代教养中的心理沟通；家庭心理生活调适；网络时代的老年生活；成功老龄化的方法；等等。"家庭心理学"系列课程教学得到老年大学学员的普遍赞誉，激发了老年人主动参与家园社区活动，说自己的故事、家国的故事的动机。

（三）思考与建议

课题组遵循习近平总书记关于老年工作的重要论述，通过开展两年的基于主流媒体的社会心理服务研究，尝试采用生活叙事和开设老年大学"家庭心理学"课程方法，创新老年心理社会服务工作模式，取得一定成效，同时也留下如下思考：

1. 加强老年心理学的研究与服务是积极应对人口老龄化的主要途径

国家的发展，本质上是人的发展。人的发展，离不开心理的健康发展。只有加强社会心理服务体系建设，充分利用心理学研究成果，预测、引导和改善个体、群体、社会的情感和行为，才能提高国民心理素质，促进国民心理健康，提升国家凝聚力。只有注重心理建设，才有民安与国兴。加强老年心理学的研究与服务，是积极应对人口老龄化的主要途径。

2. 学会的学术功能还要关注社会服务活动普及效益

湖北省老年心理学专业委员会在省老年学学会和华中师范大学的指导下，12年来学术活动活跃、学术成果显著、作用发挥明显，为社会作了有益的贡献。近3年来，专业委员会加强学术项目研究，执行"提升荆楚老年幸福感，实现老有所为、老有所乐"的年度工作计划，大力推进积极心理学社会服务活动，策划老年心理学与心理保健系列知识讲座，到社区老年活动中心、福利院等地开展调研和咨询服务，参加社会公益活动。这些系列社会服务活动明显发挥了专业委员会的学术服务功能。老年心理学专业委员会将牢记使命，勠力同心，积极开展以生活叙事为途径的为老服务活动，希望社会各界关注老年的心理建设，加盟合作，分享体验，提升家园幸福力，促进民安与国兴！

3. 提升幸福力的工作模式仍需优化老年生活环境

老年人的幸福来源于老年人身心需求的满足。我们的调研结果显示，生活叙事作为一种老年人养老的积极心理学方法，对老年人心理健康至少有两方面促进作用。一是满足了老年人的健康需求。青年人通过与老年人的互动交流，倾听老年人健康和养老需求，让他们安心养老生活，增加对养老院和社会的归属感。二是促进了老年人的心理发展。通过生活叙事，老年人表达自己的意愿，积极投入老年生活，发展自己的兴趣和爱好，提高主观幸福感。当然，生活叙事与老年教育是基于个体层面的自我保健方法，提升社会幸福力的工作模式仍需优化老年生活环境。在政府管理层面，应进一步制定和完善相关政策法规与制度，建设养老服务责权体系，完善与改进监督与激励机制。在社会与教育层面，应协调、整合资源，促进养老事业发展。高校可以设置专门的养老服务专业，从源头为养老服务提供专业人才，加大高校毕业生发展专业教育与社会化的老年教育力度，提高全民尊老与为老服务意识。利用高校专业资源，组建社会志愿机构，培养志愿者与老人建立长期服务联系，提升其幸福感。在养老机构方面，应注重提升为老服务专业水平，进一步提升服务人员的专业素养，充分了解老人需求，提供更有针对性的爱心服务。

湖北省老年心理学专委会进行的社会心理服务研究，提升老年生活质量和家庭与社会幸福力，这是"新时代积极应对人口老龄化"的创新探索，是对世界人类幸福发展的抛砖引玉。

（感谢湖北广播电视台与湖北省老年大学的合作！）

参考资料

①国家卫生健康委、中央政法委：《全国社会心理服务体系建设试点工作方案》，2018年。

②新华社：《习近平在中共中央政治局第三十二次集体学习时的讲话》，参见http://politics.people.com.cn/n1/2016/0528/c1024-28387123.html。

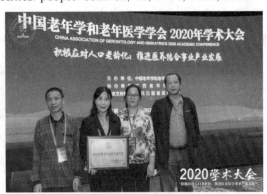

图 6-3 华中师范大学离退休工作处何小红处长等
华中师范大学代表接受中国老年学学会先进组织奖（2020年）

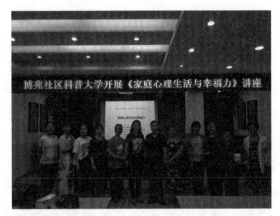

图 6-4　作者的心理课受社区老年人欢迎（2019 年）

三、老年教育中的心理援助和自助

2020 年初开始的新冠肺炎疫情蔓延给全国乃至世界的老年人生存发展和教育带来挑战。作为生活在被限制离城的武汉的老年人，经历了 3 个月闭户隔离、亲人分离的非常磨砺，更需要一段时期的心理援助和自助教育。回顾课题组 3 年来在老年教育和心理援助与自助领域的创新研究实践活动，前瞻老年人的生存发展教育目标、探讨心理援助和心理自助途径，不无裨益。

（一）老年教育必须满足老年人的身心需求

老龄化国情教育是老年教育中的重要组成部分。自习近平主席提出"要在全社会开展人口老龄化国情教育、老龄政策法规教育，引导全社会增强接纳、尊重、帮助老年人的关爱意识和老年人自尊、自立、自强的自爱意识"以来，全国老龄办等 14 部门联合下发《关于开展人口老龄化国情教育的通知》，面向全社会，开展人口老龄化国情教育。这对于积极应对人口老龄化，促进人口长期均衡发展，保障和改善老年人民生，实现我国经济社会全面协调可持续发展具有重要意义。

湖北省老年学学会老年心理学专委会开展老龄化国情教育实践、为老年人提供心理援助活动已有 3 年。课题组的数年研究成果表明，老龄化国情教育要满足老年人的身心需求。尤其是在这次抗击新冠肺炎疫情的过程中，老年人的病死率与无助感相关，而身心需求是否满足影响着老年人的生理、心理免疫力和康复率。课题组曾经组织 20 位心理学专业研究生到养老院进行心理访谈调研，发现养老院的老人面临着身心疾病的困扰，对睡眠、饮食、环境、归属感、人际交往、尊重与自我实现等方面的需求高。2020 年疫期生活反映出居家老人在这次离汉通道关闭、社区限制性出行的应激条件下，生活料理、疾病求医、网购食品、亲人交往等身心需要增加，满足这些需求，是筑建老年人免疫力和康复力的心理基础。我们前期的调研结果显示，通过青年人（研究生、大学生）与老年人的互动交流，倾听老年人健康和养老的需求，让他们安心养老生活，增加对养老院和社会的归属感，通过沟通对话可以促进老年人表达意愿，积极投入生活，发展兴趣和爱好，提高主观幸福感。

（二）老年教育应提供全方位的心理援助

老龄化国情教育是对老年人开展包括人口老龄化形势教育、老龄政策法规教育、应对人口老龄化成就教育、孝亲敬老文化教育、积极老龄观教育五个方面的国情教育，助其树立生命历程观、独立自强观、终身学习观、和谐相处观、主动参与观、积极养老观、科学养生观、宜居环境观、临终关怀观，焕发老年精神，创造老年价值，释放老年红利，把握社会老化和个体老化的规律，实现安养（即内安其心，外安其身，老有所养，老有所依）、乐活（即身心快乐，健康长寿，老有所乐，老有所用）、善终（即临终关怀，没有痛苦，安宁告别，尊严而逝）的目标，做新时代有作为、有进步、有快乐的"三有"老人。课题组在以往的老龄化国情教育中，通过系列心理访谈方式，邀请全国多领域 60 多位老、中、青专家学者采用声频语音直播方式，与社会老年人分享心理援助之道。访谈主题围绕老年与家庭成员的心理特征与人格建构，从亲子关系到家庭团体发展与社会适应，涵盖了家庭生活的方方面面，这些老龄化国情教育的主题，有助于实现"幸福快乐，健康长寿"的老年梦，使生命更有尊严和价值。

笔者在武汉疫情时期离汉通道关闭后第三天撰文并接受湖北广播电视台《湖北之声》栏目的采访，表达了老年心理学工作者之声：疫情考验着居民的健康素养，考验着家国的管理水平，考验着世界与人间的真、善、美！全国心理学界的专家学者纷纷来电表达关切，著名心理学家、北京师范大学张厚粲教授发来对武汉父老乡亲的问候："郑老师，真佩服你的精神。武汉城内都平安吧？你仍在发信息出来给大家……可安定民心，鼓舞人的防疫抗病意志，很有意义。健康是当前共同的最重要元素。"患难见真情，我感激海内外学者朋友们的关切，我当然不相信这是世界末日。积极心理学者认为，驱散身心阴霾不能仅依靠生物药品，更需要心理的免疫力和幸福力。幸福力是一个人内在的心理素养，是认知力、情感力、意志力、健康力、抗挫力、微笑力和德行力的综合体现。危机时刻来临，只有心立，才有民安与国兴！

抗疫过程中课题组采用声频和视频为广大老年朋友提供心理援助，发挥了专业作用，抚慰着老年人及其家庭面对疫情的焦虑和哀伤。专业委员会联合华中师范大学心理学院，适时在社区和老年大学努力推出网络团体心理辅导项目，为疫情时期社会心理重建和全方位为老服务提供支持。网络团体心理辅导具有效率高、成效显著等特点，它将有着类似问题的人组成团体，帮助他们更好地悦纳自己，包括社区支持陪伴团体、隔代亲子教育团体等，以期帮助老年人家庭纾解情绪和减压、改善亲子关系，提高家庭沟通质量，彼此倾听心路历程，相互理解，获得更多外部支持，有助于从疫情中的应激状态逐步恢复正常生活。

（三）心理自助是老年教育的终极目标

心理援助不仅仅来自外界帮助，更需要学习心理自助。心理自助是指人们有意识地调节自身情绪、改善心理问题的行为和活动，也是老龄化国情教育的终极目标。后疫情时代给老龄化国情教育提出了新研究课题。疫情是一场重大的自然与社会灾害，给老年生活带来身心危机。心理危机干预是针对处于心理危机状态的个人和团体及时给予适当的心理援助，使之尽快摆脱困难。对老年求助者的心理援助方法主要包括认真倾听、感同身受、分享引导、适时转介。

外部心理援助的效果取决于老年人的自我援助动机与方法，即增加自我心理资本，促进身心健康水平。习近平总书记来武汉指导抗疫工作时说："武汉是英雄的城市，湖北人民、武汉人民是英雄的人民，历史上从来没有被艰难险阻压垮过，只要同志们同心协力、英勇奋斗、共克时艰，我们一定能取得疫情防控斗争的全面胜利。"英雄（hero）是有心理资本（希望、自我效能感、韧性、乐观）的。心理资本是指个体在成长和发展过程中表现出来的一种积极心理状态，是超越人力资本和社会资本的一种核心心理要素，是促进个人成长和绩效提升的心理资源。提升健康水平的关键在于增加心理资本，缓解内外压力，提高自我强度。

笔者在抗疫期间曾为老年人心理自助提出建议，老年人需要建立积极的心态，学习心理抗疫三大方法：一是用积极心态管理传染源。由于新冠病毒的变异性大，寄生的宿主尚未完全明确，患者在潜伏期就有传染性、难以识别，增加了传染源管理的困难。面对"看不见"的传染源，老年人普遍感到力不从心，加上疫情突发，就医条件和医疗资源一时匮乏，焦虑感和恐惧感增加，谈虎色变，给自己、家庭和社会带来心理压力。因此，老年人要学习科学防控方法，做好自己健康的第一责任人，要善于运用转移、升华等心理防御机制和阅读、聆听、适时活动锻炼、加强营养等，改变不良认知，即使出现轻微症状，也不必慌乱，积极参与早发现、早报告、早隔离、早治疗的活动，把保健的主动权掌握在自己手中。还要积极依从、配合社区居委会的防疫要求，做好居家环境和个人的消毒工作。即使不幸被确诊为患者，也不必慌乱，接受社区居委会安排，安心入院积极配合医护治疗，树立早日康复的信心。许多高龄老年患者顺利出院的案例表明，个人的心理免疫力在住院的医护治疗过程中起到重要的康复作用。二是用积极方法切断传播途径。新冠病毒通过呼吸道、飞沫和接触等多种途径传播，传播速度快。老年人要通过自我教育，改变不良的生活和饮食卫生习惯，搞好居家环境卫生，防止交叉感染；居室通风消毒，常洗手，多喝水，适时活动锻炼；不聚会，出门戴口罩，加强营养，避免过度劳累，注意保暖；做好慢性病管理，避免接触发热、咳嗽或有其他呼吸道症状的患者，定期测量体温；科学使用手机，不信谣不传谣，学习网上购物，防止上当受骗，保持身心愉快。疑似患病老人需要依从家人和社区的帮助，及时做好隔离和积极治疗。切断传播途径是目前控制疫情最重要的社会措施，限制离城和小区临时封闭虽然给老年人的生活带来暂时的不便，但这些防御措施能够有效遏制疫情的蔓延，也给个体和家庭带来康复的希望，用积极的方法应对困难比消极埋怨或抵触有效得多。三是用积极行动促进身心健康。在保护易感人群方面，做好个人的卫生防护最为重要。人群对新冠肺炎普遍易感，老年人基础疾病多，患病重，更需要保护。提高老年人心理免疫力的根本措施在于积极行动，促进心理健康，调适好内外心理压力感受，增进自我强度和抵御压力的能力。老年人生活要有规律，睡眠休息好，禁烟少酒，尽量避免去人多拥挤的公共场所，保持均衡饮食，注意劳逸结合，提高抗病能力。老年人要做好积极的心理保健，如静心安排好生活，自觉限制看微信的时间，接纳自己的情绪，做静观练习和适合的运动，正向思维，信念合理，积极面对，保持理性态度，做好与家人之间的沟通，必要时寻求专业心理咨询师的帮助等。从预防医学专业上看，疫情需要综合防治，不仅需要政府管理者和医护专业人员的全力合作投入，更需要人民大众的积极参与和健康自我教育，健康自我教育的目标是提高健康认知水平，改善不良的生活方式和态度，建立科学卫生的行为习惯。如何使老年教育融"学、养、教、乐、为"于一体，既符合老年家庭需求，又能实现"不忘初心、牢记使命"的老年教育工作发展目标，还有很多方面要探索，老年心理学工作者任重道远。

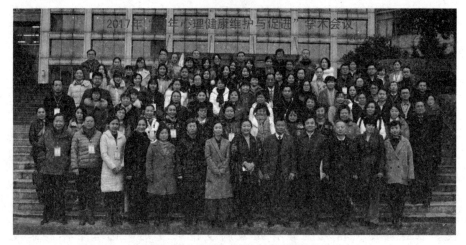

图 6-5　中国老年心理学专委会学术团队（2017 年）

四、湖北省万户家庭教育调查分析

中国老年的居家养老生活质量与家庭生活方式密切相关，积极参与家庭教育、亲子和代际良性互动是促进家庭健康发展的主要途径，也是中国城乡老年人老有所为的主要方式。为了解湖北省城乡家庭教育现状，探索老年人积极参与亲子互动和家庭教育的方式，促进家庭健康发展，我们采用问卷、访谈、网络等调研方式，对全省 11 个市州的城、乡幼儿园、普通学校 5～17 岁学生和家长共 7700 人进行配对问卷调查，并选择 7 个市州的 4 类代表人群共 56 人进行重点访谈，同时对省市家长学校的 230 名教师进行调查，还通过"大楚网"进行社会人群 3412 户家长网络问卷调查。调查的主要结果如下：

（一）问卷调查

调查显示，半数以上的调查对象是独生子女，接近一半的人生活在城市，7.6％的对象生活在单亲家庭，父母的受教育程度处于中等偏下水平，主要集中在初中、高中或中专、专科。

家庭教育的理念略显不足：多数家长通过在家购买书籍的形式对孩子进行早期教育，不少家长不对孩子进行任何早期教育，家长缺少系统、科学的早教知识，对孩子的心理状况重视不够，大多数家长对孩子都过分溺爱，不让孩子做家务。

亲子间互动调查发现，亲子冲突的原因主要是学习、看电视、上网等。孩子平时和父母一起进行的活动有看电视（80.8％）、逛街购物（73.0％）、聊天（61.9％），还有的平时和父母一起打牌和麻将（8.3％）。孩子最想和父母一起进行的活动有看电视和看书、外出游玩、运动、聊天。46.7％的孩子最讨厌父母将自己与其他孩子比较，37.2％的孩子讨厌父母随便动自己的东西，27.1％的孩子最讨厌父母动手打自己，26.6％的孩子最讨厌父母在别人面前指责自己。30.7％的父母希望孩子能获得博士学历，24.2％的父母期待孩子取得硕士学历。但是孩子认为自己能达到的最高学历却远比父母期待的水平要低：17.0％的孩子认为自己能读博士，22.1％的孩子认为自己能读硕士，39.1％的孩子认为自己能读本科。

通过对不同年级、身份及城乡的学生的问题行为进行方差分析以及多重比较，我们发现学生问题行为随年级上升而增加，农村孩子的问题行为多于城镇学生，非独生孩子的问题行为多于独生孩子。

人均月收入在1500元以下的家庭占37％，但家庭每年对孩子的教育投入很多，数据显示，38.1％的家庭每年投入3000～6000元，23.1％的家庭每年投入6000元以上，可见家庭教育负担之重。分析发现，家庭人均收入不同的孩子问题行为无显著差异，反映出家庭经济收入高低对孩子的问题行为可能不是主要影响因素。根据父母受教育程度比较孩子的问题行为，发现存在显著差异，多重比较发现一般的趋向是，父母受教育程度越高，孩子问题行为越少。

对家庭亲子关系比较发现，母子间的关系明显好于父子间的关系。城镇家庭的亲子关系优于农村家庭，独生子女家庭的亲子关系好于非独生子女家庭，完整家庭的亲子关系明显好于单亲家庭和再婚家庭。

对家庭亲子关系与孩子问题行为作相关分析，我们发现父子关系和母子关系都与孩子的问题行为呈显著负相关，即亲子关系越好，孩子的问题行为越少。对不同频率的亲子冲突和孩子的问题行为作方差分析发现，冲突频率越高，孩子的问题行为也越多。

相关分析发现，父母的监控、父母的期待都与孩子的问题行为呈显著负相关，表明父母对孩子若有比较高的期待，对孩子有约束要求，孩子的问题行为则比较少。而父母的心理控制与孩子的问题行为有显著的正相关，显示父母越企图控制孩子的心理活动，孩子的问题行为越多。

为了考察对孩子问题行为有预测作用的因素，特以孩子问题行为为因变量，以亲子关系、父母监控、父亲期待与父母心理控制为自变量进行多元逐步回归分析，结果发现，父母心理控制、母子关系、母亲监控、父亲期待进入了回归方程，四个因素对孩子问题行为的解释率只有7.2%，说明孩子的行为问题与父母的因素有关外，还可能与多种内外环境因素相关。近6成的家长主要通过书籍、杂志获得家庭教育知识，还有近半数的家长靠自己摸索积累获得，只有很少一部分家长是通过家长学校指导来获得家教知识的。这表明目前家长学校还未真正做到为家庭服务，家庭教育工作还远远没有普及。

对社区教育了解情况的调查发现，31.1%的家长不了解，21.2%的家长只听说过，说明社区教育工作宣传不够。参加过校外青少年教育机构培训的人相对较多，有相当一部分人参加的是各种学习技能辅导班。选择家庭教育指导中心的人较少，一方面反映了人们对家庭教育的重视不够；另一方面也反映了目前家庭教育指导中心还没发挥应有作为，没有服务社区家庭。

家长普遍认为，目前孩子最需要的是学习习惯、方法、态度的教育、良好个性的培养和智力的开发，严重忽视了对孩子进行美育、热爱党和社会主义的教育、集体主义教育和法纪教育等，反映了家庭教育的应试倾向。

在课余时间安排方面，接近半数的家长愿意让孩子在课余时间学习数理化等科技文化知识，很少有家长愿意投资让孩子在课余时间学习修理技术、手工制作、计算机技术等，表明家长非常重视学生的学习成绩，忽视了对孩子进行生活技能的培养。

在学校及社会指导家庭教育的方式上，大多数家长认为家庭教育应该以集体方式（专题讲座、家长会）为主进行指导，很少有家长愿意以个别方式（家访、来校咨询）接受家庭教育指导。在家庭教育指导内容方面，绝大多数家长更重视实用的切实有效的指导内容，希望了解学生身心发展规律和年龄特点。

（二）重点人群访谈

访谈采用小组集中访谈形式，围绕家庭教育管理和立法相关的问题，对7个市州（武汉、襄阳、宜昌、恩施、十堰、荆州、随州）有代表性的对象56人进行访谈，现场做录音记录，访谈后填写半结构化访谈表格，再根据录音、访谈表格和该市补充的文字资料来分析数据。

访谈调查表明，各市州的家庭教育工作存在一些不足：①家长家庭教育观念陈旧；②家庭教育缺乏法律支持，经费无保障；③教育师资、教材等资源匮乏；④政府疏于对家教市场的监管；⑤家庭亲子关系、父母教养方式、孩子的行为习惯和健康发展方面均存在诸多问题；⑥父母和孩子对亲子活动的期待不同，父母以权威型教育为主；⑦社区家庭教育普及化程度不足。

（三）家长学校教师调查

教师调查是在湖北省妇联和武汉市教育局家长学校骨干教师培训班上进行的，共回收 230 名家长学校教师问卷。

结果表明：①半数以上家长学校专兼职教师不超过 5 人；②乡村家庭教育教师接受培训率低于 50%；③46.6%的家长学校每年开展家庭教育活动不超过 3 次；④教师们认为儿童最需要的教育培养内容是社会公德教育、优良传统教育；⑤半数教师认为政府和家长的重视参与程度不高。

教师们反映目前家庭教育存在的主要问题包括：①家长自身素养不高；②错误的教育理念；③不恰当的教育方法；④社会变革影响家教；⑤家庭教育培训不足；⑥缺乏保障机制等。

（四）社会人群网络调查

我们在"大楚网"发布调查问卷，网挂 20 天，回卷 3412 份（户），其中 97%的孩子生活在湖北省范围。填写问卷的家长职业以公司员工、教师、管理人员、公务员和个体经营人员居多，普遍关心的是孩子的学习态度、习惯和方法，不重视德育。各项目的选择率分别为：爱国主义教育 3.8%，热爱中国共产党和社会主义的教育 1.3%，劳动教育 8%，理想教育 7.7%，社会公德教育 6.2%，中华民族优良传统道德教育 6.4%，文明礼貌教育 7.8%，法纪教育 4.9%，集体主义教育 0.5%，学习习惯教育 13%，学习方法教育 12%，学习态度教育 16%，智力开发 7.9%，体育 6%，良好的个性教育 13.5%，美育 5.5%。

家庭教育的最大困难：家教方式不当、缺乏师资和专业指导、父母缺少时间。家长最需要的举措：改善父母家教方法、开办社区家长学校、加强专业指导。

（五）讨论与建议

1．两代家长重视家庭教育，对孩子期待很高

调查发现，两代家长普遍重视孩子的教育问题，无论是经济支出和时间投入，还是在为孩子营造一个良好的外部生活条件方面，家长都努力做到最好。家长都希望孩子能够接受良好的家庭教育，不要输在起跑线上，通过自家教育的努力，使孩子能够成才成功。绝大多数家长都抱有"望子成龙，望女成凤"的心态，希望孩子学习成绩优异，得到周围人的认可，各方面能力全面发展，能够获得高学历，拥有一个美好的未来。

2．家长的家庭教育理念重智育、轻德育

调查反映出家长在家庭教育理念上存在一定偏差。家长把很多精力放在孩子学习成绩的提高和能力的培养方面，热衷给孩子报各种学习班、兴趣班，却常常忽略了孩子身体健康和快乐成长的需求。家长忽略美育、法纪教育、集体主义教育，片面追求学习成绩，认为高分才是好学生的标志、高分才是进入一流大学的通行证，忽视孩子情感与心理的需求和道德素质与独立生活能力的培养。

3．亲子关系和父母受教育程度与孩子的行为问题相关

随着年龄的增长和步入青春期，孩子自我控制和判断是非的能力较弱，易冲动和受不良环境的影响，孩子很容易养成吸烟、酗酒、网络成瘾、故意伤害等不良、不法行为。调查发现，亲子关系好的家庭孩子问题行为明显少于亲子关系不好的家庭，亲子冲突多的家庭孩子问题行为也多，孩子模仿父母的行为，亲子关系恶性循环，发展结果不容乐观。调查还发现，父母受教育程度越高，孩子的问题行为也越少。这是由于父母受教育程度高，能利用自身的文化资源来为孩子创造良好的家庭环境，使孩子能够在更优越的家庭氛围中生活，家长更愿意加大对孩子的教育投入。

调查表明，父母的收入高低和孩子的问题行为没有直接关系，孩子的问题行为更多是和家庭亲子关系以及家庭教育的质量密切相关。

4. 父亲期待、母亲监控和父母心理控制影响孩子成长

父亲对孩子教养起着重要的作用，父亲对孩子期待多一些，孩子的问题行为就少一些。心理学中的"期待效应"认为，在一个合理的范围内，对孩子充满期待，不断用鼓励、强化的方式去激励他，他就会克服困难，勇往直前。母亲和孩子的相处时间相对较多，会更多给予孩子生活、学习上的照顾和管理，如果母亲能够加强对孩子的监控管理，孩子的问题行为会减少。父母心理控制与孩子问题行为显著正相关的结果提示孩子自主的重要性，心理控制必须以孩子的自主性为前提，必须尊重孩子的人格。父母在教育孩子的时候更多的是处于权威者和长者的地位，希望孩子按照自己的想法去行动，没有把孩子当作一个平等的个体去尊重，如此则孩子问题行为增多。

5. 城乡差异和特殊儿童的问题凸显

城市家庭亲子关系明显好于农村，孩子的问题行为也少于农村孩子。居住在城市的家长文化水平相对较高，更关注孩子的教育，能有效地与孩子沟通交流，注重孩子的成长环境，所以孩子出现问题比较少。农村家长较少接受家庭教育方法培训，大部分忙于生计，导致家庭教育的不足。本调查显示，单亲家庭、再婚家庭中的孩子容易出现行为问题。缺乏完整的家庭教育环境或多或少会对孩子造成不良的影响，父母的矛盾会伤害孩子的心灵，单亲家庭缺乏父亲或母亲的角色，会导致孩子人格不健全、不完整。由于家庭的离异或重组，父母会过度满足或过分要求孩子，反而最终使孩子成为受害者。在访谈中也发现，留守儿童的教育已成为亟待解决的社会问题。父母外出打工导致孩子长期与父母分离，情感缺失、行为规范指导的缺乏使他们出现很多问题。外

出务工人员在家庭经济状况好转后，常常过度满足孩子物质上的需求，而家庭心理教育严重缺失，致使很多孩子出现问题。单亲家庭、留守、流动等特殊儿童面临着更多的挑战，如何使他们像正常儿童一样健康成长，接受科学合理的家庭教育，需要更多社会系统的支持和健全法律制度的保障。

6. 老年家长参与亲子互动和家庭教育可以满足家庭健康发展需求

两代家长都缺乏正确的家教方法训练，教养方式不一致。年轻一代的家长多通过书籍、杂志来获取家庭教育的方法和知识，老年家长的传统经验与年轻家长存在代沟，在面对孩子成长的具体问题时常常无所适从，几代家长都需要家庭教育指导。调查表明，家长对社区教育不了解，很少家长是通过家长学校来获得家庭教育知识的；居家养老的老年家长未能很好地参与家庭教育过程，还成为家庭的"累赘"。老年人如何参与家庭教育及家庭教育的管理体制、组织形式、具体实施、保障措施等方面均有待探索。社会和家长对家庭教育也重视不够，因此，在居家养老模式下，鼓励老有所学、老有所为，积极参与家庭教育、促进亲子互动和家庭健康发展，都具有重要作用。

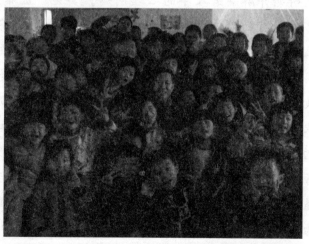

图 6-6　作者为留守儿童上心理健康课（2014 年）

由此建议：发挥政府主导作用，确立家庭教育的法律地位；发掘老有所为资源，构建家庭教育指导服务体系；深入家庭教育科学研究，发展家庭教育工作者队伍；加强家长和监护人的指导培训，转变家长的家庭教育理念；重视特殊儿童的家庭教育，促使城乡家庭教育统筹均衡、健康发展。

（湖北省家庭教育立法调研项目，主持人郑晓边，华中师范大学心理学院 85 位研究生参与数据输入工作，湖北省妇联和 11 个市州妇联协助调查访谈，致谢！）

五、民营养老院医养结合调研

（一）问题的提出

我国老龄化进程不断加快，到 2050 年时，中国 65 岁及以上的人口比重将超过 20％。老龄化加快、高龄化增速以及特殊老年群体增多等社会问题日益凸显，养老压力大已成为常态。老年人的诸多心理问题如孤独、失落、家庭社会关系失衡、认知功能下降等也越来越受到研究者以及社会的关注，需要投入更多的社会养老成本来研究并解决老人年的心理问题。实施"医养结合"，可以有效地整合现有的养老机构资源和医疗服务资源，将养老院的场地、床位资源和医院的专业医疗队伍、完善的医疗设施和技术相结合，实现优势互补和资源的优化配置。医养结合是对传统养老服务模式的延伸和拓展，是审视和思考养老服务的新思路，对该领域现状进行深入调研，对于我国养老工作的推进和质量评估具有重要的理论与现实意义。本研究组以供给侧改革为切入点，对一所民营养老院的工作质量和老年人的生活质量进行调研，探讨以医养结合形式作为特色的养老院改革对老年人心理健康的促进作用，为老年人的社会适应和养老服务供给侧改革提供参考建议。

（二）调研程序与方法

研究组选择的调查对象是武汉市武昌区某养老院老人群体。2011年，该养老院面临入住率较低、服务质量短期内难以提升的发展瓶颈，该院便与同样面临转型困境的武汉某职工医院进行合作，开始了"医养结合"养老新模式的探索。实行这一模式后，不仅该医院解决了从职工医院转型的问题，养老院的入住率和服务质量均获得显著提升，实现了整合效益。在实行医养结合模式的几年里，该养老院逐步形成了养老护理、医疗康复、临终关怀、日间托老四大功能服务区，对不同老人的养老需求进行针对性服务，取得了老人和家属的一致好评。同时，将医院引入养老院，使医院医疗护理专业资源与养老院生活照顾优势强强联合，为老人家属解决了后顾之忧，也为老年人的生活与康复提供了科学合理的保障。研究表明，心理健康与环境密切相关，养老院作为一种生活环境，其运营发展和工作质量不可避免地对老年人的心理健康产生持续性影响。医养结合作为一种新的养老形式尚处于发展期，医养结合模式是否真正改善了老人们的生活环境？对老年人的心理健康会产生何种影响？课题组进行了针对性的访谈调研。

22名心理学专业研究生在导师指导下参与访谈，分别访谈了养老院部分老人和家属22人次，以及8名养老院服务人员（院主任、护工、厨师）、医务人员（院长、护士）。访谈主要目标是了解养老院老年人的心理需求满足状况以及医养结合工作的质量与效能。研究步骤是，针对不同访谈对象先制定半结构化访谈提纲，包括被访谈者基本信息、老年人生活需求、对养老院服务满意度、对医养结合的看法与态度等，再进行一对一深度访谈，并征得当事人同意进行录音。后期根据访谈录音进行转录，形成个案访谈报告，再归纳总结，形成总体访谈报告。

（三）调研结果

1. 满足老人身心需求是养老院的工作质量评价目标

身心健康问题的解决依赖于老年人需求的满足，对老年人的需求进行分析可以为老年人的身心健康促进提供指导。本次调研的主要发现是，该养老院的老人对睡眠、饮食、环境、归属感、人际交往、尊重与自我实现等方面的需求高。是否满足这些需求，是养老机构的工作质量评价目标。

调研发现，该养老院老人一致反映睡眠质量较好。这可能得益于养老院的科学时间管理，也是养老院注重医养结合工作模式的效果体现。

本次调研的老人对养老院的伙食满意度较高。据了解，该养老院饮食配比是专门根据老年人营养结构精心搭配的，老人的饮食要求存在个体差异，在健康合理饮食的前提下，尽量满足每个老人的特殊要求是养老院提高服务质量的一个方面。

适宜和卫生的环境是决定老人心理健康的基础。该养老院科学选址，对周边环境进行合理控制，室内配有空调，提供暖气和冷气，保证每天清洁。为老人提供良好的环境保障和安全支持很有必要。

对养老院的归属感是老人能否融入集体、快乐生活的基本保障。本次调研发现，该养老院为老人安排丰富的活动，如歌舞表演、棋牌竞赛、外出春游等，使老人主观幸福感和生活满意度得到极大提升，增加了老人的归属感。这些集体活动有利于老年人排解不良情绪，改善人际关系，可加强老人归属感，促进他们的心理健康水平。

本次调研发现，老人之间有欺负现象，这将危害心理健康，值得社会和研究者关注。亲子关系对老年人心理健康的影响也值得关注。很多老人表示，希望子女能抽更多的时间真诚陪伴自己，而不是只是为了形式和社会评价才到养老院来看望老人。亲子之间爱的缺失是导致大多数老人心理不健康的主要原因，爱的需求是老人最渴望、最本质的需求。护理员与老人的日常生活有更直接的联系，影响老人爱的感受。本次调研发现，养老院被雇用的护理工文化程度较低，没有受过正式培训。护理人员的不耐心、不小心，会导致老人受伤。有老人表示，向院领导反映真实情况之后，会受到服务人员的威胁和报复。所以护理员和老人的关系是影响老人身心健康的直接因素，老人们爱的需求值得方方面面人员共同关注。

满足老年人尊重与自我实现这一需求十分重要。该养老院老人在访谈中回忆自己年轻时的往事时个个神采奕奕，容光焕发，说明老人获得了较高的自我实现感受。养老院的老人希望做一些力所能及的简单小事，尽量不去麻烦他人，亲力亲为，如希望自己种一些花花草草等。满足老人们自我实现的需要，不仅可以体现养老院对于老人们的人文关怀，更可以在高层次上促进他们心理健康发展，达到真、善、美至上的人生境界。老人们希望得到更多尊重，渴望社会上的有志青年来看望自己，陪自己度过一段温馨时光，希望大家不要嫌弃身体功能退化的老人，给予老人最大的社会支持。

2. 医养结合对老年人的身心健康有促进作用

医养结合作为一种新的养老形式，通过整合养老院和医院服务资源，有效满足了老年人健康和养老的两大需求。在此基础上，医疗报销制度的配套设立、医养结合也能进一步减轻老年人家庭的经济负担。医养结合工作模式的应用使得老年人"看病有专家、照顾有护工、费用能报销"，充分满足了老年人的各种需求。

本次调研结果提示，医养结合对老年人心理健康有以下促进作用：

一是满足了老年人的健康需求。生理机能、睡眠、饮食等生理需求的满足是促进老年人健康发展必不可少的。医养结合模式下，医院和养老院的联合可以在老人的睡眠、饮食方面提供更加科学合理的指导，从而更好地满足其生理需求。在安全需求上，医养结合模式下，医院的参与给予老人更多健康上的保障，使老人们感受到更多的安全感。医疗报销制度的配套设置也给老人们提供了经济上的安全保障。医养结合模式满足了老人健康和养老的需求，让他们能更安心地投入养老院生活，增加对养老院和社会的归属感。

二是促进了老年心理发展。医养结合解决了老人的后顾之忧，使他们更加积极地投入老年生活，发展自己的兴趣和爱好。该养老院组织了歌舞表演、外出春游等多种活动，提高了老人的主观幸福感。老人们普遍反映希望做一些力所能及的事，不希望什么事情都麻烦亲属，医养结合工作模式给其自行解决问题提供了可能。

（四）建议

医养结合作为供给侧改革的一种新养老形式面临着很多挑战。一所民营养老院的医养结合工作模式能否推广到公立养老机构？如何积极应对这些挑战成为当今社会需要关注的问题。医养结合作为协同治理理论下的一种养老形式，其发展需要各个主体的共同参与，由此我们提出以下建议：

在政府层面，应进一步制定和完善相关政策法规与制度，建设医养结合养老服务责权体系，完善与改进医养结合机构医疗服务项目报销政策；建立和完善医养结合监督与激励机制，综合计划公立与民营养老机构的分布与协调发展，设置专门的资助项目。

在社会与教育层面，应协调、整合资源，促进养老事业的发展。高校可以设置专门的养老服务专业，从源头为养老服务提供专业人才，加大高校毕生发展专业教育与社会化的老年教育力度，提高全民尊老与为老服务意识；利用高校专业资源组建社会志愿机构，培养志愿者与老人建立长期服务联系，提升其幸福感；在资金方面，鼓励更多的爱心企业加入养老服务建设中。

在养老机构方面，应注重提升为老服务专业水平。在提升硬件环境的基础上，养老院要注重软件建设，进一步提升服务人员的专业素养，充分了解老人需求，提供更有针对性的爱心服务。公立与民营养老机构要合作共赢，成立行业协会，规范制度，提高服务质量，加强与各类医院的协作，医养结合还需要创新不同的医养结合形式。

（致谢湖北省老年学学会、武昌福星养老院、华中师范大学心理学院研究生调研团队！）

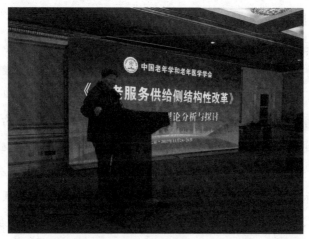

图 6-7　作者在中国老年学学术会议上发言（2017 年）

六、养老产业与幸福需求

幸福是高品质生活的象征，幸福科学给人类带来新的思维模式和生活方式。养老房地产成为幸福产业，应当遵循幸福科学的规律。在此，笔者将以幸福科学的视角，探索中国养老房地产供给侧改革的切入点和方向。

（一）养老房地产项目中的"幸福生命五法则"

根据幸福学原理，人的生命内涵由"生态"（环境状态、身体状态）、"生活"（家庭、情感、社交）、"生意"（生命的意义和社会价值）组成。幸福学研究发现，人具有不同层级的"幸福感"，由"感官的享受""实现个人价值"，到"对人类进步的使命感和贡献"递进。幸福科学对养老产业提出了新的要求。笔者根据过去 16 年对国内外幸福学的研究和近 10 年为老服务的实践以及世界上一些成功的养老房地产项目发展的经验，总结出"幸福生命五法则"，即从五个维度（高度、温度、广度、深度、长度）满足老人多层次、全方位、全生命周期的需求，就有可能给老人带来长久幸福的晚年生活。

1. 高度

高度指的是观念、精神、宗旨、目标、格局、境界、梦想等。著名心理学家马斯洛提出人的需求包括五层级：从低级需求（生存、安全、爱和归属感）到高级需求（尊严、自我实现）。如果一个老年项目真心为老人谋幸福，就应当依据幸福养老的科学理论，在这个高度上做好顶层设计。如荷兰鹿特丹的"生命公寓"项目创造的独特的幸福养老文化在业界一直被称赞。"生命公寓"2012 年被国际养老权威测评机构评为世界上"最好的养老项目"，它强调要为老人提供一种健康而幸福的生活方式和以尊重老人为基础的幸福养老模式。它给自己设定了一个"高标准"，要帮助老人满足"高级需求"。因此所有的"生命公寓"爆满，同时亦有近万人的预约名单。目前很多国家都在模仿"生命公寓"的幸福养老设计理念和运营思路。

2. 温度

温度是指人际关系的亲密度，服务的人性化程度，服务者的热情和激情，让被服务的人感动，感到温暖，感到贴心。家永远是最温馨、让人最安心的地方，成功的老年住区项目都是给了老人一个幸福的"新家"。如我国台湾地区"推荐度最高的前十大老人照顾机构"第一名——双连安养中心，以"尊严的老年生活"及"身心灵平衡发展"为目标，用心用情营造具有多功能、多元化、多层级、连续性的长期照顾服务机构，在养老机构的建筑设计和管理的细节上处处体现出"温度",专门突出了"家"的概念：每层两组如同两个"家",每组9个房间安排9位老人入住,特意安排3位喜欢说话的,3位很不喜欢说话的,以及3位普通老人。两个"家"中间有一个起居室,供老人运动、上课、一起聊天。整个布局就像一个家。中心还专门设置了一个"老人照顾研究中心"(倾听空间),在那里策划适老产品的研发,与老人聊天、请教,倾听老人意见,让老人试用新产品,听取老人的回馈和建议。人性化和贴心服务就从"倾听空间"走进每个老人心中。

3. 深度

深度指的是服务内容的精细化、个性化、科学化的程度。不同老人有不同的需求,同一位老人的需求也是多元的。为老服务一定要建立在满足个性化需求的基础上,务必要求养老企业准备丰富的服务项目、多元的专业服务人员以及对老人深层需求的发现和满足。如台湾双连安养中心除了聘用专职的专业团队,还签约了社区里的其他专业人士,共同提供完善的生活照顾、医师门诊、护理照护、就诊服务、复健服务、餐饮服务、社交互动、休闲娱乐及成长教育等。中心工作的230位员工持有41种不同的专业执照,共同为老人搭建了一个幸福的家园。荷兰的"生命公寓"则是以繁多的活动来体现丰富多彩的多元服务,每周给老人安排的活动达80场之多,满足不同层次老人的不同需求。美国按照精细化服务的标准为老人服务的专业化岗位达100多种,充分实现"让专业的人做专业的事",达到"精准、科学、人性化养老"之目的。

4. 广度

广度指的是服务的对象广泛,专业服务的内容广泛。老人从退休到终老的几十年时间里,身体功能状态经历自理、半自理到失能态的改变。老人希望在任何功能态都有适合的服务。如日本的"鹤之苑"就是一个集诊疗所、康复中心、社区访问服务和照料、老年公寓、介护型机构、认知症介护区等为一体的综合型养老机构。"鹤之苑"因高品质的机构设施、贴心的生活服务、专业的护理服务,实现了100%入住率和极低的人员流失率,老人一旦入住,无论什么情况都可在这里得到服务,因为这里就是他们的"家",什么都有。

5. 长度

长度同时指老人的长寿和企业经营的生命力。幸福学研究数据显示,幸福的人大约比不幸福的人长寿5年,幸福指数与健康指数呈正相关,幸福生活方式不仅能提高生活品质,也能有效延长人的寿命。如荷兰"生命公寓"鼓励老人尽可能自理,从而使管理服务人员配置较少,降低了人资成本。又因为老人和从业人员的幸福感和归属感高,所以老年住区内矛盾少,运营风险也大大下降。再加上高度、温度、深度和广度,能给企业带来多元的盈利空间和社会效应,确保企业的可持续的发展,使其具有更长的生命力。

(二)中国养老房地产业的困境与反思

国际上成功的养老房地产发展经验和幸福科学的实践给中国养老房地产业的发展带来有益启示。依据以上"幸福生命五法则",反思中国的一些养老房地产项目,确实还有很大的可提升的空间。

1. 顶层设计缺少高度,缺少生命观

虽然大多数养老项目在企业文化中有"为老人幸福"的营销噱头,但没有体现在服务和产品里,很难切实满足老年人对幸福生活的需求。企业对幸福的内涵与获得幸福的途径等鲜有深入的科学研究。一些项目只是在"基本需求"(生存、安全)上做文章,即使涵盖医养、健康管理、康复、休闲、旅游等服务项目,多还是以满足较低层生活需求为主,忽视了老人高层次生命需求的满足。大多数养老房地产项目缺少符合幸福养老生命科学规律的顶层设计,住在高端养老公寓里的老人如同被锁在金笼子里的

"宠物"，是"被养老"。老人们在这里无法找到自尊和价值感及自我实现，因此也难以获得发自内心的幸福感。

2. 服务内容和服务人员缺少温度

中国大多数的养老房地产项目虽然配备了高端的设施，房间也装修得富丽堂皇，但在管理体系中人性化服务细节不到位，服务人员缺少服务意识，也缺少这方面的专业训练，再加上服务产品缺少对老人的全生命周期的针对性，老人难以对老年住区产生信赖，难以在这里安心安身。很多养老产业的职工抱怨，老人的钱不好赚，老人"抠门"。但其实目前大多数养老房地产企业的营销和服务人员往往缺少带有"温度"的用心和语言，缺少相关的人性化服务的培训和训练，工作没有热诚和激情，服务自然也很难以打动老人的心，难以让他们感动。

3. 服务产品的研发缺少深度和科学性

因为缺少对老年人全生命周期需求的真正理解，多数养老机构只满足最基本的生存需求（生存、安全、基本医疗），不具备满足其他深层需求服务的能力。在这里老人们缺少熟悉的社会支持系统和生活环境，难以维系自己原来的生活状态，生活品质大打折扣。有些养老房地产项目提供的产品以假象误导老人，导致产品滞销。如一些以"候鸟养老"为主题的项目，认为老人退休了有时间了会到各地旅游，但没考虑老人的身体体质整体适应性下降，大多数老人在外旅居奔波时连换床换地睡觉都有困难，这种项目的服务对老人的健康是很大的挑战。况且很多旅居地点有季节性，而多数老人只能在外短期旅游，造成旅居地的床位利用率不高。笔者调研所知，海南的某养老地产千户的住区夏天住户只有十几家，长寿之乡广西巴马在淡季的入住率不到50%。不稳定的入住率自然影响生态圈内的商业氛围和服务条件。

4. 服务对象和专业化服务缺少广度

大多数房地产商变成养老房地产商后只注重机构养老，如养老院、养老公寓或持续照料退休社区（CCRC），眼光停留在几百、几千张床位上，不注重拓展所在地周边社区的居家养老服务体系的配套。笔者曾经给不少高端养老地产项目提过建议，希望他们做好本地老年市场的挖掘和资源储备，拓展居家和社区养老服务。遗憾的是，这些项目没有接受建议，建成后长期入住率不足。同时因为缺少对周边社区老人的服务，失去了对潜在客户的热营销以及建立项目品牌影响力的机会，让项目产品处于被动等待的尴尬状态。

5. 企业缺少长期发展的人才储备和前瞻性思维

中国养老产业快速发展，行业出现巨大的人才虚空状态。一些大型房地产企业为了抢占市场，快速转型进入养老产业，但缺少养老管理和服务团队，虽然企业家都纷纷出国考察学习国际先进经验，但由于自身知识局限和"被动养老"观念的影响，只学到商业模式或建筑模式，很难学到人性化服务的管理模式和前瞻性产业发展的思维模式，只看到护理方面的培训市场，其他为积极养老服务准备的专业人才以及产业创新发展人才的培训无人问津，导致养老房地产项目看起来都大同小异、养老观念落后、缺少创新意识，整个养老房地产业发展缓慢。

（三）中国养老房地产供给侧改革应遵循幸福科学规律

中国养老房地产供给侧改革之焦点，在于应该遵循幸福养老科学规律来调理完善。

1. 设定高度

养老房地产企业要真正确定"为老人谋幸福"的目标，按照幸福养老的规律制定顶层设计，老年住区不仅要有保障老人基本需求（安全、护理、康复、休闲、娱乐）的设施，更要为老人提供能积极养老、发挥优势、老有所为、创新创业、奉献社会的空间和平台，要协助老人积极掌控自己生命的进程，帮助老人建立积极的人际关系，鼓励老人投入更有意义和成就的社会事务，以获得更高的自尊自豪、自信自立。

2. 调节温度

养老房地产企业要强化"以人为本"的文化建设并加强相关培训。如提升服务人员的服务意识,在为老服务的细节和个性化上下功夫,让老人时时刻刻感到生活在温暖的"新家"里;充当老人的"第二子女"或"主妇"角色,协助老人实践幸福养老生活方式,让服务来得既贴心又科学,如此还可增加客户黏性。

3. 强化深度

尽量满足老人全生命周期多层次的需求,提供更多元、更精准的个性化服务。笔者设计的幸福养老工程中,将促进老人幸福的服务分为八大类——安全、健康、绿色家庭、社交、文化、教育、心理、价值。每大类又有若干细分的服务项目和新的职能岗位,所有服务都基于专业的生命评估。服务尽量做到专业人做专业事,精准、高效、人性化。

4. 拓宽广度

养老房地产企业可借助"互联网＋拓展"方式,开展居家养老、社区托老、养老文化创意及养老教育等,争取变成"十项全能冠军",将机构服务对象从2‰～3‰的老人扩展到服务全社会100％的老人,让老年住区成为老人退休后的"幸福归属"。这样既可在自理老人群先建立良好的口碑,也可为老年住区产品储备充足的潜在客户。

5. 延展长度

老人在家庭和社区内的养老时间段较长(15～20年),若提供居家和社区养老服务,势必能在较长时间后拥有大量客户。现代老人对高品质生活的要求越来越高,需要大量个性化服务和产品。为老人提供住房产品的企业如能提供更广泛、满足大多数老人幸福生活各类需求的服务和产品,势必带来更多的可持续的企业效益。

（四）老年住区生态与幸福养老生态圈的构建

近十几年的国际幸福学研究成果提示，人的幸福取决于以下因素：①社会支持系统：家人、社区、社会组织；②人格特质：健康的人格和适应能力；③经济状况：中等收入以上人的幸福感较少受到收入的影响；④生活环境：包括国家、城市、社区、文化品质；⑤观念态度：积极乐观的心态。其中社会支持系统和生活环境构成了"生态"的内涵，又包含人文生态和自然生态。研究发现，"生态"与人的幸福指数之间的关系可以用以下公式来表达：

$$幸福指数＝（V_{效能}/D_{欲望}）\times E_{生态}。$$

公式提示，老人的幸福感一部分取决于老人自身的身心指数（效能/欲望），一部分与生活环境状态"生态指数"（人文生态＋自然生态）有关。人的价值总和称为生命效能，只有让人实现自身价值，才能达到最高境界的幸福，其中高品质的"生态"和"无欲则刚、无为而治"的心态起事半功倍的效果。如果人的效能下降为零或较小，或是人文生态环境不健康，再好的自然生态环境（风景名胜，好山好水）也会使人的幸福感打折。大多数房地产企业设计的老年住区是带有旅游色彩的项目，虽然在某种程度上可以满足老人生活"自然生态"的硬件条件，但对"人文生态"少有关注，项目的总体幸福指数难以提高。只有打造一个"幸福养老生态圈"，使老人在这里能达到生命"高"效能，同时又能生活在一个"高"品质的生态环境里，并且在"幸福生命五纬度"上都能得到卓越的服务，老人可持续的幸福感才能得以保障。国内如蓝城集团提出的成为"美好生活的综合服务商"和构建"百镇万亿"大目标，是在这个方向上的顶层设计尝试，已产生可观效益，这是因为企业管理者有以"为老人谋幸福"的情怀，他们敏锐地感知到：涵盖全生命周期的广泛高品质服务存在巨大潜在商机——满足人们对幸福美好生活方式的需求是企业发展的终极目标。

他山之石可以攻玉。期待中国的养老产业发展站在巨人的肩上，站得更高，看得更远，关注老人的全生命空间（高度、温度、深度、广度、长度）品质，在中国率先构建"幸福养老生态圈"；期待养老房地产企业根据幸福科学规律，提供高品质的科学、系统、精准的服务，为中国老人创造一个个"幸福的新家"；期待为"库存"头痛的养老房地产项目或正在设计中的养老房地产项目能按照"幸福养老生态圈"的标准来重新评估调整，完善提高。若将这些期望变成实际行动，中国养老房地产供给侧改革之根本目标——促进全民幸福感将指日可待。

参考资料

①宋志颖、郑晓边：《满足幸福需求是国家养老地产供给侧改革的终极目标》，中国老年学和老年医学学会：《养老服务供给侧结构性改革：研究与实践》，中国社会出版社，2017年。

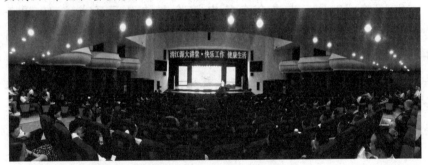

图 6-8　作者在利川清江源大讲堂作心理辅导报告（2018年）

七、专委会工作回顾

湖北省老年心理学专业委员会（简称"专委会"）成立于2006年，从2006年到2015年的10年间，专委会发展缓慢，与缺少对老年问题关注的社会大环境相关。多亏挂靠单位华中师范大学的支持，专委会才得以维系。

笔者从 2016 年初开始，经华中师范大学推荐和湖北省老年学学会的审定，接手主持专委会工作。6 年来，回顾专委会从小到大，从几位老年委员发展成为今天老、中、青三结合的教研、服务和管理团队，从一年写一两篇文章、难得开一次会到每年参加全国老年学会学术会议、获得先进组织奖以及十多篇优秀论文奖，深深体会到老年工作耕耘带来的成就感！

目前专委会有委员 35 人，多数为全国心理学界知名教授，主要来自武汉地区高校，青年副教授和博士占三分之一，还有高校离退休工作处和企业管理者加盟团队工作。专委会老、中、青三结合，形成了团结向上、有凝聚力、有工作绩效的团队。

2016 年始，专委会有 4 位委员被聘为中国老年学和中国老年医学学会老年心理分会委员。专委会在省老年学会领导下，基于华中师大离退休工作处、老协组织和老龄问题研究中心的合作支持，学术活动活跃、学术成果显著、作用发挥明显，为社会作了有益的贡献。

2016 年 10 月，专委会在华中师范大学召开了成立 10 周年纪念大会，学校党委书记黄晓玫和湖北省老年学学会胡永继、刘长斗会长等领导莅临指导，离退休工作处纪红处长主持会议，与会嘉宾和会代表百余人济济一堂，就老年心理学领域的科研、教学和社会服务问题开展了热烈研讨，数十位专家作了专题演讲，专委会创始人刘荣才教授亲临指导。

2017 年，专委会与老年社会学专委会在华中农业大学联合召开学术年会，贯彻十九大精神："完善社会救助、社会福利、慈善事业、优抚安置等制度，健全农村留守儿童和妇女、老年人关爱服务体系。""积极应对人口老龄化，构建养老、孝老、敬老政策体系和社会环境，推进医养结合，加快老龄事业和产业发展。""加强社会心理服务体系建设，培育自尊自信、理性平和、积极向上的社会心态。""积极应对人口老龄化，构建养老、孝老、敬老政策体系和社会环境，推进医养结合，加快老龄事业和产业发展。"委员们通过学习十九大报告，逐步认识到加强老年社会学和心理学的研究与服务将是实现家愿国梦的主要途径。

目前湖北省老年人口已占全省总人口的17.6%，老龄问题十分严峻，养老需要"党委领导、政府责任、社会参与、全民关怀、自立自强"。专委会将牢记使命，不忘初心，继续努力，勠力同心，组织全省老年心理学专业的学术交流、技术培训、科普教育、技术咨询和信息服务，积极开展为老服务等公益活动，反映本专业的情况、意见和建议，研究本专业国内外的发展动态和趋势，编辑出版本专业专著，发展相关学术组织的友好往来。我们将恪尽职守，为老年的老有所为、幸福安康事业和家庭社会的健康发展积极工作，在省会和高校指导、全体委员及兄弟单位的合作支持下，有计划地展开系列教学、调研、社会服务活动。

专委会一直把学术活动当成主要任务来完成，委员们主持了各种级别的与老年心理学相关的科研项目多项，包括国家自然科学基金和教育部人文社会科学基金项目。

专委会加强学术项目研究，如湖北省贫困老年人的生存维权状况调研与精确扶贫系统构建，人生故事传记法促进老年人心理健康长寿的应用研究，湖北省老年人互联网使用及其心理健康发展关系的研究，湖北老年人在线视频学习状况调查与应用模式研究，湖北省老年人心理健康调查与干预，湖北省老年参与家庭教育与亲子关系辅导社会服务推广等。

专委会定期开展专业交流，积极组织和参加全国省市学术会议，组团申请社科项目和各类纵向与横向研究课题，实施调查研究，撰写科研报告和科普文章，为政府和老年社会组织提供决策建议，开展系列心理学社会服务活动。近几年来专委会委员已出版学术专著十多部，在SCI核心期刊等发表学术论文数十篇。专委会6年来从小到大，学术地位和影响不断提高，积极争取政府民政部门和社会养老机构的支持，策划投标项目方案，扩大了社会服务影响。

专委会执行了"提升荆楚老年幸福感,实现老有所为、老有所乐"的年度工作计划,完善了专委会机构建设和管理制度,继续吸纳全省相关领域的专业委员,加强学术、研究、社会服务的合作,建立了专委会微信公共平台。

专委会团队的实力和社会影响力在于:利用专委会资源,计划为老年大学开办老年心理学与心理保健系列知识讲座与课程;组织专委会深入一线,到社区老年活动中心、福利院等地开展调研和咨询服务;参加各种社会公益活动,组建专业团队参与各类心理危机干预。

专委会2016年荣获中国老年学和老年医学学会"学会工作先进集体"奖,连续6年十多篇论文获全国老年学会和省老年学会优秀论文奖。

委员们结合专委会工作计划布局,开展了丰富多彩的社会服务活动,发挥专长,为社会各类群体作讲座报告。

专委会大力推进积极心理学社会服务活动,策划老年心理学与心理保健系列知识讲座,到社区老年活动中心、福利院等地开展调研和咨询服务,参加社会公益活动。这些系列社会服务活动明显发挥了专委会的学术服务功能,获得社会一致好评,省老龄网、华中师范大学、中南民族大学等单位均转载报道了专委会的工作绩效和社会影响。

2018—2019年,专委会联合湖北广播电视台开展社会服务活动,为省老年大学开设必修课程专题讲座,取得良好的社会反响,获得湖北省老年学学会系列奖项35人次(见第四届理事会荣誉册,2018年6月),专委会被授予湖北省老年学学会"先进集体奖",获杰出贡献奖1项,先进个人7项,优秀学术成果6项。笔者获华中师范大学2016—2018年度"关心下一代工作先进老人"称号。专委会委员中当选中国老年心理学专委会委员5人,中国老年学和老年医学学会理事3人,中国心理学会老年心理学专委会委员(2018—2023)3人。专委会拟订学术、研究、社会服务的合作计划，利用专委会微信公共平台宣传报道工作成果，采用系列通信方式推进工作进程。

专委会做的主要工作成果有三个方面：一是开展系列心理访谈。专委会与湖北广播电视台合作创设了《彩霞映满天　提升幸福力》心理访谈栏目，主题广泛。二是为湖北省老年大学开设公共课讲座（心理保健、幸福传承，压力与情绪管理，快乐养老，老年人的心理沟通，空巢老人的生活调适，老年性痴呆的早期识别及预防，网络时代的孙辈教养，家庭心理生活调适，网络时代的老年生活，成功老龄化的方法，隔代教养中如何轻松管理孩子的情绪，开心家长、幸福传承，老有所学、快乐养老，等等），为省老年大学的课程教学开辟新领域，获得老年学员一致好评。三是主持课题研究积累成果，积极服务社会。专委会委员主持国家自然基金与社会科学基金等各类课题十多项，出版专著数十部，发表论文数十篇。委员们积极参加各种学术会议，开展讲座与社会服务、辅导报告年均50场。

2020年是特殊的一年，新型冠状病毒席卷全球，对老年人的生活造成了极其严重的影响。在省会领导和华中师范大学离退休工作处的支持下，专委会全体委员共克时艰，同舟共济，合作努力，继续做了三个方面的工作：一是继续开展社会心理服务。专委会与湖北广播电视台《老年天地》节目组合作，开启《爱相随、心归巢——老年人心理保健》16期新节目，帮助老年人心理康复，助力疫情防控。二是在报刊和新媒体平台发表了多篇文章，从预防医学、心理抗疫、家庭学校与社会教育、人群心理健康促进等领域推行科学理念与行动建议，普及科学抗疫和心理保健的方法，多篇文章被中宣部"学习强国"采用推送，多家主流媒体发布了采访和受访视频及声频节目，得到社会热赞和广泛关注。三是为社会公众上网课，如在省市妇联家庭教育公益大讲堂和武汉市总工会及洪山区、青山区开设"家庭心理生活""家庭教育与心理辅导"等系列网课，向公众普及家庭心理生活保健方法，为社会心理重建提供支持，为老年和家庭心理自助提出建议，参与分享网课的受众达数万人次。

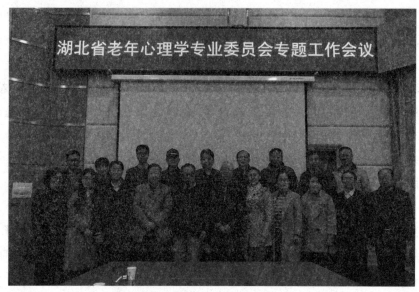

图 6-9　湖北省老年心理学专委会团队（2017 年）

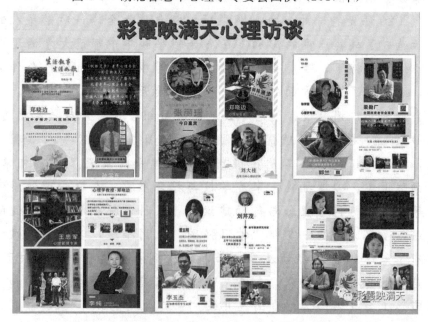

图 6-10　湖北省老年心理学专委会服务团队（2019 年）

习近平总书记在 2021 年新年贺词中说："平凡铸就伟大，英雄来自人民。每个人都了不起。"专委会在新的一年里，经过湖北省老年学学会的换届工作推动，在委员各单位的合作努力下，牢记使命，不忘初心，继续努力，勠力同心，为老年人的健康长寿和家庭与社会的健康发展积极工作，继续有计划地展开系列教学、调研、社会服务活动。希望社会各界关注老年人的心理建设，加盟合作，分享体验，提升家园幸福力，促进民安与国兴！

八、开启新航程

2021 年 6 月 19 日，湖北省老年学学会第五届会员代表大会胜利召开，中国老年学和老年医学学会发来贺信，肯定了我们的成就，期待我们在积极应对人口老龄化的国家战略中推进健康老龄化的社会实践，继续探索与创新，为湖北省老龄事业和老年学研究事业发展作出新贡献。

省学会前任会长刘长斗作了工作报告，回顾了第四届理事会的工作：学术繁荣成果丰硕，学术活动丰富多彩，走出去拓宽视野，开展科普宣传和公益活动，建言献策弥足珍贵，逆行担当防控新冠。对今后的工作也提出了建议：坚持笑迎善对理念唱响主旋律，搭建平台促进发展，创新工作方式加强自身建设。省卫健委、民政厅领导发表重要讲话，对学会工作给予指导。

经过全会代表民主投票选举，产生了第五届理事会和领导团队，新任会长、武汉大学全球健康研究中心主任毛宗福教授代表新一届理事会作了表态发言。前省政协副主席胡永继对新一届理事会工作提出了要求和厚望。

湖北省老年心理学专业委员会是省老年学学会的分支机构，挂靠华中师范大学，本次会议上我被全会代表选举为副会长，深感责任重大。回顾 2016 年，我从省政协副主席胡永继手中接过湖北省老年学学会老年心理学专委会主任聘书以来，6 年时光的磨砺，胡主席还是那么慈祥和精气神！而我，白发悄悄爬满两鬓……但心仍年轻！有企业家说，康养事业可以促进人人活到119岁，按此吉言，我还有下半场时光呢！我在微信朋友圈群发了会议的部分照片和信息，并感言：时光流年，事在人为！老年学会的代表们都是积极老龄化的好父亲母亲和爷爷奶奶，老有所乐、老有所为的强大动力在于组织支持！

2021年10月17日，第五届湖北省老年心理学专业委员会召开腾讯会议，委员们分享了上交给湖北省卫健委的工作成果（2020年1月—2021年9月）。

第一，在参加学术会议上，专委会2020年以来参加和协助全国老年心理学等相关组织学术会议十余次，专委会委员中多人在中国老年学、湖北省老年学学会等组织担任职务。

第二，在社团活动与研讨交流中，专委会学术研究成果丰硕。专委会注重社会心理服务工作，多次开展讲座、科学报告、社区活动等，受众人群达上万人次。老年保健管理工作成果显著，委员中有8人分别担任8所高校离退休处的领导工作，他们践行专委会宗旨，创造性地组织了丰富的活动，将学术成果推进到社区与高校师生的生活实践中。

第三，在国家省级继续教育项目和继续医学教育项目中，专委会多位委员主持和参与其中，并主持部分课程。

第四，专委会委员主持参加国家自然和社会科学基金项目十多项，发表研究论文和调查报告数十篇，出版专著近十部，著述科普文章数百万字。

专委会明确了工作分工，委员们积极建言献策，对今后工作提出了很多好建议。作为主任委员，我对团队提出希望：相互学习，交流合作，履职尽责，在省会和卫健委领导下，将湖北省老年心理学专委会的工作推向新的阶段，不忘初心，牢记使命，开启新航程！

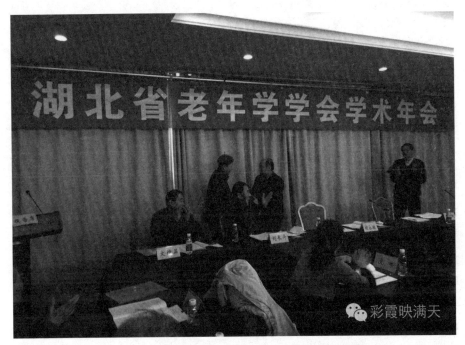

图 6-11　省政协副主席胡永继为作者和沈霖教授
颁发专委会主任聘书（2016 年）

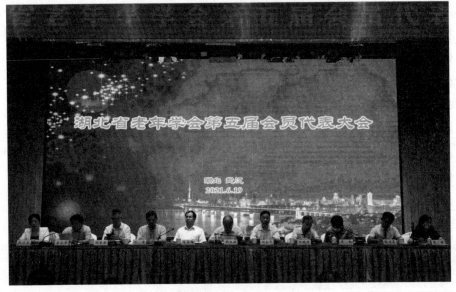

图 6-12　第五届湖北省老年学学会领导团队（2021 年）

后　记

　　华中师范大学正紧锣密鼓地准备迎接120年校庆工作。2021年国庆后的重阳节，学校离退休工作处、老年人协会、老教授协会和关心下一代工作委员会主办了"红心向党，夕阳灿烂"为主题的百名老人老有所为风采展，在学校恽代英广场展出，这是我校"敬老月"系列活动之一，是华中师范大学响应国家号召，采取多种措施推动老有所学、老有所乐、老有所为，不断推进智慧老年生活的实际行动，以弘扬积极老龄思想，渲染尊老敬老氛围，树立榜样，激励他人（《华大老年》，2021年10月14日）。我的肖像和老年心理学工作成果被荣幸地推上了展板，这也许是我与父亲母亲两代华师人最为荣耀的时刻！

　　作为两代桂子山人，对学校的百十年历史和校园文化万分珍惜，二十余万字的书稿说不完浓浓的师生之情，道不尽绚丽的彩霞之景！本书是几年来华中师范大学老年工作和湖北省老年心理学专业委员会研究成果的展示，也是向即将到来的120年校庆表达两代学子的感恩之心！希望本书能抛砖引玉，促进全社会关注人口老龄化问题，关注老人的情感倾诉和自我发展，弘扬中华民族精神，提高老年人生活掌控能力和变化适应能力以及社会参与能力，使家家户户的老年朋友变成社会发展的宝贵资源，说好家园故事，传承中华文化，为120年校庆献礼！

　　在书稿付梓之际，要表达的感谢很多：

　　感谢华中师范大学赵凌云书记写序！感谢郝芳华校长，查道林副书记，彭南生、彭双阶、李鸿飞副校长等领导的关怀！感谢学校老校长章开沅、汪文汉副校长、黄晓玫书记和历史文化学院纪红书记的知遇之恩！感谢华中师范大学心理学院谷传华教授和湖北大学教育学院徐学俊教授为本书撰写审定意见。

感谢华中师范大学离退休工作处的何小红处长为本书写序，感谢潘珞琳、肖异清、徐北峰、胡玮玮等同志们的直接指导和支持！感谢学校老年人协会、老教授协会、关心下一代工作委员会、老龄问题研究中心和湖北省老年教育研究基地的杨新起、谭根稳、朱斌等专家们的合作！感谢心理学院、教育学院师生与我数十年教学相长！感谢学校教育督导组专家们的勠力同心！

感谢华中师范大学出版社周挥辉、刘建超、张忠的帮助和支持！感谢编辑审编书稿以及美编设计，让我的书更好看！感谢华中师范大学图书出版基金项目资助！

感谢湖北省老年学学会和老年心理学专业委员会的团体凝聚力！感谢我所任职的全国和省市学术委员会专家们的长期合作支持！感谢华中师范大学北京研究院华大新父母教育研究院提供全国家庭教育老有所为的平台！感谢40年来已毕业奔赴海内外创业发展的学生才俊们与我保持联络！感谢同济医学院的恩师和校友一直关注我与妻子北玲同窗毕业后的同舟共济生活和生涯发展！

最应该感谢的是我的家人——美丽的妻子与女儿，她们给了我老有所为的动力和老有所归的港湾！还要感恩我的父亲和母亲，他们1943年从中华大学经济系毕业后历经风风雨雨，在世纪行程中给我留下精忠报国的家训、家规与家风！

郑晓边

2021年10月22日

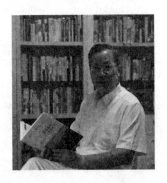